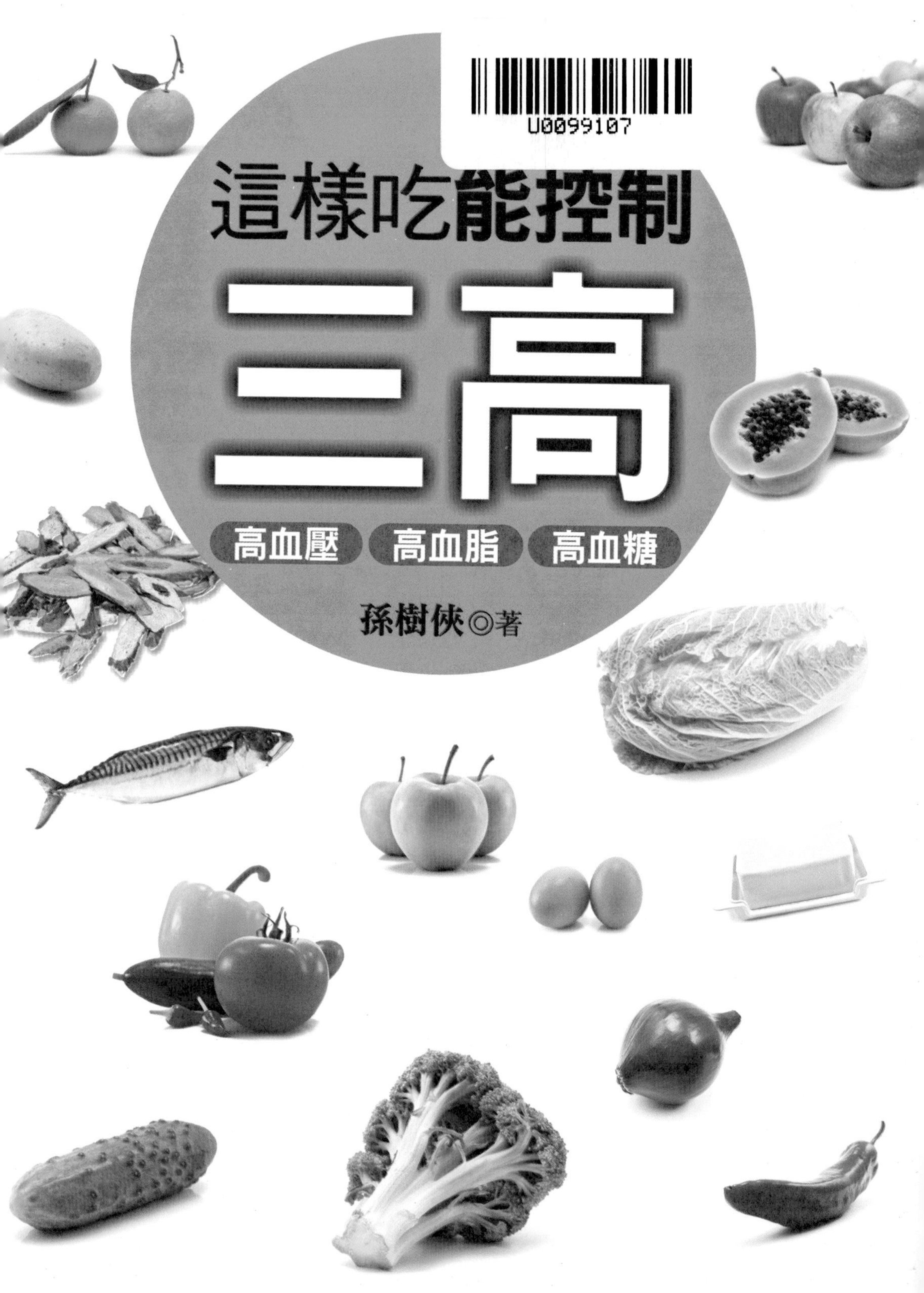
U0099107
這樣吃能控制
三高
高血壓
高血脂
高血糖
孫樹俠◎著

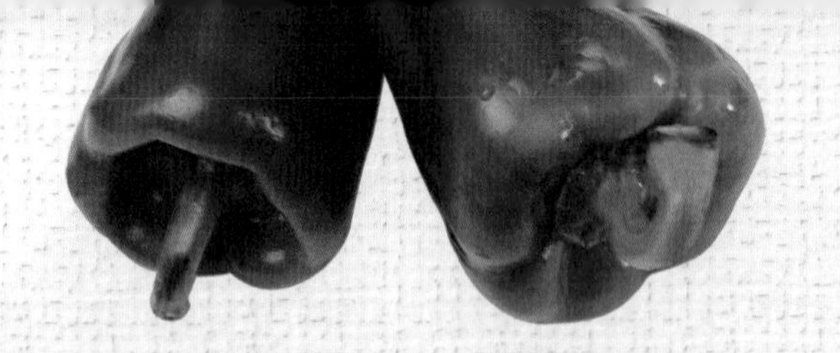

隨著生活水準提高、生活節奏加快和生活方式改變，「三高」患者日益增多，而除了藥物治療以外，飲食調控也是「三高」患者和高危人群每日必做的功課。以2002年北京市居民營養與健康調查結果為例，由於我們通常所說的「主食」攝入量逐漸減少，而總體脂肪量以及膳食能量和膽固醇攝入量越來越高，導致成年人高血壓病發病率高達27.4%。

「三高」是指高血壓病、高脂血症和糖尿病三種疾病的統稱。近年來，我國近半數以上的中老年人患有「三高」疾病，15%以上的人，不同程度地同時患有這三種疾病。一旦得了「三高」之中的一種疾病，如果不採取積極的治療措施，很有可能會併發第二種病，甚至多病纏身。雖然「三高」不像癌症那樣發展迅速，但事實上它已經成為危害我們健康的主要殺手之一。

「三高」的發病原因有很多，其中飲食結構不合理是最主要、最直接的原因。如果長期攝入高鹽、高油脂、高膽固醇食物，就容易引發「三高」疾病。雖然「病從口入」的道理已逐漸被大家所認可，可誰能幫我們把好「病從口入」這一關呢？答案當然是我們自己！

為了指導「三高」患者的飲食，我特別編寫了這一系列書籍（另有《這樣吃能控制糖尿病》及《這樣吃能控制痛風》），全書共分為三章，第一章主要是針對廣大患者迫切想要知道的一些問題作了深入淺出、全面而詳細的

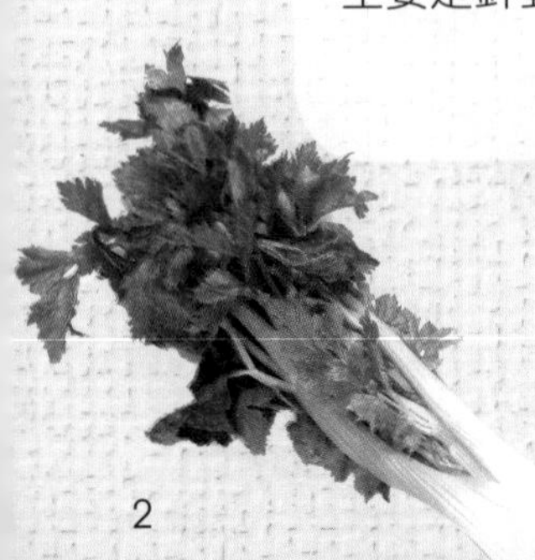

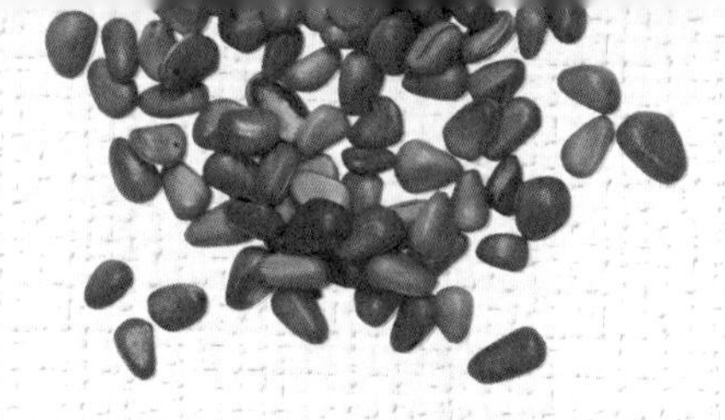

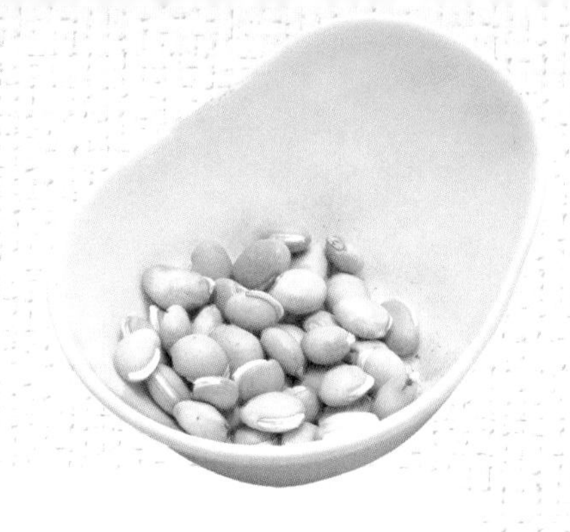



介紹，具有很強的針對性和指導性，例如「高血壓病的危害」、「糖尿病的個性化營養處方」等；第二章主要是可供「三高」患者食用的食物部分，分為「主食類、蔬菜類、水果類」等，從其營養成分、食法要略、食療功效、推薦食譜等方面進行了系統的闡述，所選食物都是經過實踐證明對「三高」疾病的防治確實有益；第三章主要是根據高血壓病、高脂血症和糖尿病患者不同病症，分別設計與其相應的全天食譜。

希望本書能為「三高」患者打造一個健康的飲食構架，助其有效控制病症，延緩疾病的進展。

孫樹俠
中國保健協會食物營養與安全專業委員會會長

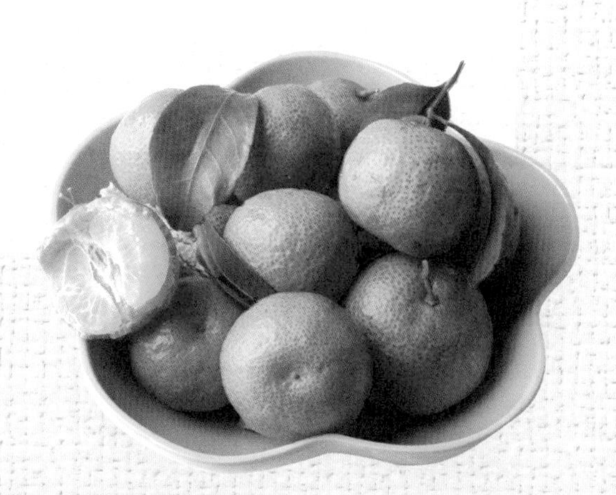

## 第1章 吃對方法，才能更健康



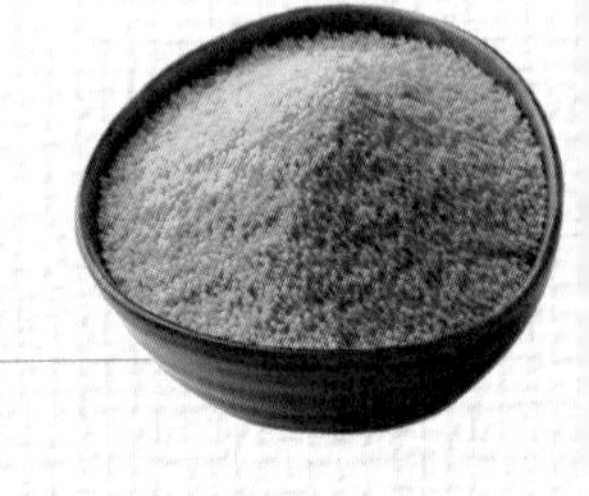

## 第2章 吃對食物，輕鬆控制「三高」

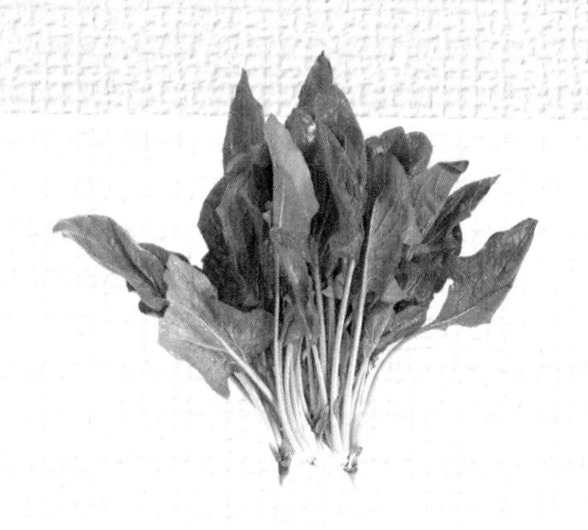

## 蔬菜類 / 51



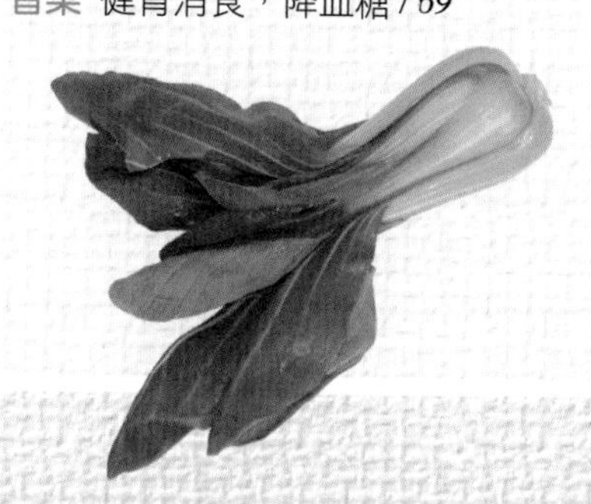

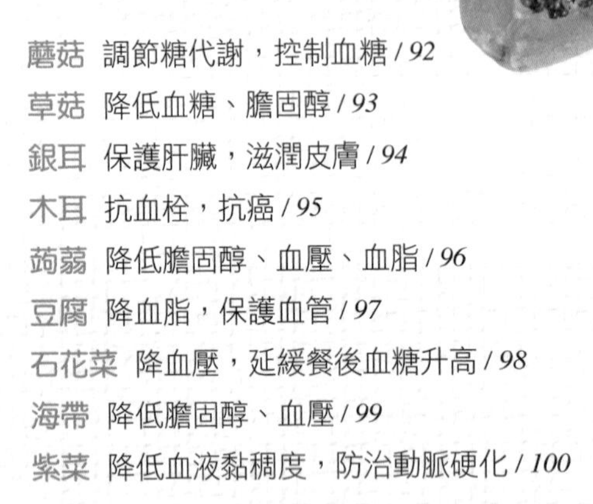

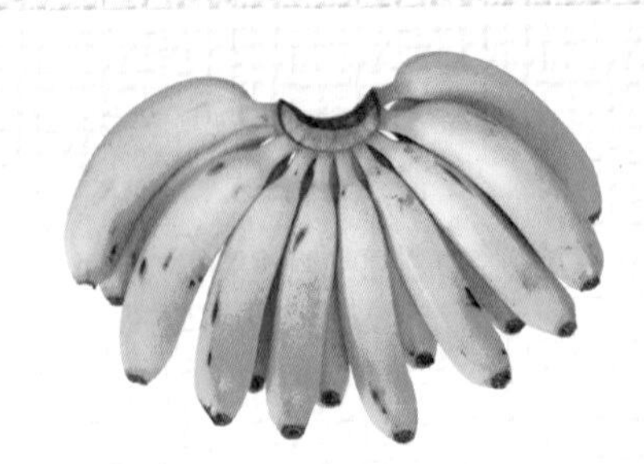



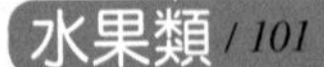



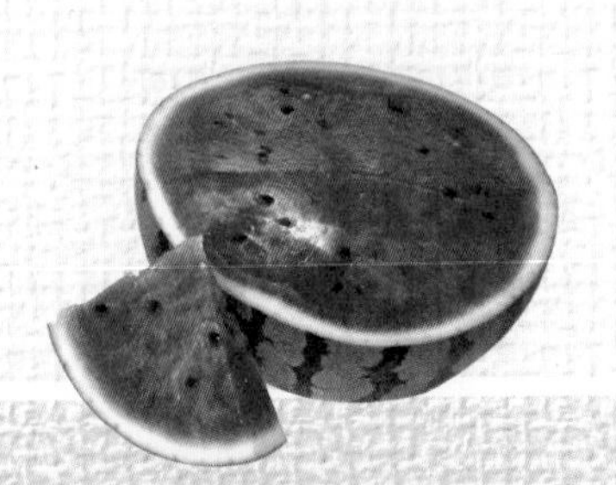

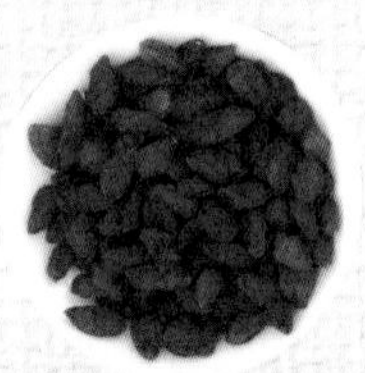

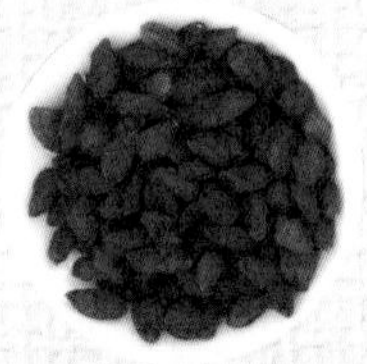

## 第3章 營養食譜，有效控制「三高」

# 第1章

# 吃對方法，才能更健康

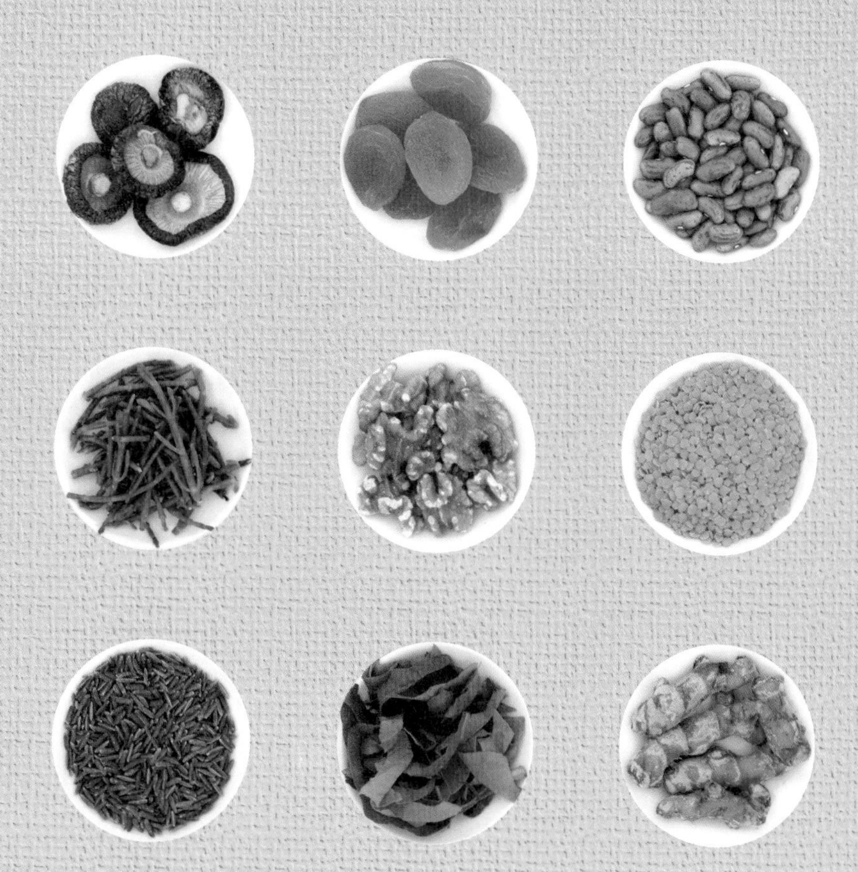

# 1.正確認識「三高」

高血壓病、高脂血症、糖尿病是危害人類健康的三大慢性非傳染性疾病，被稱為「三高」。 我國近半數以上的中老年人患有「三高」疾病；15%以上的人不同程度地同時患有這三種病，而且患者逐漸趨於年輕化。正確認識這三種疾病，可以幫助大家預防緩解和控制病情。

## 高血壓病

血壓是在人體靜息狀態下利用血壓計在肱動脈處測得的，通常用mmHg（毫米汞柱）或kPa（千帕斯卡）為單位表示。所謂血壓，即血管內流動的血液，對血管壁產生的壓力，分收縮壓和舒張壓兩種。其中收縮壓又稱高壓，是指心臟在收縮時，血液對血管壁所造成的最高壓力；舒張壓又稱低壓，是指心臟在舒張時，血液對血管壁所造成的最低壓力。

世界衛生組織和國際高血壓聯盟對高血壓作了如下界定：

**各種血壓類型標準一覽表（mmHg）**

| 血壓類型 | 收縮壓 | 舒張壓 |
|---|---|---|
| 高血壓 | ≧140 | ≧90 |
| 理想血壓 | ＜120 | ＜80 |
| 正常血壓 | ＜130 | ＜85 |
| 正常高限 | 130～139 | 85～89 |

需要說明的是，如果僅有一次血壓超過正常值，並不能貿然說是患了高血壓病，需要臨床多次測量血壓值。至少連續幾天在同一時間測得的血壓平均值均超過正常值，才可以確診為高血壓。

## 高血壓病的危害

高血壓病會使心、腦、腎等重要臟器受到嚴重損害，有些症狀是潛移默化地發生和發展著，初期並無明顯的感覺，但也不可掉以輕心。高血壓病會產生一系列併發症，甚至致人於死地。實踐證明，高血壓病的死亡原因取決於它的併發症，如尿毒症、腦血管意外、充血性心力衰竭等。在我國主要以腦血管意外為最多，其次是心力衰竭和尿毒症。

## 高脂血症

高脂血症是指人體內血清脂質的濃度水準超過了正常範圍，常見的高脂血症是指體內血脂水準表現為一項或多項指標異常：1.血清總膽固醇水準升高；2.血清甘油三酯水準升高；3.血清高密度脂蛋白膽固醇水準異常降低。現代醫學也將其稱為血脂異常。

**血脂水準分層標準表**

| 分層 | 總膽固醇（TC） | 低密度脂蛋白膽固醇（LDL-C） | 高密度脂蛋白膽固醇（HDL-C） | 甘油三酯（TG） |
|---|---|---|---|---|
| 合適範圍 | ＜5.18mmo l/L（200mg/dl） | ＜3.37mmo l/L（130 mg/dl） | ≧l.04mmo l/L（40 mg/dl） | ＜1.70 mmo l/L（150 mg/dl） |
| 邊緣升高 | 5.18～6.19mmo l/L（200～239mg/dl） | 3.37～4.12mmo l/L（130～159mg/dl） | | 1.70～2.25mmo l/L（150～199mg/dl） |
| 升高 | ≧6.22mmo l/L（240 mg/dl） | ≧4.14mmo l/L（160 mg/dl） | ≧1.55mmo l/ L（60 mg/dl） | ≧2.26 mmo l/L（200 mg/dl） |
| 降低 | | | ＜1.04 mmo l/L（40 mg/dl） | |

值得注意的是，當總膽固醇或甘油三酯水準超標，才表示可能患上了高脂血症。另外，由於高密度脂蛋白膽固醇能減少膽固醇沉著在動脈血管

壁上，降低血管疾病風險，因此又被稱為「好膽固醇」。所以降血脂其實就是降總膽固醇、甘油三酯和低密度脂蛋白膽固醇，而高密度脂蛋白膽固醇是「好膽固醇」，不僅不應該降低，反而讓它升高才好。

## 高脂血症的危害

血脂是人體中一種重要的物質，有許多非常重要的功能，但是也不能超過一定的範圍。如果血脂過多，容易造成血液黏稠，沉積在血管壁上，逐漸形成小斑塊。這些斑塊增多、增大，逐漸堵塞血管，使血流變慢，嚴重時血流被阻斷。這種情況如果發生在心臟，就引起冠心病；發生在腦，就會出現腦中風；如果阻塞眼底血管，會導致視力下降、失明；如果發生在腎臟，就會引起腎動脈硬化，腎衰竭；發生在下肢，會出現肢體壞死、潰爛等。此外，高脂血症還會引發高血壓病、誘發膽石症、胰腺炎、加重肝炎症狀、導致男性性功能障礙、老年癡呆等疾病。最近還有研究表明，高脂血症可能與癌症的發病有關。

## 糖尿病

糖尿病是一種慢性的糖類代謝疾病，其主要特徵為胰島素的供求不平衡，而造成血糖過高，甚至尿中有糖的現象，同時也會引起蛋白質和脂肪代謝的障礙。對糖尿病人來說，血糖控制得怎樣，直接反映出病情的輕重，能否使血糖水準平穩，無疑是廣大糖尿病患者最為關心的問題。但是否血糖降得越低、越快就越好呢？答案是否定的，因為不同的患者會有不同的個體差異，要根據患者的年齡、性別、基礎血糖水準、自我調節能力、身體敏感性方面來作具體的判斷。血糖到底控制在什麼程度為好？下面舉出與糖尿病相關的血糖控制指標。

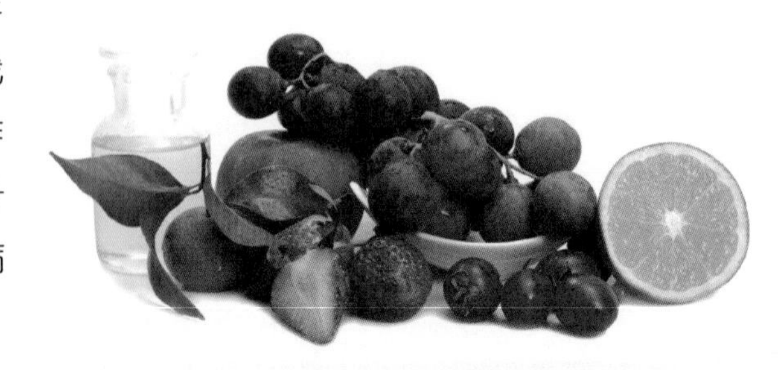

**與糖尿病相關的血糖控制指標　通用單位：毫摩爾/升（mm．l/L）**

| 檢測項目 | 參考值 | |
|---|---|---|
| 正常人空腹血糖值 | 3.9～6.1 | |
| 正常人餐後0.5～1小時血糖值 | ≦10 | |
| 正常人餐後2小時血糖值 | ≦7.8 | |
| 糖耐量受損時血糖值 | 6.1～7.0 | |
| 糖尿病診斷標準 | 空腹血糖≧7.0，飯後2小時血糖≧11.1 | |
| 低血糖標準值 | ＜2.8 | |
| 隨機血糖值 | 良好 | 4.4～8.0 |
| | 一般 | 8.0～10.0 |
| | 不好 | ＞10.0 |
| 糖化血紅蛋白 | 良好 | ＜6.5% |
| | 一般 | 6.5～7.5% |
| | 不好 | ＞7.5% |

## 糖尿病的危害

糖尿病之所以令人畏懼，並被稱為「萬病之源」，其主要原因在於它的併發症。較少見但卻非常嚴重的是急性併發症，可分為因忘了吃藥或放縱飲食導致的血糖水準過高出現昏迷，或因藥物使用過量，或進食太少造成血糖水準過低而致昏迷。

另一種是慢性併發症，如不能好好控制，就是糖尿病患者揮之不去的夢魘，引發的病主要是和血管有關，包括小血管和大血管，小血管指的是腎臟、眼睛及神經方面的病變。據統計，因尿毒症需要洗腎治療的患者中，三分之一是糖尿病患者；而眼睛方面，則造成視網膜剝離或出血，嚴重將導致失明。

此外，因糖尿病引起的大血管方面的病變有腦血管和冠狀動脈病變，前者即腦中風，後者就是冠心病。至於神經系統部分的病變，主要是感覺遲鈍或喪失，當它混合了大血管方面的周邊血管病變時，往往會進展成截肢的結果。原因是四肢的末梢神經系統在感覺遲鈍後，不論是手指碰到火，或鞋內進了石頭都不會有明顯感覺，這樣導致的傷害就在所難免。再加上周邊血管循環不好，使傷口癒合更難，如果又遇感染，勢必導致惡性循環。

糖尿病可讓身體從頭損害到腳，其併發症有如下發展軌跡：

糖尿病性昏迷（睡）；

抵抗力減弱→感染性疾病；

全身微血管變化→視網膜剝落、尿毒症；

動脈硬化→腦中風、心肌梗死；

神經障礙→周圍神經、運動神經、自主神經等障礙。

## 「三高」間的相互關係

「三高」是現代社會生活、工作、環境下滋生出來的「富貴病」，它們之間是相互關聯、互相影響的。具體情況如下：

### 高脂血症與高血壓病的相互關係

血管的外周阻力、動脈壁彈性、血液黏度是形成高血壓病的主要因素，這些同時也是高脂血症的表現。正常人血管內膜是光滑流暢的，如果血脂水準增高，就會在血管內膜下逐漸沉積呈斑塊，造成血稠、血管硬化，使血管壁彈性減弱，久而久之破潰、出血、管腔變狹、血流阻力增加，從而使血壓升高。高脂血症還會降低抗高血壓藥的敏感性，增加降壓治療的難度，因此治療高血壓的同時應降血脂。

### 高脂血症與糖尿病的相互關係

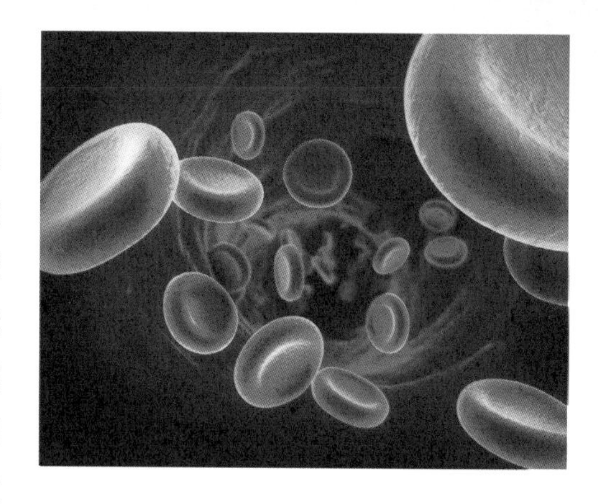

很多糖尿病患者都伴有高脂血症，因此人們通常把糖尿病與高脂血症稱為姐妹病，並認為高脂血症是糖尿病的併發症。在脂肪控制方面，胰島素能促進脂肪的合成與貯存，使血中游離脂肪酸減少，同時抑制脂肪的分解、氧化。胰島素缺乏會造成脂肪代謝紊亂，使血中甘油三酯及游離脂肪酸濃度增高，脂肪貯存減少，分解加強，血脂就升高。另一方面，2型糖尿病患者進食過多，運動少，促使體內脂類合成增多，這也是造成血脂增高的原因。而肥胖伴高脂血症者，由於胰島素受體數相對減少，從而產生胰島素抵抗，容易誘發糖尿病。

### 高血壓病與糖尿病的相互關係

臨床上很多高血壓病患者特別是肥胖患者常伴有糖尿病，而糖尿病也較多伴有高血壓病，因此將兩者稱為同源性疾病。主要原因是高血壓病與糖尿病可能擁有相同的遺傳基因，糖尿病易引起腎臟損害，腎臟能分泌一種名為腎素的活性物質，有調節血壓的功能，腎臟受損害後，人體自身血壓調節也會陷入失衡狀態，使血壓升高；此外糖尿病患者由於血糖水準升高，血液黏度增加，血管壁受損，血管阻力增加，從而導致高血壓病。

# 2.「三高」的營養調理原則

俗話說「民以食為天」，意思即食物是維持生命的基本物質。但攝取食物必須科學合理，否則也會影響人體健康。據專家分析，之所以出現「三高」，是因為膳食結構不合理，主要表現為畜肉類及油脂類食物攝入過多，穀類、蔬菜類食物攝入偏低。具體來說，不合理的膳食結構導致高熱量、高脂肪和高鹽攝入過多，大大增加「三高」病的發生率。所以，我們根據「三高」患者的具體情況開出針對性的營養處方。

## 高血壓病的個性化營養處方

合理膳食，保持理想體重，是防治高血壓病的重要措施。為此，應遵循「三高、三低、一有」的飲食原則，即高纖維素、高維生素、高鈣與鉀；低脂肪、低膽固醇、低鹽；飲食有節，限制總熱量。

### 高纖維素

少吃精米、精麵，多吃粗糧、雜糧，如標準麵粉、玉米、小米、燕麥等植物纖維較多的食物，可促進腸道蠕動，有利於膽固醇的排泄。此外，還要多吃蔬菜、水果，除了增加維生素等營養素之外，也是攝入纖維素的重要途徑。

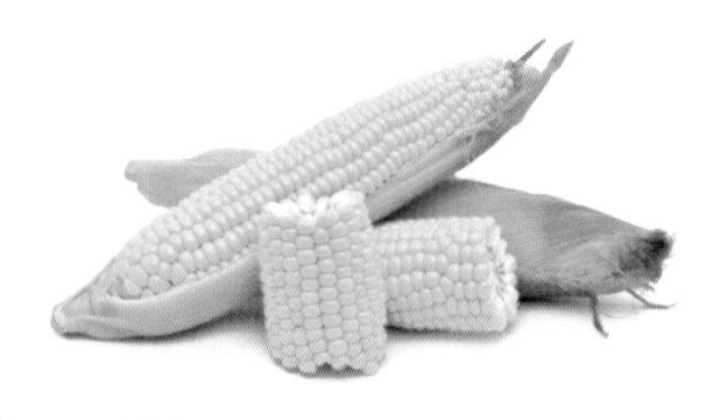

### 高維生素

要多吃新鮮蔬菜，特別是多吃含維生素C和其他水溶性維生素如維生素$B_1$、維生素$B_2$和維生素$B_{12}$的蔬菜，如芹菜、黃瓜、金針、番茄等，因其富含抗氧化維生素和食物纖維，有緩解高血壓病或心血管病的作用。

### 高鈣與鉀

鈣的充足攝入，有利於心肌代謝，改善心肌功能和血液循環，促使膽固醇的排泄和控制血壓。富含鈣的食物有牛奶、優酪乳、蝦皮、豆製品等。此外，高血壓病患者還應適當攝入富含鉀的食物，如香蕉、紫菜、銀耳、黃豆、葡萄乾等，這是因為鉀可以促進膽固醇的排泄，增加血管彈性，從而有助降壓。

低脂肪、低膽固醇

高脂肪、高膽固醇飲食容易導致動脈粥樣硬化。脂肪攝入過多，會引起肥胖症，增加患高血壓病的風險，長期食用高膽固醇食物，會促使脂質沉積，導致高脂血症，從而又會加重高血壓病。同時，還要適量攝入蛋白質，因為過多攝入蛋白質時，蛋白質代謝後產生的有害物質會引起血壓波動，所以要限制動物性蛋白質的攝入，特別是高血壓病合併腎病者，應限制蛋白質的攝入。

低鹽

日常飲食中攝鹽過多不但會增加高血壓病的發病率，而且還會直接損傷全身各處的血管壁，引起血管硬化，導致心肌梗死或腎功能衰退。所以控制鈉鹽攝入量，有利於降壓和穩定血壓。世界衛生組織建議，健康人通過飲食攝取的最佳鹽量，每人每日不應超過6克。但臨床試驗表明，高血壓病患者每日食鹽量應降低到4.7～5.8克，可使收縮壓平均降低4～6mmHg。為了做到限制鈉鹽攝入量，又要吃得有滋有味，可以參考如下竅門。

**1.酸味的利用：**在烹調時使用醋、檸檬、蘋果、鳳梨、番茄等，可增味。烹調時使用糖醋來調味，可增添食物甜酸的風味。

**2.油脂的利用：**使用植物油時加檸檬片，可增添食物的風味。

**3.香味食物的利用：**使用香菜、草菇、洋蔥、海帶來增添食物的美味。

**4.烹飪方法的利用：**用蒸、燉、煮等烹

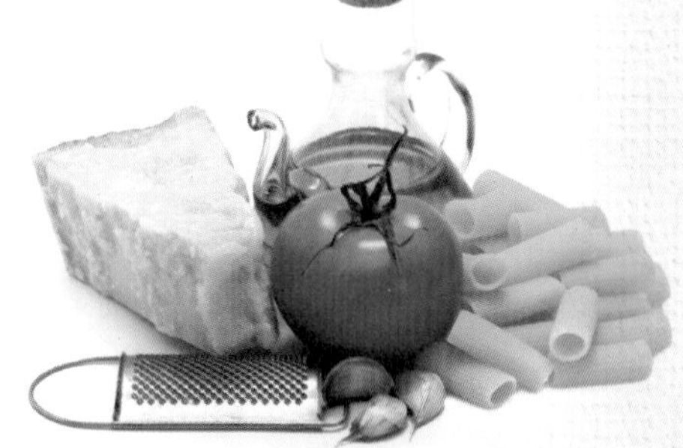

調方式，可使食物保持原有鮮味。

**5.中藥材的利用：**加當歸、枸杞、川芎、紅棗、黑棗等增加食物風味。

**6.其他作料的利用：**可用酒、蒜、薑、胡椒、八角、花椒等調味。

據測定，食鹽中約含有40%的鈉，為便於換算其他調味品中的鈉，可參考下列公式：

1茶匙食鹽＝2湯匙醬油＝5茶匙味精＝5茶匙烏醋＝12.5茶匙番茄醬。

### 飲食有節，限制總熱量

飲食有節是控制總熱量攝入的好辦法。所謂飲食有節，一是對量的要求，即定時定量，不過饑過飽，不要暴飲暴食；二是對質的要求，即飲食要做到種類齊全，營養素比例合理，不挑食、不偏食。只有這樣才能將每日攝入的總熱量控制在理想範圍內。

## 高脂血症的個性化營養處方

如何科學合理地安排飲食呢？可按以下五項飲食原則攝取食物。

### 1.控制總熱量的攝入，最根本的辦法是控制脂肪的攝入量

脂肪主要包括飽和脂肪酸和不飽和脂肪酸，如果飽和脂肪酸過多，脂肪就容易沉積在血管壁上，可使甘油三酯升高，增加血液的黏稠度，嚴重時還會促進血栓形成。而不飽和脂肪酸能夠減少血小板的聚集，從而降低血液的黏稠度。我們所說的控制脂肪攝入，主要是指控制飽和脂肪酸的攝入，比如肥豬肉、奶油等動物性脂肪攝入，而提倡多吃富含不飽和脂肪酸的海魚。烹調時，注意使用植物油，都是為了達到降低血脂，保護心血管系統的目的。

### 2.限制膽固醇的攝入

雖然膽固醇是人體必不可少的物質，但長期食用高膽固醇食物，會促使脂質沉積，導致高脂血症。營養學專家指出，每日膳食中的膽固醇不應超過200毫克，特別是蛋黃、動物內臟、魚子等富含膽固醇的食物應該少

吃或不吃。而存在於穀物中的植物膽固醇，卻有降低膽固醇的作用，其中大豆降血脂的作用較為明顯，所以可多吃些豆製品。

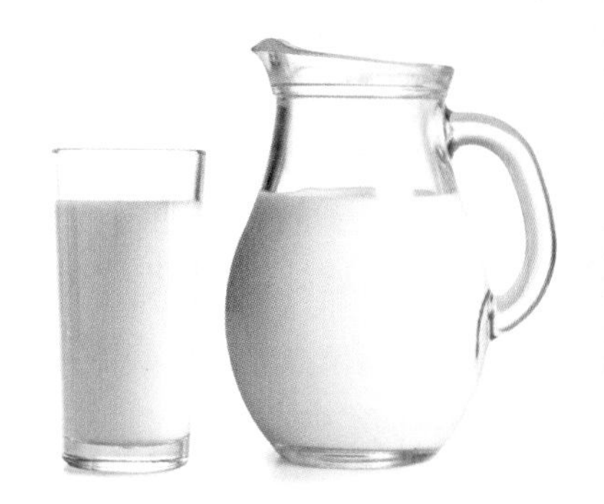

3.保證充足的蛋白質攝入

蛋白質是生命的基礎，也是構成人體細胞的主要成分。蛋白質可分為動物蛋白和植物蛋白，飲食中宜選擇富含優質蛋白質的食物，比如牛奶、雞蛋、瘦肉類、禽類（去皮）、魚蝦類、大豆類及其製品等食品，攝入時動物蛋白要適當控制，植物蛋白質要保持在50%以上。

4.適當減少碳水化合物的攝入量

碳水化合物為人體提供能量，也是心臟和大腦活動的主要能量來源。碳水化合物主要來自糧食類食物，這些食物在消化吸收時會轉化為糖，而糖又可轉變為甘油三酯，所以每餐應吃七八分飽，以減少碳水化合物的攝入，同時也不要吃過多的糖和甜食。小米、燕麥、豆類等粗糧中纖維素含量高，因其具有降血脂作用，所以食用時應粗糧細糧搭配，不可吃得過細、過精。

5.多吃富含維生素、礦物質和纖維素的食物

應多吃富含維生素、礦物質和纖維素較多的水果和蔬菜，能降低甘油三酯、促進膽固醇的排泄，對控制血壓和防治心血管病有重要作用。

## 糖尿病的個性化營養處方

一旦發現患了糖尿病，人們第一個迫切想知道的問題是，今後接受何種治療法最為適當？以下是根據糖尿病學專家，制定出治療糖尿病的五個原則：1.教育與心理治療；2.飲食治療；3.運動治療；4.藥物治療；5.病情監測。其中飲食治療和運動治療是糖尿病患者首選的治療方法，只有在飲食治療和運動治療使血糖控制達不到理想水準時，才考慮採用藥物治療。飲食和運動治療是治療糖尿病的重要手段，是「治本」。若能切實施行飲

食療法，就可改善糖尿病的病情，其原則有二：

第一，供給患者維持健康所必須的最低熱量。

第二，飲食中的各種營養素必須均衡。也就是說，糖、蛋白質、脂肪、維生素、礦物質等，都必須滿足最低需求量。

具體來講，糖尿病患者的飲食原則主要應該把握以下兩點。

1.控制總熱量，做到食物多樣化

眾所周知，每一種食物中都含有一定的熱量，人體離不開熱量，但熱量過多對身體照樣有害，尤其對糖尿病患者更是如此，因為飲食中攝入的熱量一旦多了，血糖水準就會上升。要做到既營養均衡又控制血糖，對於糖尿病患者而言，就是要在不超過每日攝入總熱量的前提下，做到食物種類多樣化。

為做到食物多樣化，每天要合理進食穀薯類、蔬菜水果類和肉、禽、魚、乳、蛋、豆類各種食物。糖尿病患者在選擇主食時，應在定量的基礎上，儘量少食精米、精麵，多吃各種粗糧、雜糧。食用時要多種食物搭配，如玉米麵與蕎麥麵、豆麵、標準粉搭配，製成兩合麵、三合麵，也可將蕎麥麵、全麥粉、玉米麵、豆麵等一同使用製成平衡麵食品。

在副食品種的選擇上，要以多種交替食用為宜，品種越雜，營養就越豐富。其中，最好使蛋白質的1/3來自肉類或蛋類，還要經常食用豆類製品。此外，要多吃金針菜、紫菜等富含維生素$B_1$的食物，這可以防止糖尿病患者神經系統併發症的出現和微血管病變；多吃大白菜、青江菜、番茄等富含維生素C的蔬菜，多吃海帶、香菇、木耳、芹菜等富含粗纖維的食物，以改善血糖代謝。

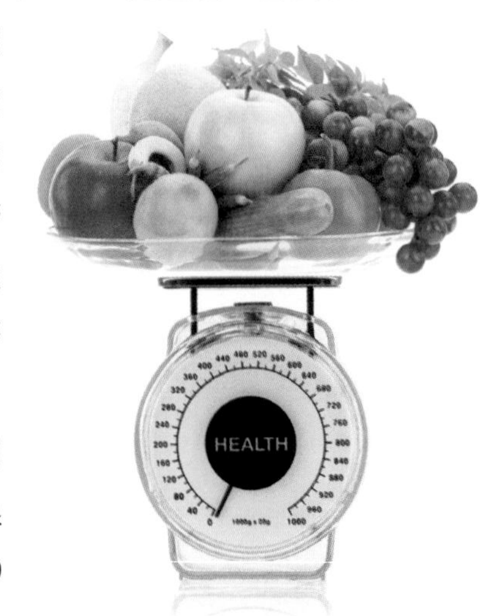


為了達到既保證總熱量不超標，又做到食物多樣化，營養學上引進了一個「食物交換份」的概念，就是將重量不等，但都含有360

千焦熱量的不同食物，作為一個食物交換份，在規定總熱量的前提下，進行等量交換。比如，25克米麵、500克綠葉蔬菜、200克水果、125毫升牛奶、50克瘦肉和10克油都相當於一個食品交換份。為便於糖尿病患者方便調劑飲食，可參考下表進行等熱量食品的交換。

**各類食品等熱量交換份一覽表（360千焦）**

| 食物類別 | 每份重量 |
|---|---|
| 穀薯類 | 大米、麵粉、小米、玉米麵、綠豆、紅小豆均為25克 |
| | 馬鈴薯、山藥均為125克 |
| | 荸薺50克 |
| 蔬菜類 | 黃瓜、冬瓜、苦瓜、番茄、白菜、菠菜、韭菜、芹菜均為500克 |
| | 南瓜350克 |
| | 絲瓜300克 |
| | 扁豆、鮮豇豆250克 |
| | 鮮豌豆100克 |
| 水果類 | 西瓜750克 |
| | 鳳梨500克 |
| | 鴨梨、蜜橘250克 |
| | 蘋果、葡萄、李子200克 |
| 肉蛋類 | 兔肉、雞肉100克 |
| | 瘦牛肉、瘦豬肉、瘦羊肉、鴨肉、鵝肉、雞蛋、鴨蛋均為50克 |
| | 魚蝦80克 |
| | 香腸、肉鬆20克 |
| 乳豆類 | 鮮牛奶160克 |
| | 無糖優酪乳130克 |
| | 脫脂奶25克、奶粉20克 |
| | 豆腐50克、大豆25克、豆漿400克、腐竹20克 |

### 2.控制攝入的總熱量有個體差異

因個體差異，每個糖尿病患者每天需要攝入的總熱量也是不一樣的。一般來講，每日需要攝入的總熱量，因其身高、體重、年齡、性別及職業的不同而有異。也就是說，不同的年齡、性別、身高、體重和不同的勞動強度，會有不同的熱量消耗，所以沒有統一的固定值，要因人而異。以保證基本代謝需要為前提，保持每日攝入總熱量與每日所消耗的熱量達到平衡，通常的做法是維持體重正常，即保持健康體重。

健康體重與身高有關，最常用的判斷方法就是用體重指數來判斷，體重指數一般用BMI表示。衡量健康體重的辦法非常簡單，只要套用下面的公式算出你的體重指數就可以了。

體重指數（BMI）=體重（公斤）÷身高（公尺$^2$）

同時，還需引入一個標準體重的概念，最常用的計算公式為：

男性標準體重=[身高（公分）－100]×0.9

女性標準體重=[身高（公分）－100]×0.85

如果按照體重指數（BMI），分成肥胖、超重、正常和過輕四個類別的話，體重指數（BMI）可見下表：

**體重指數（BMI）標準表**

| 體重類型 | 體重指數（BMI） |
|---|---|
| 肥胖 | BMI≧28.0 |
| 超重 | 24.0≦BMI＜28.0 |
| 正常 | 18.5≦BMI＜24.0 |
| 過輕 | BMI＜18.5 |

除了體重指數（BMI）之外，每日需要攝入的總熱量，還與每日勞動強度有重要關係，在每日承擔同樣勞動強度的情況下，每日需要攝入的總熱量應該是遞減的，肥胖者需要的熱量最低，消瘦者需要的熱量最高，正常者居中。請參考下表：

不同類型成人糖尿病患者每日能量供給係數參考表（千焦/公斤標準體重）

| 勞動強度 | 肥胖 | 超重 | 正常 | 過輕 |
|---|---|---|---|---|
| 休息狀態（臥床等） | <80 | 60～80 | 80～100 | 100～120 |
| 輕體力狀態（坐辦公室、家務等） | <100 | 80～100 | 120 | 140 |
| 中體力狀態（司機、農務等） | <120 | 120 | 140 | 160 |
| 重體力狀態（搬運、裝卸等） | <140 | 140 | 160 | 180～200 |

成人糖尿病患者每日所需的總熱量：

全日所需總熱量=標準體重×能量供給係數×100%（50歲以上，每增加1歲，減10%）

每日需要三大營養素的量：

中國營養學會推薦的正常成人每日膳食中三大生熱營養素的生熱比為：糖類供給的熱量占總熱量的55%~65%，脂肪占20%~30%，蛋白質占12%~14%。

假定該用餐者三大營養素供能比例：

蛋白質提供總熱量的18%，脂肪提供總熱量的27%，糖類提供總熱量的55%。

蛋白質的全日需要量為：全日總熱量×18%÷16

脂肪的全日需要量為：全日總熱量×27%÷36

糖類的全日需要量為：全日總熱量×55%÷16

健康食譜的制訂

制訂食譜的步驟：

1.計算標準體重

2.計算每日所需總熱量

3.計算三大熱量供給量

4.按食物交換份表編排食譜

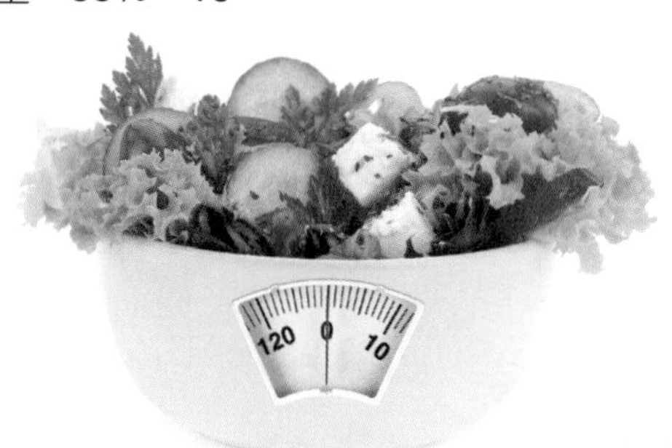

不同熱量糖尿病患者的飲食內容

| 熱量（千焦） | | 4800 | 5600 | 6400 | 7200 | 8000 | 8800 |
|---|---|---|---|---|---|---|---|
| 交換 | 單位 | 14 | 16 | 18 | 20 | 22 | 24 |
| 穀薯類 | 重量（克） | 150 | 200 | 250 | 300 | 350 | 400 |
| | 單位 | 6 | 8 | 10 | 12 | 14 | 16 |
| 果蔬類 | 重量（克） | 500 | 500 | 500 | 500 | 500 | 500 |
| | 單位 | 1 | 1 | 1 | 1 | 1 | 1 |
| 肉蛋豆類 | 重量（克） | 150 | 150 | 150 | 150 | 150 | 150 |
| | 單位 | 3 | 3 | 3 | 3 | 3 | 3 |
| 奶類 | 重量（克） | 250 | 250 | 250 | 250 | 250 | 250 |
| | 單位 | 1.5 | 1.5 | 1.5 | 1.5 | 1.5 | 1.5 |
| 油脂類 | 重量（克） | 20 | 20 | 20 | 20 | 20 | 20 |
| | 單位 | 2 | 2 | 2 | 2 | 2 | 2 |

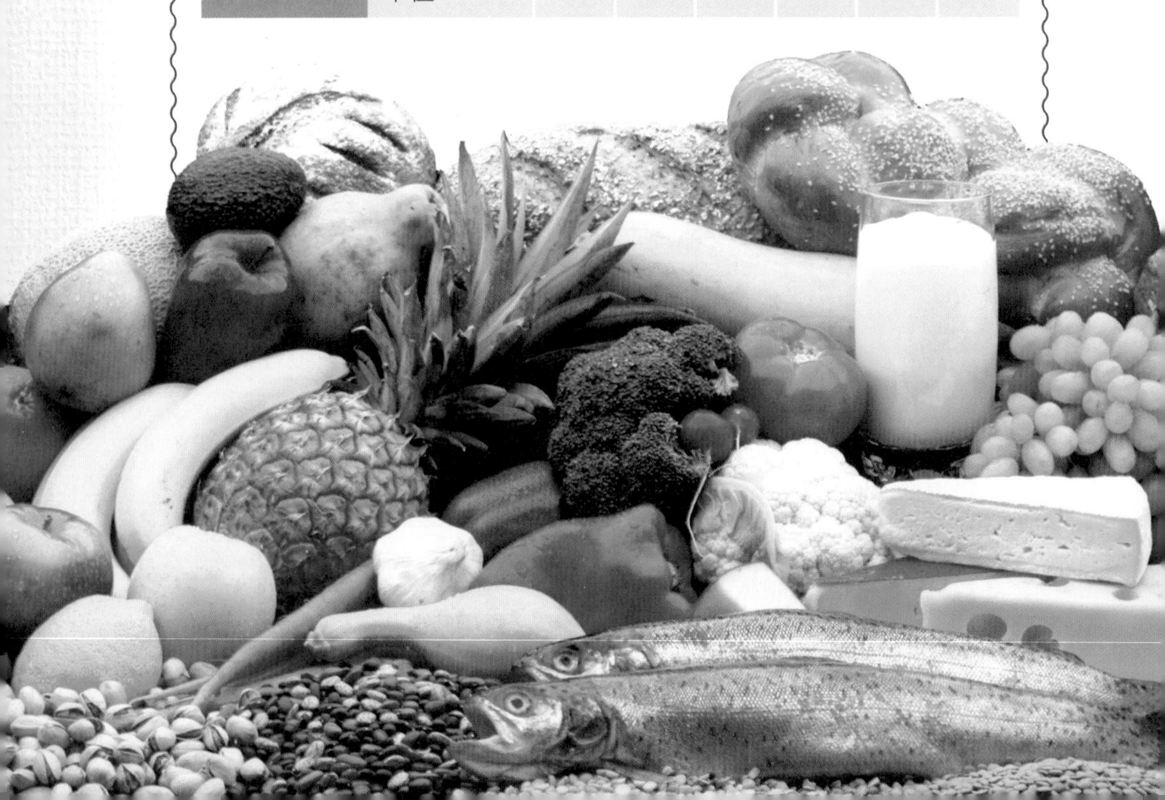

下面，我們用具體的實例來演示一下如何制訂食譜：

王女士，50歲，身高165公分，體重80公斤，辦公室內勤職員。患糖尿病5年，一直採用飲食治療，無併發症。

**第1步** 判斷自己的體重情況。

王女士標準體重=身高（公分）－105=165－105=60（公斤）

BMI=實際體重（公斤）÷〔身高（米）〕$^2$=80÷（1.65）$^2$=29.3

對照「體重指數（BMI）標準表」，可知王女士屬於肥胖。

**第2步** 計算每日所需的總熱量。

王女士的工作是辦公室內勤職員，屬於輕體力勞動者，對照「不同類型成人糖尿病患者每日能量供給係數參考表」，可知王女士每天每公斤標準體重需要的熱量（千焦）=60×（20～25）=4800～6000千焦

**第3步** 假定該用餐對象全日蛋白質提供熱量的比例為18%，脂肪提供熱量的比例為27%，糖類提供熱量的比例為55%。

計算三種營養素每日需要數量

1.蛋白質的全日需要量為：5600×18%÷16=63克

2.脂肪的全日需要量為：5600×27%÷36=42克

3.糖類的全日需要量為：5600×55%÷16=192.8克

**第4步** 根據「不同熱量糖尿病患者的飲食內容」，結合「常用食物交換份表」（P188頁）內容，依照自己的習慣和嗜好確定食譜。

## 食譜舉例

| 食　譜 | 利用食品交換份可改為下列食譜 |
|---|---|
| **早　餐** | |
| 豆漿1杯（200克）<br>花卷70克<br>煮雞蛋1個（帶皮60克）<br>拌白菜心（大白菜100克，芝麻油2克） | 牛奶1杯（250克）<br>饅頭（70克）<br>鴨蛋1個（帶皮60克）<br>拌芹菜絲（芹菜100克，芝麻油2克） |
| **9～10點加餐** | |
| 蘋果1個（150～200克） | 桃1個（150～200克） |
| **午　餐** | |
| 米飯（大米75克）<br>番茄燉牛肉（牛肉25克，番茄100克）<br>拍黃瓜（黃瓜150克）<br>烹調用油10克<br>食鹽＜3克 | 烙餅75克<br>青椒肉絲（瘦豬肉25克，青椒100克）<br>清炒油麥菜（油麥菜150克）<br>烹調用油10克<br>食鹽＜3克 |
| **晚　餐** | |
| 雜面饅頭（麵粉25克，小米麵25克）<br>清蒸魚（草魚100克）<br>炒花椰菜（100克）<br>烹調用油8克<br>食鹽＜3克 | 米飯（大米75克）<br>白菜雞片（大白菜50克，雞胸肉50克）<br>香菇青江菜（50克，青江菜50克）<br>烹調用油8克<br>食鹽＜3克 |
| **睡前半小時加餐** | |
| 蘇打餅乾25克 | 燕麥片粥（無糖燕麥片25克） |

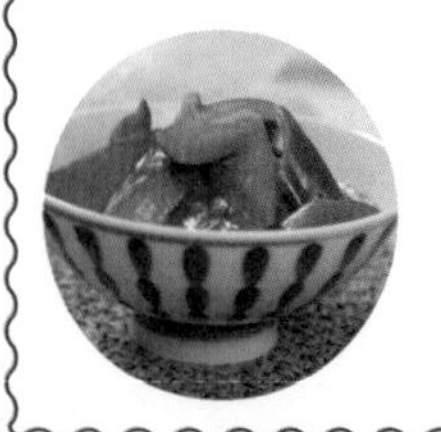
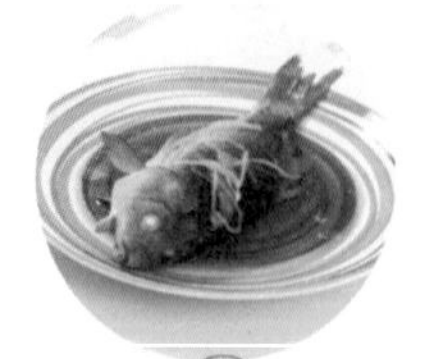
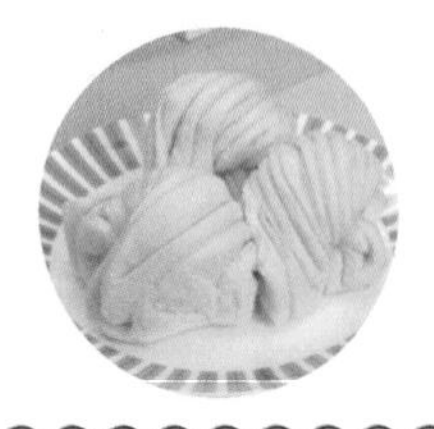
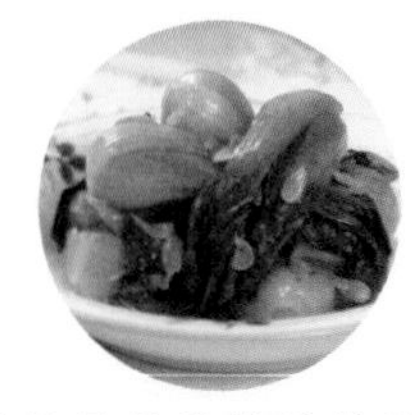

### 生熟食物如何交換

食物煮熟後，品質會發生很大的變化。本書中介紹的食物一般只稱「量生重」，但在實際生活中，很多情況下人們都會稱「量熟重」。所以在應用食物交換份時要注意食物生熟重量互換的關係。例如：50克大米可以和130克米飯互換；50克麵粉可以和75克饅頭互換；50克生肉可以和35克熟肉互換。

### 同類食物如何互換

不同主食之間、各種蔬菜之間、各種水果之間、各種肉類之間、各種豆製品之間、油脂和各類堅果類食物之間，都可以按照互換量互換。例如：50克大米可以和50克小米互換；35克燒餅可以和25克燕麥片互換。

### 營養素含量相近的食物如何互換

食物交換份最大的優點就是能夠讓糖尿病患者的食物多樣化，即使是不同類的食物，只要營養素的含量相似就可以互換。但這種互換顯得比較複雜。例如：25克主食可以和200克蘋果互換；35克饅頭可以和200克橘子互換；50克牛肉可以和100克豆腐互換；200克奇異果可以和500克蔬菜互換；50克瘦肉可以和10克油或者20粒花生米互換。

## 走出「三高」的飲食誤區

「三高」的發生與不良生活方式有關，其中飲食不節就是主要原因之一。雖然大部分「三高」患者在吃的方面小心謹慎，嚴格把關，但仍會存在一些認識和操作上的誤區，致使治療效果不明顯，甚至越來越嚴重。所以在此分別列出「三高」的飲食誤區：

### 一、高血壓病

**1.年輕人不會患上動脈硬化：**人上了年紀後，身體功能自然而然地老化，因此每個人到了老年時血管或多或少都會有些硬化，不過，血管硬化的狀況與個人的生活環境不同有關並有所區別。

在此要特別提醒年輕人，心肌梗死的原因是冠狀動脈硬化。冠狀動脈硬化的速度與個人生活與飲食習慣有相當大的關係，在我們生活上有三大因素會引起高血壓病，那就是喝太多酒，吃太多含脂肪的食物，以及抽大量的煙。若已有高血壓病的症狀，而仍不改變不良的生活習慣，就會加速動脈硬化。所以年輕時就應該養成良好的飲食習慣，否則後患無窮，甚至還有近憂。

此外，家族遺傳血中含膽固醇較高的人，若不知節制，在二三十歲時就會有發生心肌梗死的可能，所以要小心提防。

**2.血壓高不能吃肉：**有些人認為高血壓病患者必須禁食肉類，因為肉食會增高血壓，素食有降低血壓的作用，所以，高血壓病患者再吃肉食可能會使病情惡化。不過，這種想法現在已變得毫無意義了。除了某種高血壓病，例如腎功能嚴重不全導致的高血壓病外，大部分的專家都認為無須過分限制肉食。肉的主要營養成分是蛋白質和脂肪。我們知道蛋白質、脂肪、碳水化合物合稱三大產能營養素，所以，限制肉食可能會帶來嚴重的營養失調。

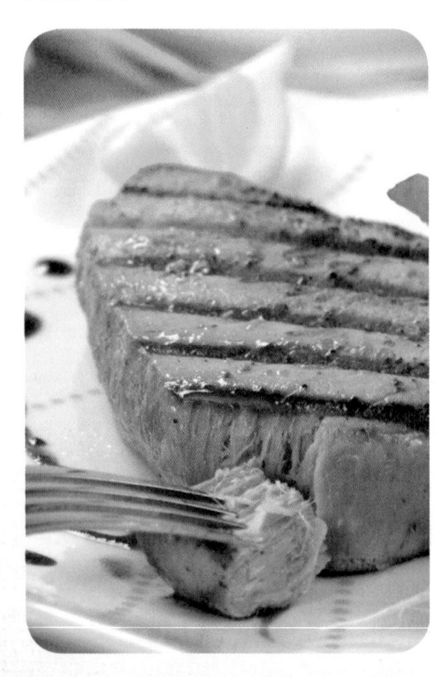

蛋白質是造血、造肉、製造激素不可缺少的成分，我們因為食肉而補給了這種重要的營養素。但不只是肉類含有蛋白質，大豆以及其豆製品，麥皮、米、麥都含有豐富的植物性蛋白質，然而，植物性蛋白質的缺點就是氨基酸含量太少。

充分攝取蛋白質並不會使血壓升高，例如愛斯基摩人長期食用肉類，卻很少有高血壓病者。不過，在食用肉類時必須瞭解，動物性蛋白質中也含有豐富的脂肪，而脂肪中的膽固醇是促進動脈硬化的物質，多吃肉類，體內的膽固醇水準也會增高。所以有動脈硬化的人，還是要限制肉類的攝取。

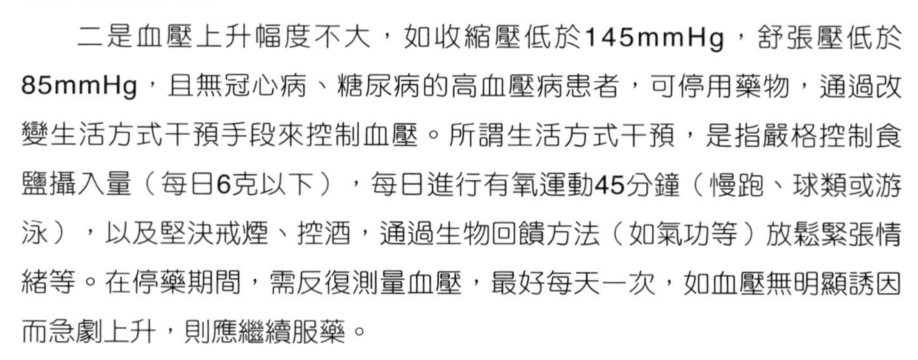

**3.只要血壓降下來就停藥：**一是那些通過治療血壓控制十分滿意，且治療時間較短者（在5年以內）可考慮逐步減藥乃至停藥。如成功停藥一年仍無復發，說明可以停藥。但停藥後必須堅持運動鍛煉、限鹽、禁煙等綜合性預防措施。

二是血壓上升幅度不大，如收縮壓低於145mmHg，舒張壓低於85mmHg，且無冠心病、糖尿病的高血壓病患者，可停用藥物，通過改變生活方式干預手段來控制血壓。所謂生活方式干預，是指嚴格控制食鹽攝入量（每日6克以下），每日進行有氧運動45分鐘（慢跑、球類或游泳），以及堅決戒煙、控酒，通過生物回饋方法（如氣功等）放鬆緊張情緒等。在停藥期間，需反復測量血壓，最好每天一次，如血壓無明顯誘因而急劇上升，則應繼續服藥。

三是那些已查明「病根」的症狀性高血壓病，如腎動脈狹窄、甲狀腺功能亢進以及β胰島細胞瘤的患者，治癒原發病後可停用降壓藥物。

總之，高血壓病患者減藥停藥都應在醫生嚴密監控和指導下進行，千萬不能急於求成，草率行事。

二、高脂血症

**1.不以為然，照樣海吃海喝：**走入這個誤區的根本原因就是認為「血脂高一點，沒什麼關係」。有句話說「有些人不是死於疾病，而是死於無知！」實踐證明，高脂血症並非如他們想像的那樣無足輕重。據大量科學研究表明，全世界每年有1500萬人死於心腦血管疾病，遠遠高於癌症死亡人數，占死亡原因的第一位。而高脂血症就是導致動脈粥樣硬化，最終引發心腦血管疾病的罪魁禍首。

**2.憑感覺說話，認為「沒有感覺，就沒病」：**前面已經講過，大多數人患了高脂血症，一般都沒有什麼感覺，這是因為動脈粥樣硬化的發生和發展需要比較長的時間，所以多數血脂異常患者並無太大的異常感覺，特別是平素身體狀況好或者對病痛不甚敏感的人更是如此。大量臨床實踐證明，沒有感覺並不能證明沒有疾病，特別是對於高脂血症，常常是在血液生化檢驗時才被發現，有的甚至已經非常嚴重時才被發現。

據有關資料統計，定期檢查、早期診斷和早期治療，全世界每年至少減少600多萬的死亡人數。還有的人自認為年輕體壯，更是對高脂血症不屑一顧，殊不知這是在用自己的生命作賭注。年輕時得了高脂血症，可能確實沒有什麼明顯的不適感覺，但高脂血症對心腦血管的損傷作用是隨時間發展而漸進的，一旦到了中老年，等嚴重後果顯現出來就為時已晚了。所以，要高度重視高脂血症對健康的危害，定期檢查、提早預防才是減少罹患心腦血管疾病的明智選擇。

**3.矯枉過正，清淡過頭：**有的人認為既然要進行飲食控制，便選擇只吃清淡的，避免油膩和脂肪的攝入，特別是進入夏季之後，覺得天熱容易上火，更是清淡有加，絕不沾葷腥。其實，這是錯誤的。脂肪是人體的主要組成成分，是儲存能量的「能量庫」。特別是夏季高溫季節，人體代謝速度加快，消耗增加，如果能量不足就會使胃腸道活力變差，會導致食欲不振，降低抗病能力。所以，適當保證蛋白質和脂肪的攝入，保障健康體質是非常必要的，即使是夏季，高脂血的人每天脂肪攝入量也不應少於10克。

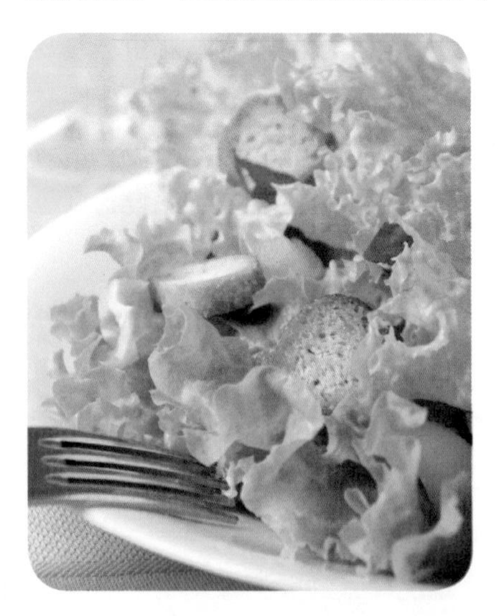

**4.只靠飲食治療，而不服用降脂藥：**大量臨床實踐證明，在高脂血症的治療中，飲食療法無法代替藥物治療。飲食療法只是一種輔助的干預方

法，要說治療，藥物治療才是最有效的。這是因為，人體中80%的膽固醇來自肝臟，20%來自食物。肝臟產生膽固醇之後，經過一系列循環過程，大部分膽固醇不能排出體外。所以，如果是輕微的血脂升高，飲食療法效果比較明顯，如果已經出現動脈硬化、糖尿病、冠心病時，一定要以藥物治療為主，並在服用降脂藥期間注意飲食控制。

三、糖尿病

**1.單純控制主食，不控制總熱量：**很多糖尿病患者吃飯時對主食很自覺，規定吃一個饅頭就吃一個饅頭，多一點也不吃。而對副食，比如肉類食品或油脂就不那麼注意了，在他們看來，主食吃多了血糖就會升高，而副食則不會。有這種認識是因為在20世紀初，醫學界認為血糖高是由於攝入主食過多所造成的。隨著醫學的進步，科學家發現，糖是刺激胰島素分泌的重要因素，因此，又提出了新的糖尿病飲食治療原則，即控制總熱量的平衡膳食。也就是說，在總熱量控制的前提下，應放寬主食的攝入量。因為僅僅主食吃得少，而肉類食品或油脂不加節制，那麼也會造成攝入的總熱量過高，則血糖控制也不會理想和穩定。

**2.吃少了血糖自然就會降下來：**很多糖尿病患者對吃飯既怕又想，但為了治病，就不得不少吃點。在他們看來，少吃點血糖自然就會降下來，其實不然，醫學家認為，身體有自然保護作用，長時間攝取不到能提供足夠糖分的食物，身體就會啟動其他升糖激素，促進肝糖原分解，因此，血糖是不會降低的。只有採取在固定的時間進食固定的量，血糖才會保持在比較理想的範圍內。

**3.只吃素不吃葷：**有的糖尿病患者視葷腥為猛虎，認為這是造成自己血糖水準偏高的主要原因。其實這是一種偏見，糖尿病患者由於控制飲食，

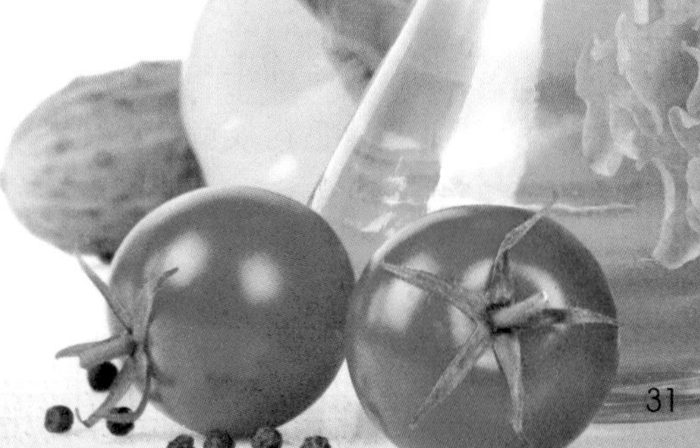

容易造成營養缺乏，如果一味地吃素，對身體的傷害更大，更沒有一點抵抗疾病的能力。對糖尿病患者平衡膳食的要求是，每天攝入1個雞蛋、250克牛奶、50克左右的瘦肉或魚，這個數量的食品所含的動物脂肪，對身體是比較適宜的，能夠達到患者對血糖水準控制的要求。

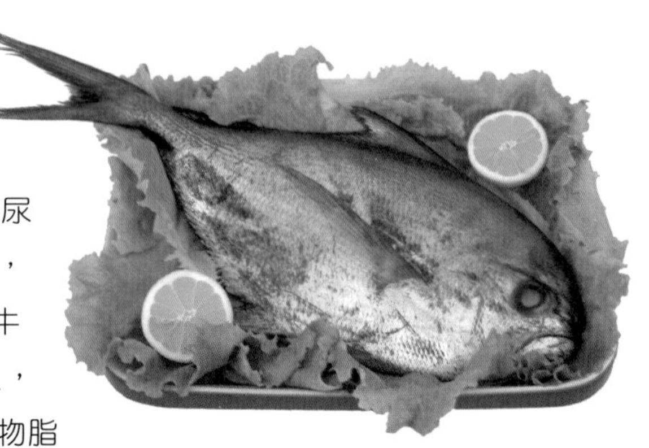

**4.無糖食品可以隨便吃：**食品市場到處賣無糖食品，名為專為糖尿病患者提供。對此，很多糖尿病患者感到高興，認為自己不僅能吃甜食，而且又勿需擔心血糖水準會升高了。其實無糖食品只是不含單糖或二糖，但仍含有大量的碳水化合物，因此，即使糖尿病患者要吃，也必須先計算一天攝入的總熱量，有計劃地吃，而不能無節制地吃，否則血糖水準會照樣升高不誤。

**5.早餐不想吃，午餐來個飽：**許多糖尿病患者由於各種原因，長時間不吃或吃不好早餐，而在午餐時把早餐的量也同時吃進去了，自認為一天攝入的總量沒變。其實這對身體是極為不利的。因為早晨是一天中血糖最高的時間，不吃早飯吃藥會造成低血糖；不吃藥又不能控制早晨的高血糖；而早餐不吃，午餐超量會導致餐後血糖水準過高，造成一天之中血糖水準的高低波動。由此可見，不吃早餐，午餐來個飽的做法，對身體是極為不利的。

**6.不能吃糖，多鹽也無妨：**糖尿病患者都知道，飲食中要拒絕糖的攝入，但有些人卻不知道，對鹽的攝入也應嚴格把關。這是因為鈉鹽攝入多了容易引發各種疾病，尤其對心腦血管不利。事實證明，糖尿病患者吃的口味過重，容易患高血壓病合併症，因此，應該嚴格限制鹽的攝入量，每天應控制在5克以下。

第2章

# 吃對食物，輕鬆控制「三高」

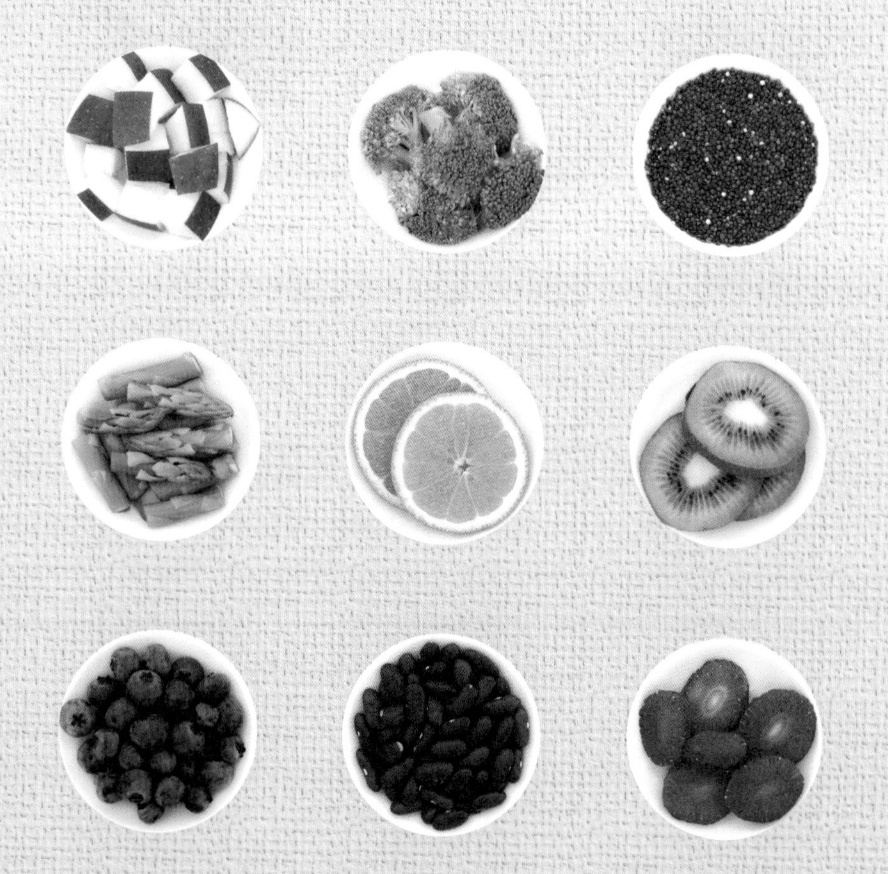

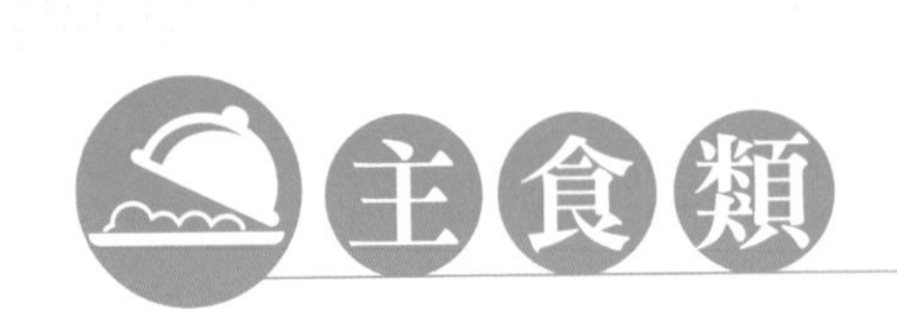


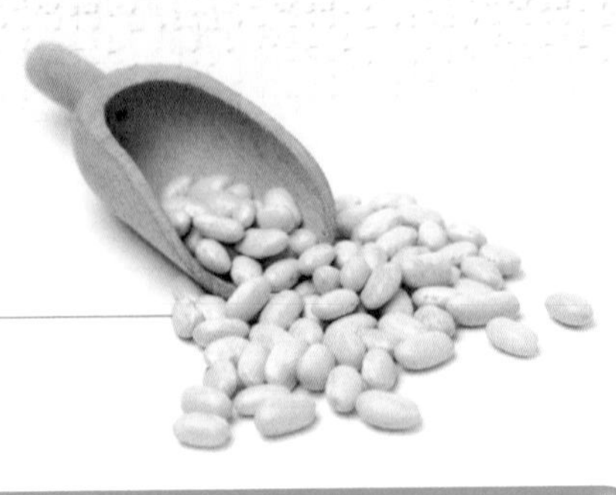

## 主食對控制「三高」有什麼益處

糧食（主食）是人們日常飲食中不可缺少的食物。早在兩千多年前中醫典籍《內經》就有「五穀為養」的記載。糧食可分穀類和豆類兩種，糧食類食物所包含的熱量、碳水化合物、蛋白質、脂肪、膳食纖維、礦物質、各種維生素等都是維持人體運行和健康不可或缺的物質。

對「三高」患者來說，應多吃各種雜糧及豆類，如小米、玉米麵、燕麥片、蕎麥、白扁豆、紅小豆、綠豆等，它們含有豐富的膳食纖維，能促進腸道蠕動，有利於膽固醇的排出，有利於防治高血壓病、高脂血症和糖尿病。但要少吃精米、精麵，因為各種營養素都集中在穀類表層或胚芽中，精度過高的穀類食物研磨、去雜質的程序較多，容易丟失營養素。

## 主食吃多少為宜

主食每天應該吃多少，並沒有嚴格的規定，這要根據每個人的具體情況制訂，如腦力勞動者和體力勞動者的飯量各有不同，若病情不同，而不顧自身狀況嚴格限制主食，只會對健康不利。

一般來講，「三高」患者的主食，應占每天進食總熱量的50%～65%，也就是說每天可進食200～350克米麵類。建議每週吃2～3次粗糧，多吃富含纖維素的食物，如燕麥、蕎麥、玉米、豆類等，這對降低膽固醇是非常有利的。主食是供給身體活動和維持生命人體熱量和蛋白質最經濟、最迅速的來源。如果吃得過少，人經常處於半饑餓狀態，各種營養成分匱乏，就會使人體處於虛弱狀態。同樣，如果主食吃得過多，造成營養過剩，導致肥胖、膽固醇增高，同樣不利於「三高」的穩定和病情的控制。

## 哪些主食儘量不吃，哪些主食可以適量少吃

**儘量不吃的主食及其製品：**油條、月餅、餅乾、蛋糕、麻花、速食麵、漢堡、披薩、三明治、爆米花、粟米餅、油豆腐、豆腐乾。

**適量少吃的主食及其製品：**饅頭、花卷、烙餅、燒餅、掛麵、麵包、年糕、粽子、綠豆糕、紅小豆沙、油麵筋、臭豆腐、腐乳。

## 主食什麼時候吃合適

對於「三高」患者來說，一日三餐都要吃主食，三餐的主食量應作如下分配：早餐 1/5；中餐 2/5；晚餐 2/5分配。有時也可靈活分配，如上午10點左右或下午4點左右吃點餅乾、麵包之類的食品均有助於增強體力，也有利控制病情。對於糖尿病患者應特別注意，主食每天不可少，還要遵守少食多餐的原則，這樣既可以避免飲食數量超過胰島的負擔，使血糖不至於一下升得過高，而且由於血糖下降時因已進食，又可避免發生低血糖反應。

對口服降糖藥且病情不穩定的患者，應該每天進食5～6次。為了不超出總熱量的攝入，應從三餐中勻出25～50克主食作為加餐用。對注射胰島素且病情穩定的患者，除了按照一日三餐的飲食原則外，還要嚴格按照注射後需等待半小時再進食的規定。

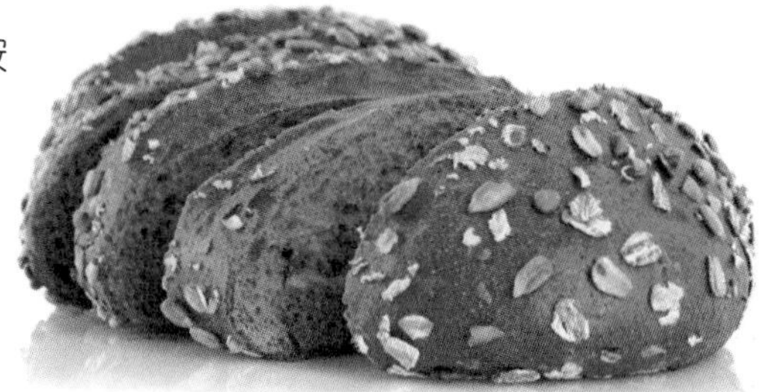

## 主食怎樣與其他食物合理搭配

「三高」患者一日三餐吃主食時，必須合理搭配蔬菜類、肉類、奶類、蛋類、油脂類、水果類等食物。這樣才能保證營養全面，就能最大限度地滿足身體的需要，如果食物種類單調、營養不均衡，就會加重病情。

「三高」患者可以從蔬菜類和水果類中攝入一定量的維生素、礦物質、膳食纖維及一部分糖；從肉類、奶類、蛋類中攝入動植物蛋白質和脂肪；從油脂類中攝入脂肪。總之，「三高」患者不僅要吃一定量的主食，還要吃一定量的副食，要做到食物多樣化；應以植物食品為主，動物食品為輔，粗細糧搭配，這樣才能有效控制病情。

## 吃主食應該注意什麼問題

主食對防治「三高」來說非常重要，無論是正餐或是加餐都不可少。早餐一定要吃，而且還要吃好，切不可只吃午餐和晚餐，或者今天吃兩餐，明天又吃三餐，這樣進餐都是極為有害的。

加餐時除吃主食外，最好搭配些蔬菜、水果，以保持體內有充足、全面的營養。對於注射胰島素，病情有波動的糖尿病患者來說，最好在上午9點和夜晚臨睡覺前加餐，以免出現低血糖反應。

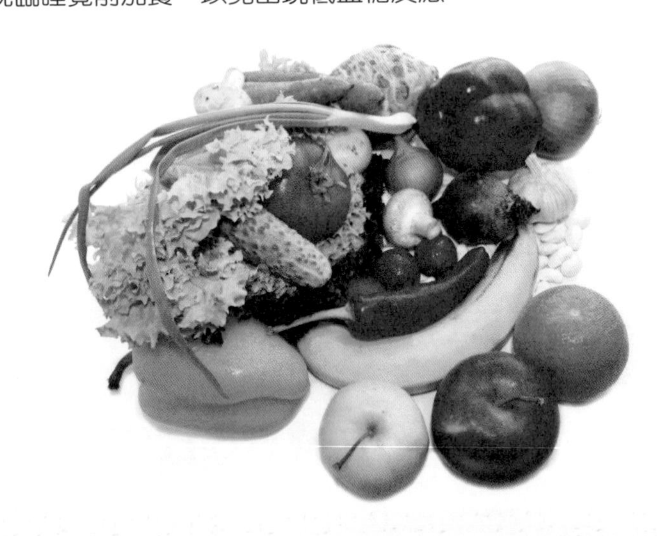

主食類

# 燕麥

降低膽固醇、
甘油三酯、血糖

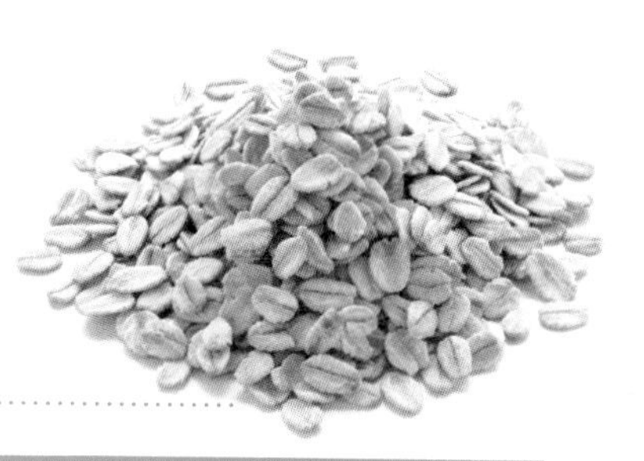

## 有益於防治「三高」的營養成分

燕麥中富含蛋白質、可溶性纖維、鎂、硒等多種營養素，特別是可溶性纖維能夠抑制餐後血糖的急劇升高，抗氧化劑可有效減少血液中的膽固醇，防止動脈硬化。而且燕麥中含有豐富的鈣，鈣可減少人體內膽固醇的吸收，對治療高脂血症、高血壓病等均有一定的輔助療效。

### 食法要略

- 最好買可以煮的燕麥片，因為需要煮的燕麥片沒有加入任何添加劑，對人體有利。而免煮燕麥片都是經過加工處理的，營養素會有缺失。
- 用燕麥麵可做燙麵饅頭，口感也不錯。
- 燕麥不宜吃得太多，否則易引起脹氣或胃痙攣。

### 食療功效

中醫認為，燕麥具有消食潤腸、活血化瘀、安神補腦、清熱等功效；可改善血液循環、防治骨質疏鬆、促進傷口癒合、清除體內垃圾等。燕麥還能通便、降糖、減肥，適用於高血壓病、糖尿病、高脂血症、脂肪肝、水腫、心臟病、貧血等病症的輔助治療，對人體有很好的補益作用。

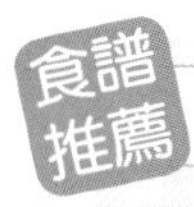


## 燕麥奶

**食量提示**
每天40克為宜

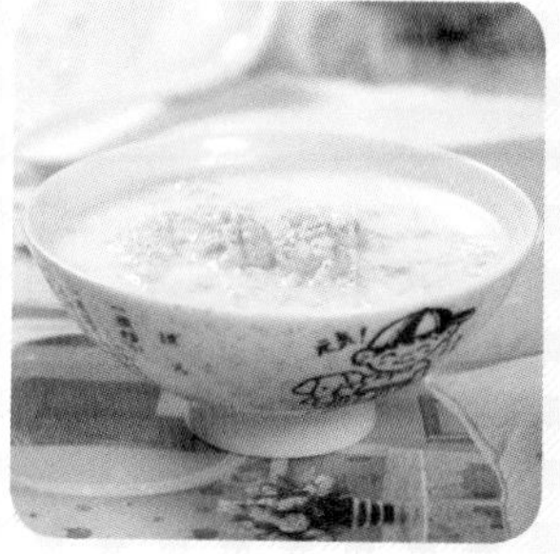

**原料**

燕麥80克，牛奶250克。

**做法**

1.將燕麥和牛奶一同倒入碗中，攪勻備用。

2.將備好的燕麥和牛奶放入蒸鍋蒸10分鐘即可。

**功效**

降糖降脂，消食潤腸，活血化瘀，補虛安神。

主食類

# 大米

降血壓，
穩定血糖

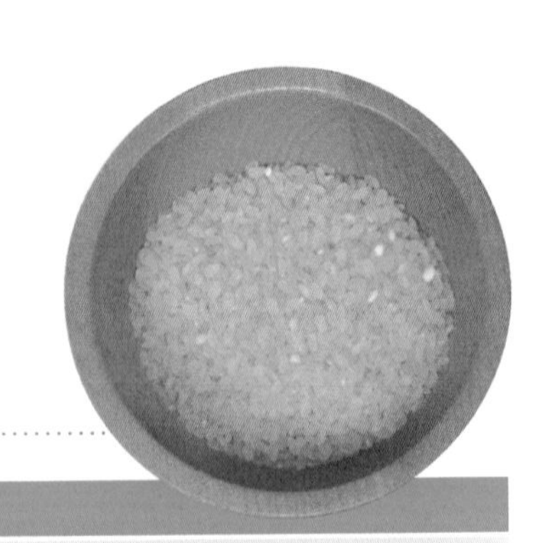

## 有益於防治「三高」的營養成分

大米中的蛋白質主要是米精蛋白，所含氨基酸比較全面，人體容易吸收。大米中的膳食纖維、維生素$B_1$含量較高，有益於降低和防治發生「三高」及其併發症的危險。

## 食法要略

- 優質的大米顆粒整齊、富有光澤，乾燥無蟲，無沙礫，米灰及碎米很少，聞起來有清香味。
- 若大米中生蟲，千萬不要放在陽光下曝曬。用布包一些花椒或放幾瓣大蒜在盛米的容器中就能有效防止蟲蛀。
- 大米適合蒸著吃，不適合做撈飯，因為撈飯會損失大量的維生素。煮粥時不要放鹼。
- 大米中的糙米比精米更有益於「三高」患者的康復，因為只有糙米才能保留大米的精華——胚芽。而精米在加工過程中胚芽、礦物質、膳食纖維等營養精華會流失。「三高」患者應將糙米、精米搭配起來吃，以保證營養平衡。
- 大米最好和小米等粗糧摻在一起做成米飯，能夠延緩餐後血糖上升的速度。
- 大米適合跟瘦肉、菠菜、馬齒莧、蘿蔔、綠豆、山藥等一起做粥吃。

## 食療功效

中醫認為，大米有補中益氣、健脾養胃、益精強智、養陰潤燥等功效，具有和五臟、通血脈、止煩、止渴作用。對於因糖尿病以及肝腎陰虛引起的頭暈目眩、視力減退、腰膝酸軟、陽痿、遺精等有輔助治療效果。

**食量提示**
每天30～70克為宜

### 芹菜粥

**原料**

芹菜100克，大米60克。

**做法**

1.大米入鍋加水煮至將熟。
2.放入芹菜段至粥熟即可。

**功效**

降糖降脂，健脾養胃，滋陰潤燥，平肝利尿。

主食類

# 小米

降壓降脂，保護血管

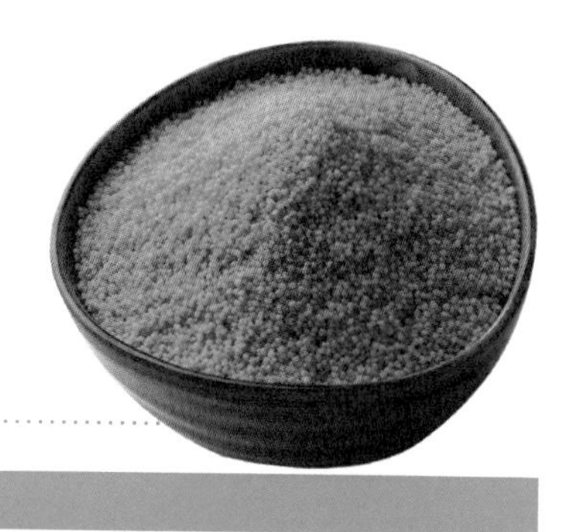

## 有益於防治「三高」的營養成分

小米中含有豐富的營養素，蛋白質、維生素、膳食纖維等，特別是維生素$B_{12}$含量很豐富，可改善脂質代謝，保護血管的結構與功能。小米含鉀高含鈉低，經常食用對防治高脂血症、高血壓病合併冠心病及腦供血不足有較好的輔助療效。

### 食法要略

- 小米食用方法很多，如熬粥、與大米一起燜飯等。
- 小米宜與大豆或肉類食物搭配食用。
- 煮小米粥不宜太稀薄，粥稍稠一點才會出粥油味，營養才會充足。

### 食療功效

中醫認為，小米有滋陰養血、清熱解渴、健脾和中、益腎氣、補虛損等功效，適用於脾胃虛弱、消化不良、失眠、健忘、婦女產後補益等病症的輔助治療。

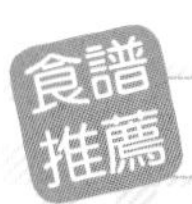


## 二米紅棗粥

食量提示
每天30～60克為宜

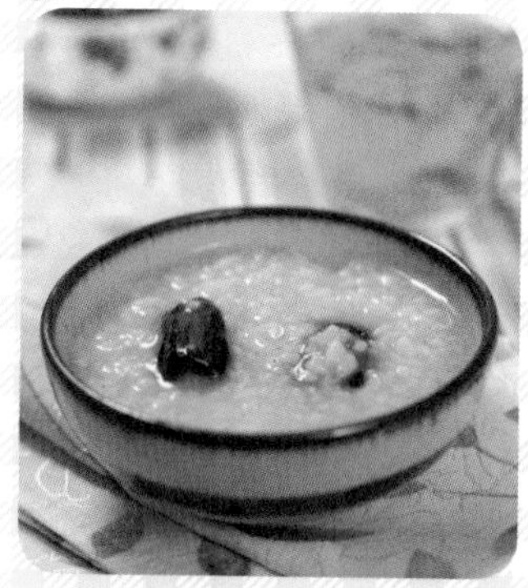

**原料**

小米80克，大米70克，紅棗10顆。

**做法**

1.將大米、小米淘淨，放入鍋中加水煮至將熟。

2.放入紅棗用小火熬煮至熟爛，即可。

**功效**

和胃安眠，止渴止煩，寧心安神，益智健腦。

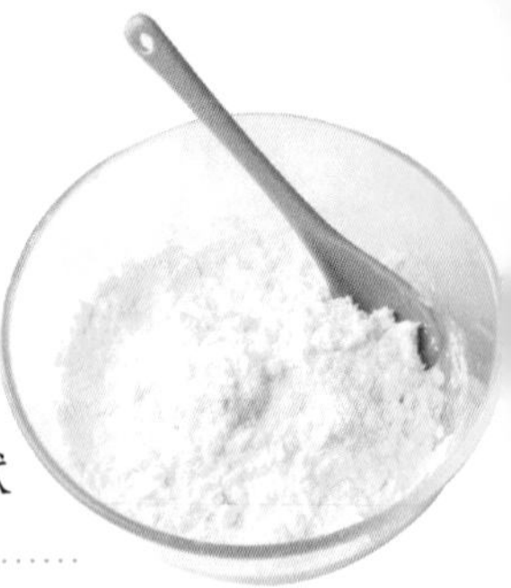

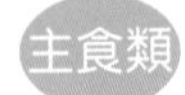

主食類

# 小麥麵粉

定神安眠，
緩解更年期症狀

## 有益於防治「三高」的營養成分

小麥麵粉是人們經常食用的主食之一，營養價值非常高，內含豐富的碳水化合物及蛋白質，是補充熱量及植物蛋白的重要來源；特別是小麥麵粉中含有豐富的鉀元素，經常食用小麥對防治高血壓病及併發症有良好的輔助作用。

### 食法要略

- 小麥麵粉吃法很多，可煮粥、蒸饅頭、煮麵條、烤糕點、烙餅等。
- 小麥麵粉最好適當存放一段時間再食用，因為新磨的麵粉不如舊麵粉品質好。「米要吃新，麵要吃陳」這是民間的說法，具有一定的科學依據。
- 小麥麵粉最好與其他糧食類交替食用，以免造成營養不均衡。

### 食療功效

中醫認為，小麥麵粉具有養心益腎、鎮靜益氣、除煩止渴等功效，對穩定情緒、增強體力、緩解更年期症狀有較好的輔助療效。

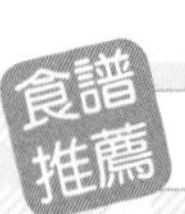

食量提示

每天70克為宜

## 食譜推薦　全麥麵花卷

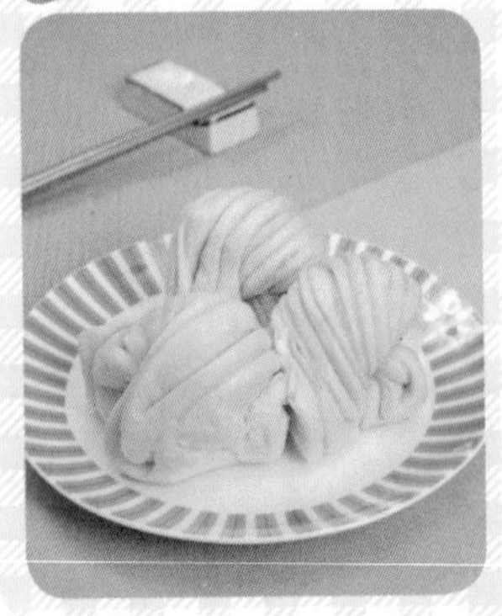

**原料**

全麥麵粉100克，乾酵母3克，沙拉油10克，鹽4克。

**做法**

1.將全麥麵加乾酵母和好、發酵，在案板上揉勻，擀開。

2.放沙拉油、少許鹽，抹勻後把麵卷起來做成花卷狀。上蒸籠蒸熟即可。

**功效**

養心益腎，鎮靜益氣，除熱止渴。

主食類

# 黑米

安神助眠，
穩定血糖

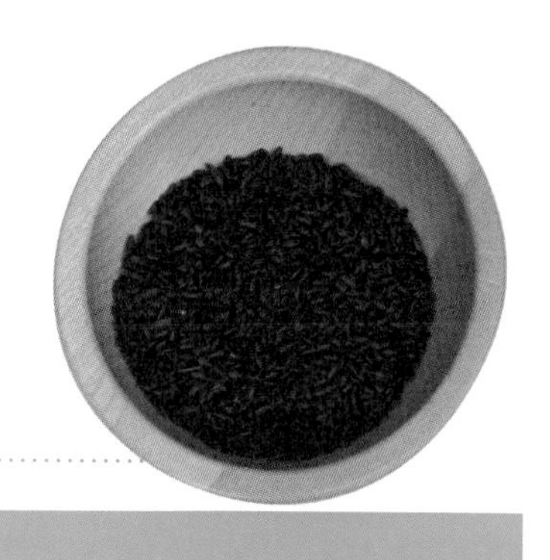

## 有益於防治「三高」的營養成分

黑米含有豐富的蛋白質，更含有大米所缺乏的維生素C等營養元素，這對穩定血糖水準有一定的作用，經常食用黑米，對糖尿病所引起的腎虛、視線模糊等有一定的輔助療效。

### 食法要略

- 黑米因外部有皮包裹而不易煮爛，故最好在製作前先浸泡一夜。
- 淘洗黑米時不要用手揉搓，以免所含的色素在浸泡時溶於水中。
- 黑米適宜煮粥，煮粥時最好搭配些糯米，以增加黏度和口感。
- 火盛熱燥者不宜食用黑米。

### 食療功效

中醫認為，黑米具有健脾益肝、滋陰補腎、明目活血、開胃益中等功效，能明顯提高人體血紅蛋白的含量，有利於心血管系統的保健，也有利於兒童骨骼和大腦的發育；黑米對眼疾、貧血、頭暈、腰膝酸軟等疾病也有很好的輔助療效。

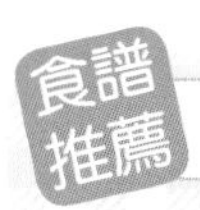

## 食譜推薦 黑米粥

食量提示
每天50克為宜

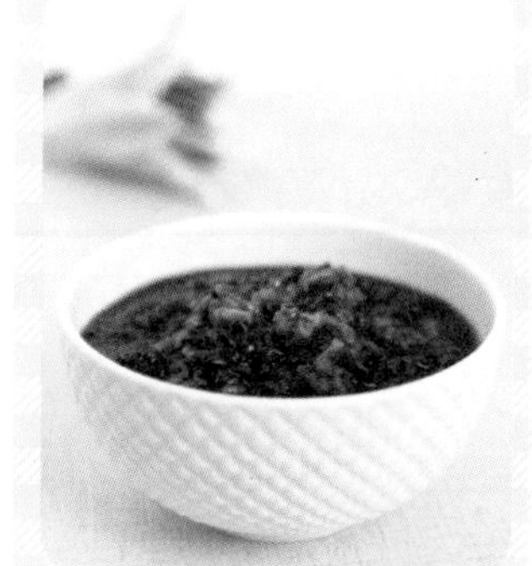

**原料**

黑米50克，糯米20克。

**做法**

1.將黑米淘洗後浸泡一夜，備用。
2.將糯米淘洗後浸泡2小時，備用。
3.將浸泡好的黑米和糯米放入鍋中，加水熬煮成粥即可。

**功效**

維持體內血糖水準平衡，健脾暖肝，滋陰補腎，明目活血，開胃益中。

主食類

# 蕎麥

預防糖尿病、
高血壓病

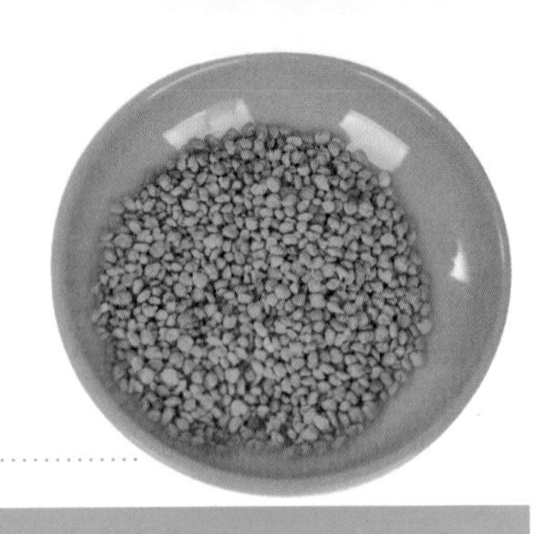

## 有益於防治「三高」的營養成分

蕎麥含有豐富的鎂元素、油酸和亞油酸，能擴張血管而有防止血栓的作用，並有降低血脂的作用。蕎麥中的鉀元素含量較高，可排出體內多餘的鈉鹽，對心肌細胞有保護作用。蕎麥還含有豐富的維生素E、可溶性膳食纖維、煙酸及蘆丁，這些物質能降低血脂和膽固醇、軟化和擴張血管，促進人體的脂質和糖的代謝。經常食用蕎麥，對於防治高血壓病、糖尿病、高脂血症及動脈硬化有輔助作用。

### 食法要略

- 蕎麥麵可做成扒糕、餅、粥、沖劑等，但適宜做成湯麵吃，因為蕎麥麵內所含維生素屬於水溶性維生素，做成湯麵可使營養成分完全溶於湯汁中，吃時能夠完整攝入。
- 蕎麥最好隔幾天吃一次，否則會造成消化不良。
- 脾胃虛寒，經常腹瀉的人不宜食用蕎麥。

### 食療功效

中醫認為，蕎麥具有開胃寬腸、下氣消積、解濕熱毒的功效，對腸胃積滯、腹痛脹滿、濕熱泄瀉、濕熱淋濁等有一定的輔助療效。

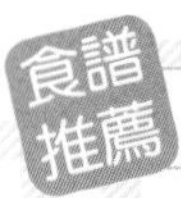


### 蕎麥黃豆粥

**食量提示**
每天60克為宜

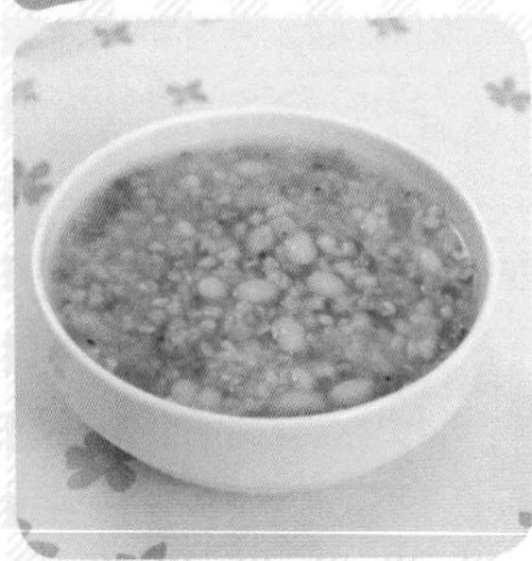

**原料**
蕎麥80克，粳米60克，黃豆50克。

**做法**
1.黃豆浸泡一夜。
2.鍋裡加水，放入黃豆、蕎麥、粳米，大火燒沸。
3.用小火煮至黏稠即可。

**功效**
健脾益氣，開胃寬腸，消食化滯。

主食類

# 玉米

降壓降糖，
抗心血管疾病

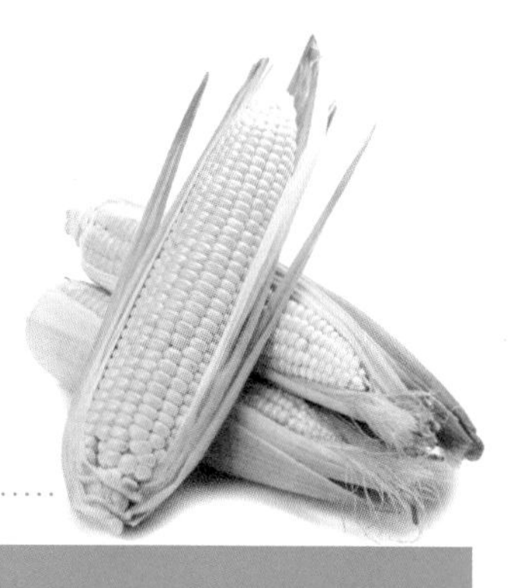

## 有益於防治「三高」的營養成分

玉米含有豐富的鉻元素及膳食纖維，可促進糖類代謝，加強胰島的功能。玉米中的不飽和脂肪酸還能降低膽固醇，預防動脈硬化、老年性眼睛黃斑性病變的發生。

### 食法要略

- 玉米胚尖是玉米的精華所在，吃玉米時應注意吃進胚尖。
- 儘量不要單一吃玉米，應配合吃豆類食品。因為玉米蛋白質中缺乏色氨酸，單吃玉米容易發生癩皮病。
- 玉米最好採用蒸、煮方式，不要烤或生吃，這樣可獲得更多的抗氧化劑。

### 食療功效

中醫認為，玉米有調中開胃、降壓、降脂、利尿、利膽、寧心活血等功效，對防治高血壓病、高脂血症、冠心病、脂肪肝等均有一定的防治作用。

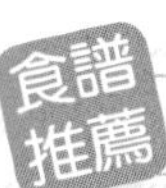


## 玉米麵糙米粥

食量提示
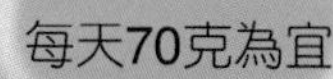


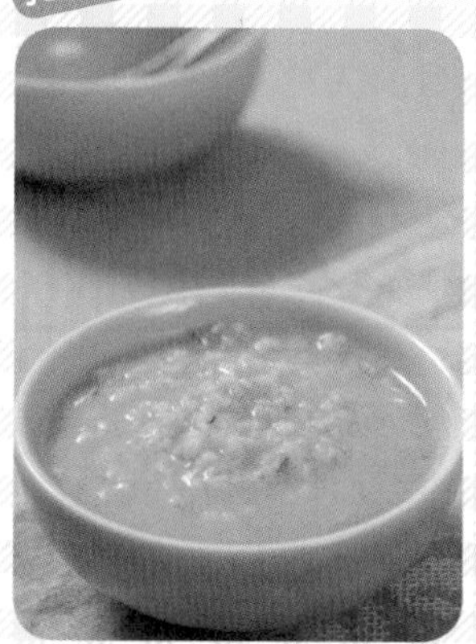

**原料**

糙米60克，玉米麵100克。

**做法**

1.糙米入鍋，加水煮至將熟。
2.倒入涼水攪成的玉米糊，再次開鍋即可。

**功效**

調中開胃，寬腸通便，降糖，降壓，降脂，利尿，利膽，寧心活血。

主食類

# 薏苡仁

健脾利濕，
降血糖

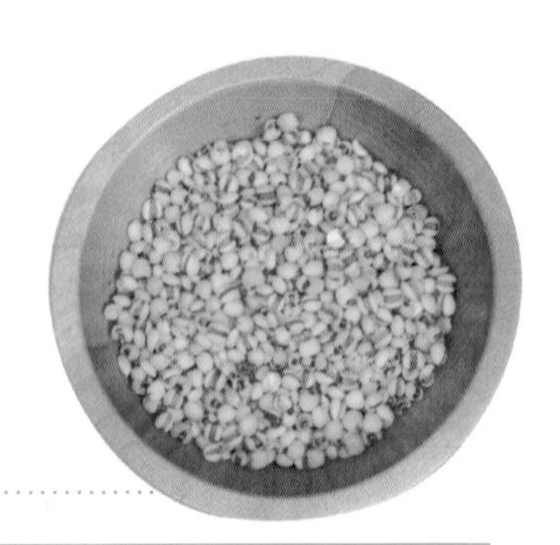

## 有益於防治「三高」的營養成分

薏苡仁中含有的薏苡仁酯、薏苡仁醇、多種氨基酸等營養成分，不僅具有抗癌作用，還能降壓、降脂、降糖、利尿，對防治糖尿病及併發症有較好的作用。

### 食法要略

- 選購薏苡仁時要注意，新鮮薏苡仁色澤潔白、顆粒均勻、無雜質，也沒有黴味。
- 製作時，應提前浸泡2小時左右再熬煮，這樣就會熟得快一些。

### 食療功效

中醫認為，薏苡仁清利濕熱、益肺排膿、強筋骨、健脾胃，可治療水腫、腸癰、肺癰、腸炎、闌尾炎、風濕性關節痛、高血壓病、尿路結石、蛔蟲病、腳氣病等。

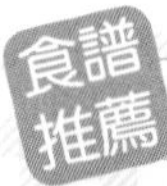

食譜推薦

## 薏苡仁芸豆粥

食量提示
每天60克為宜

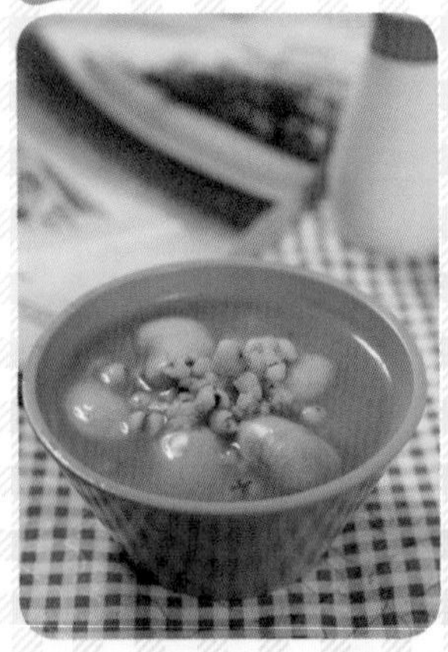

**原料**

薏苡仁80克，芸豆30克，粳米60克，冰糖適量。

**做法**

1.將芸豆、薏苡仁浸泡3小時後，與粳米同放入鍋中。

2.加水熬煮成粥，調入冰糖攪勻即可。

**功效**

健脾利濕、消食化積，促進脂肪代謝，有利於減肥。

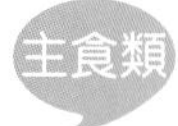

# 黃豆

降壓降脂，
預防心血管疾病

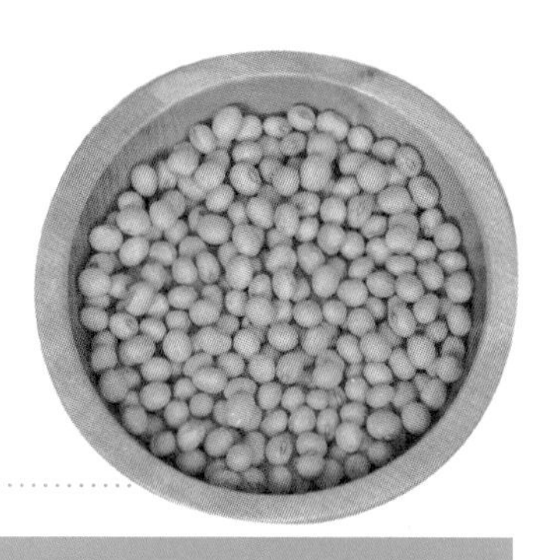

## 有益於防治「三高」的營養成分

黃豆在豆類中營養價值最高，它所含的不飽和脂肪酸能夠降低膽固醇，延長血小板的凝聚，抑制血栓形成，防止中風。黃豆中的優質蛋白可改善血管彈性和通透性，增加尿中鈉鹽的排出，對心腦血管有保護和修復的作用。經常食用黃豆及豆製品對防治高血壓病、動脈硬化、高脂血症等均有較好的輔助療效。

### 食法要略

- 黃豆吃法很多，可以做成豆腐、豆腐乾、豆腐皮、豆漿、豆奶、豆麵等。
- 一般豆腐都有一股鹵水味，為了除去此味並使豆腐更筋道，在下鍋前，可將其放在開水中汆一下，這樣做出的豆腐口感就更好了。

### 食療功效

中醫認為，黃豆有健脾寬中、清熱、解毒等功效，可用於妊娠高血壓綜合症、瘡癰腫毒、小兒佝僂病、骨質疏鬆、癌症等病症的輔助治療。

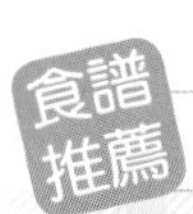

### 食譜推薦 黃豆蘋果粥

**食量提示**
每天40克為宜

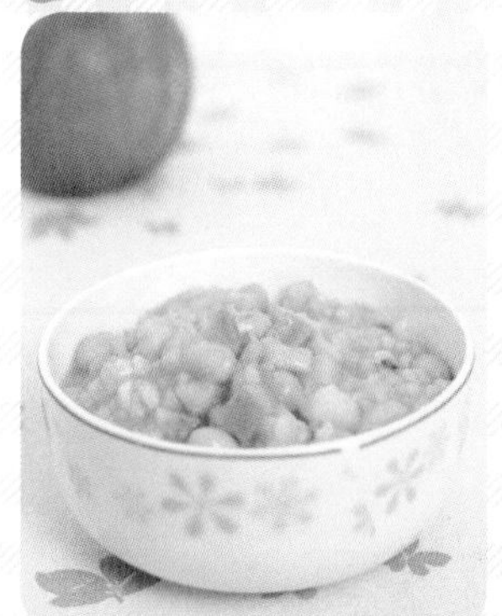

**原料**

黃豆40克，蘋果20克，粳米30克。

**做法**

1. 黃豆洗淨，浸泡一夜備用。
2. 粳米淘洗乾淨，蘋果切丁備用。
3. 將泡好的黃豆與粳米一同放入鍋中，加水熬煮至豆爛米稠。
4. 放入蘋果丁攪拌均勻後關火、出鍋。

**功效**

降糖降壓，生津止渴，健脾益胃，潤肺止咳。

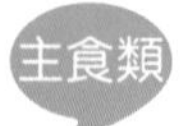


# 綠豆

降低血脂、
膽固醇

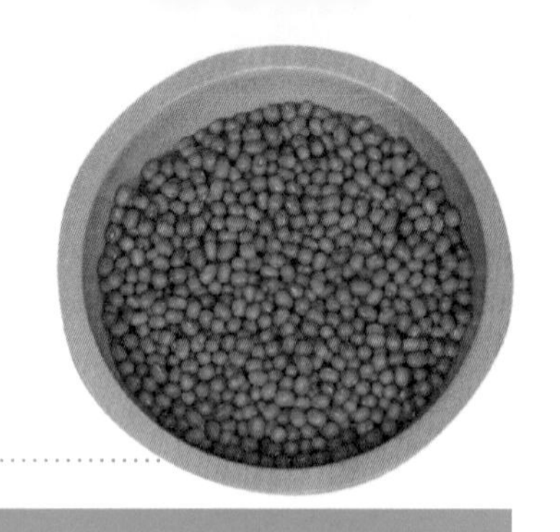

## 有益於防治「三高」的營養成分

綠豆含有豐富的鉀元素、鎂元素，鉀可排出體內多餘的鈉鹽，使血壓能夠維持正常。鎂對心血管有保護作用，能夠降低血脂和膽固醇。

## 食法要略

- 綠豆吃法很多，熬粥、做餡料、做綠豆糕；也可發綠豆芽，涼拌、爆炒都可。
- 綠豆渾身是寶，綠豆皮、綠豆莢、綠豆芽、綠豆花等，既可吃又可入藥。民間有「消暑在皮，解毒在內」的說法。
- 煮綠豆切記不要用鐵鍋，用鐵鍋煮綠豆湯呈黑色，不但味道差，而且還對人體有害。

## 食療功效

中醫認為，綠豆有利尿消腫、清熱解毒、調和五臟等功效。綠豆可解百毒，對腫脹、痱子、口腔炎、瘡癬、各種食物中毒等都有療效。綠豆還能抗過敏、增進食欲，具有較強的食療功效。

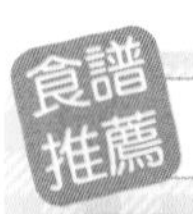


## 綠豆小米粥

**食量提示**
每天40克為宜

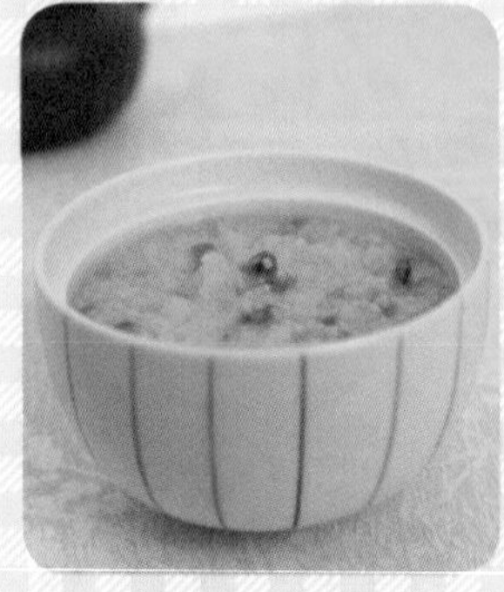

**原料**

綠豆50克，小米50克。

**做法**

1.將綠豆、小米淘洗乾淨。
2.綠豆浸泡1小時後，蒸熟。
3.鍋裡加水放小米熬煮，將熟時放入綠豆再煮五、六分鐘即可。

**功效**

熱量低，降糖降壓，保護肝臟。

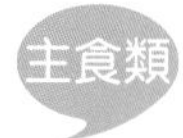


# 黑豆

軟化血管，
防治高血壓病、
心臟病

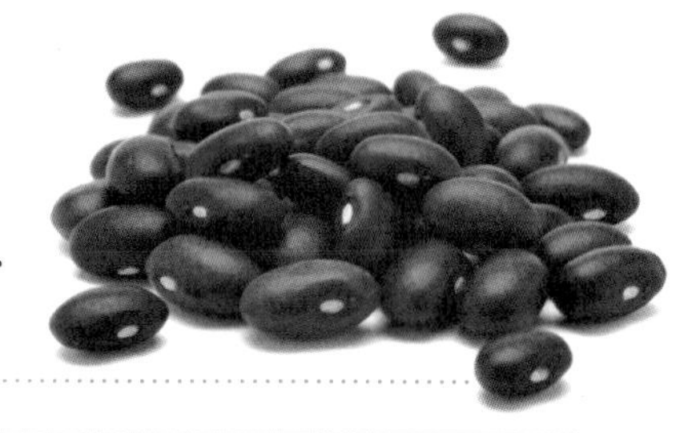

## 有益於防治「三高」的營養成分

黑豆除了黃豆所擁有的營養素外，還含有鉻，這種物質能夠調整血糖代謝，起到降糖的作用。黑豆還含有優質蛋白，能軟化和擴張血管，促進血液的流通。黑豆對糖尿病性高血壓病及其他併發症均有一定的防治作用。

### 食法要略

- 黑豆食用方法很多，可煮湯、燉食、浸酒，也可以做成豆腐吃。
- 黑豆水營養價值很高，吃時最好連豆一起食用，對脾腎大有好處。

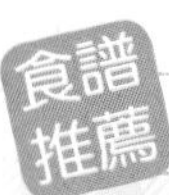

### 食療功效

中醫認為，黑豆具有利水、祛風、補腎、活血、解毒等功效，適宜肝腎陰虛型耳聾症、體質虛寒或經期貧血等症。

**食量提示**
每天40克為宜

### 食譜推薦　黑豆川芎粥

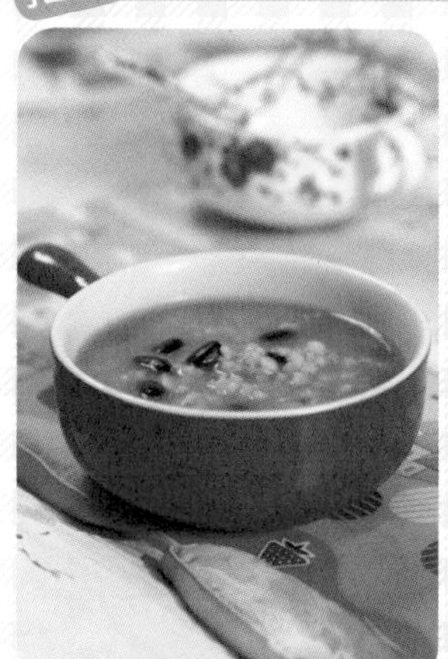

**原料**

黑豆60克，川芎10克，粳米60克，紅糖20克。

**做法**

1.川芎研末。
2.將黑豆、粳米入鍋，加水熬煮至熟。
3.放入川芎粉稍煮，加紅糖攪勻即可。

**功效**

活血利水，祛風解毒，止痛。

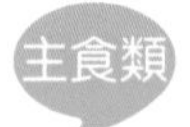


# 紅小豆

利尿、消腫，
降血糖

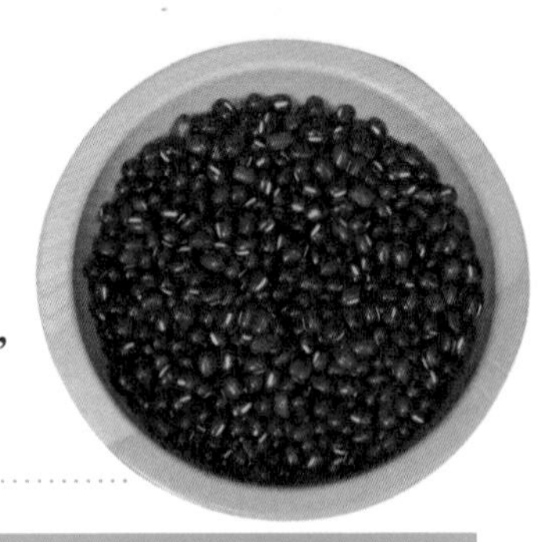

## 有益於防治「三高」的營養成分

紅小豆含有豐富的膳食纖維及維生素E，可提高脂質和糖的代謝，有降低血糖和膽固醇的作用。紅小豆還含有較多的皂角苷及豐富的微量元素，對糖尿病併發心臟病、腎病水腫均有較好的療效。

### 食法要略

- 紅小豆適宜煮粥，做豆餡。
- 做之前最好先把紅小豆浸泡一夜再煮，這樣豆子就容易煮爛了。
- 紅小豆有利尿功效，尿頻者應少吃。

### 食療功效

中醫認為，紅小豆具有滋補強壯、健脾利濕、抗菌消炎、利尿解毒、補血等功效，能增進食欲，促進胃腸消化吸收，對貧血、近視、腳氣病有一定的輔助作用。

### 紅小豆粥

**食量提示**
每天30克為宜

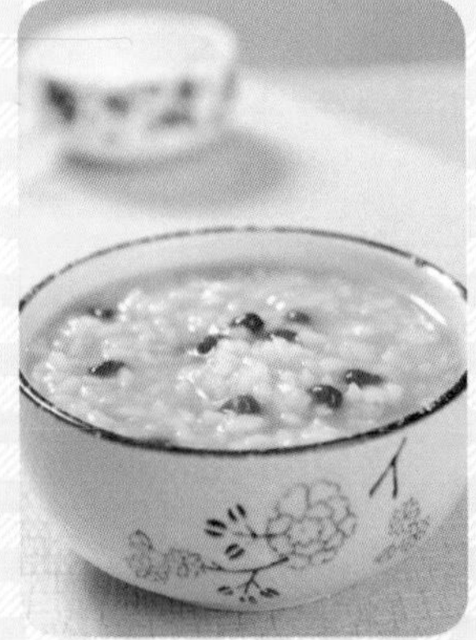

**原料**

大米60克，紅小豆60克。

**做法**

1. 將紅小豆洗淨後浸泡一夜，備用。
2. 將浸泡好的紅小豆和大米一起放入鍋中加水適量，熬煮至粥黏稠即可。

**功效**

養陰生津，除煩止渴，利水消腫，利濕退黃。

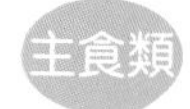


# 白扁豆

降膽固醇，
防治糖尿病

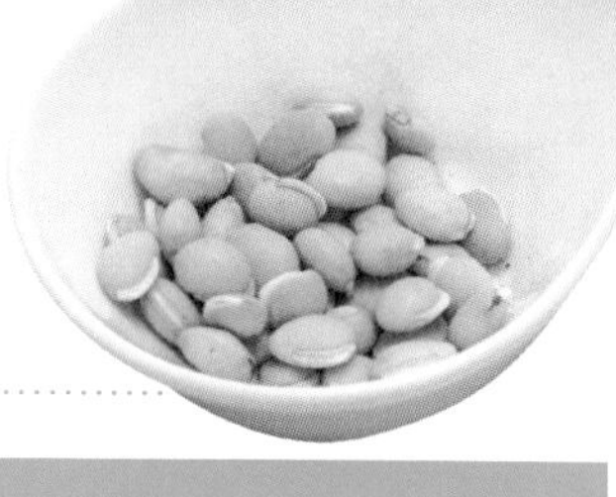

## 有益於防治「三高」的營養成分

白扁豆富含鈣、鋅、磷、鎂等元素，特別是含鉀，這些物質有助於胰島素分泌，對控制血糖有較好的療效。白扁豆中的可溶性纖維可降低膽固醇，防治糖尿病及心血管疾病，對糖尿病性高血壓病、慢性血管神經併發症也有一定的防治作用。

### 食法要略

- 白扁豆既可以做為豆莢食用，也可以剝皮吃豆子。
- 白扁豆必須熟透才可食用，否則會引起中毒反應。
- 白扁豆不可多食，否則會引起胃腹脹痛。

### 食療功效

中醫認為，白扁豆有滋陰養胃、補脾益氣、化濕祛暑等功效，能促進智力、視力的發育，能提高人體的免疫力。白扁豆還可降低結腸癌的發病率。

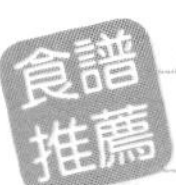


## 山藥扁豆粥

**食量提示**
每天30克為宜

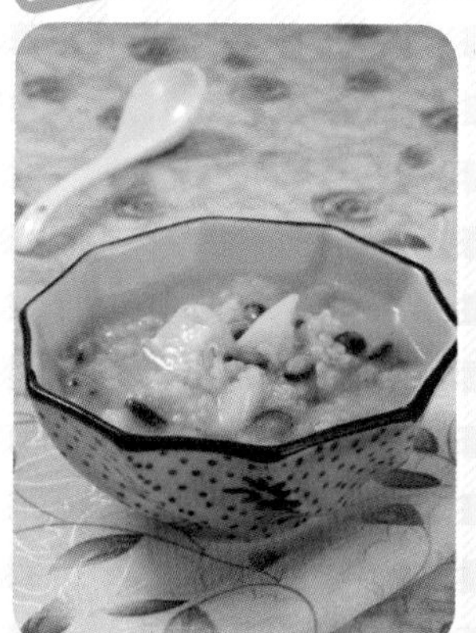

**原料**

山藥100克，白扁豆60克，大米60克。

**做法**

1.山藥去皮切塊。

2.大米與白扁豆入鍋，加水熬煮至將熟。

3.放入山藥煮至熟透即可。

**功效**

益氣養陰，健脾化濕，固腎益精。

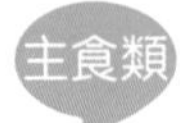


# 豌豆

降血壓，
防治心臟病

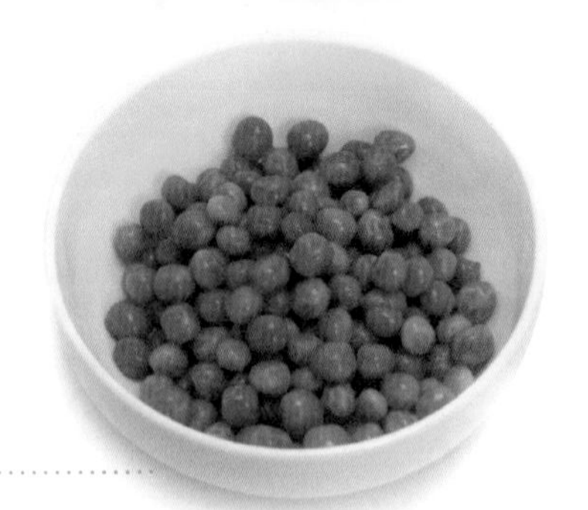

## 有益於防治「三高」的營養成分

豌豆含有較多的鉻元素，鉻是胰島素的輔助因數，可提高胰島素對人體的作用，改善糖耐量，起到降低血糖的作用。豌豆還富含粗纖維，能促進大腸蠕動，加速膽固醇排出，降低血脂。豌豆還含有豐富的優質蛋白及人體所必需的各種氨基酸，對2型糖尿病的防治有較好的作用。

### 食法要略

- 豌豆適合與富含氨基酸的食物搭配，可提高營養價值。
- 豌豆還可以萌發豌豆苗，等豌豆出2～4個子葉時的幼苗最適宜做湯，清香鮮嫩，美味可口。
- 脾胃虛弱者不宜食用。
- 患有尿路結石以及肝、腦綜合症者忌食。

### 食療功效

中醫認為，豌豆具有理中益氣、補腎健脾、抗菌消炎、除煩止渴、和五臟、生精髓等功效。對心血管病、便秘、癌症有一定的輔助治療作用。

### 豬肉炒豌豆

**食量提示**
每天40克為宜

**原料**

瘦豬肉100克，小黃瓜200克，鮮豌豆80克，植物油6克，鹽3克，生粉、薑末、醬油各適量。

**功效**

止渴除煩，降低膽固醇。

**做法**

1. 將豬肉切丁，用生粉、醬油調好拌勻，把小黃瓜洗好切丁備用。
2. 將豌豆入鍋煮熟，瀝乾水分。
3. 油燒熱後先炒肉丁，再放入薑末，炒好後起鍋。
4. 用餘油炒小黃瓜和豌豆，稍加溫水，旺火快炒幾下，加入肉丁和調料，炒熟即成。

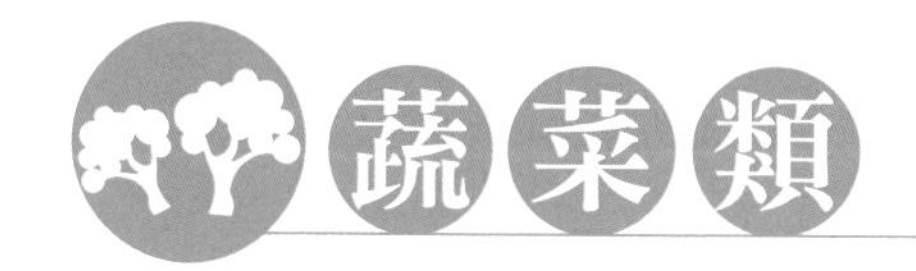

# 蔬菜類

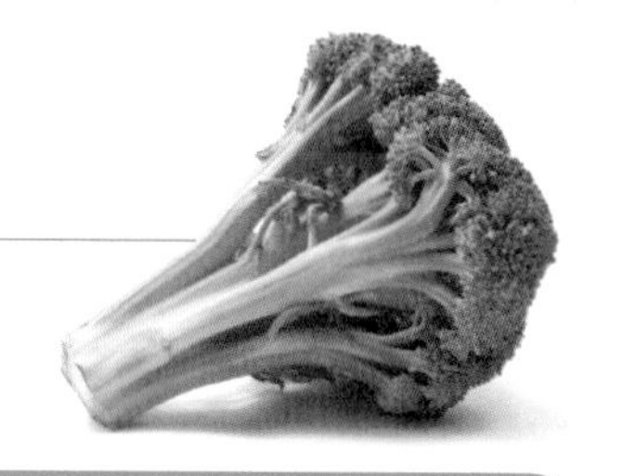

## 蔬菜對控制「三高」有什麼益處

新鮮蔬菜是維生素的最佳來源，特別是深色蔬菜，如芹菜、黃瓜、豆角、番茄等，不僅含有豐富的抗氧化維生素，而且富含鉀元素和鈣元素、膳食纖維等，這些營養物質對防治高血壓病、高脂血症和改善血糖代謝均有較好的作用，因此，「三高」患者每天都要攝入一定量的蔬菜，種類要豐富一些，這樣才能達到營養均衡，並可有效防治「三高」。

## 蔬菜吃多少為宜

蔬菜的攝入量應占全天飲食的25%～30%，蔬菜分葉菜類、根莖類、瓜茄類、莢豆類、菌藻類等。一般來說，葉菜類、瓜茄類蔬菜，如白菜、青江菜、高麗菜、菠菜、韭菜、黃瓜、苦瓜、冬瓜等，主要提供維生素C、維生素B、胡蘿蔔素和鐵等物質，「三高」患者每天攝入500～700克就可以了。

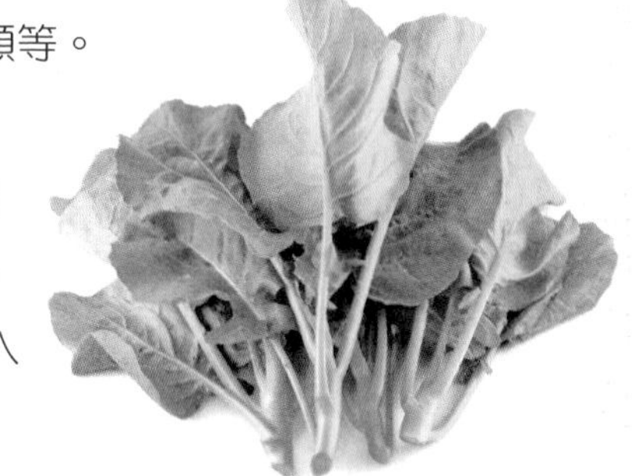

## 哪些蔬菜儘量不吃，哪些蔬菜可以適量少吃

儘量不要吃醃製的蔬菜，因為這類食品一是太鹹，二是內含各種防腐成分和添加劑，食用後對身體不利。

相比較葉菜類、瓜茄類來說，薯類、莢豆類含糖量較高，如馬鈴薯、芋頭、藕、山藥等，糖尿病患者不宜多吃；如果實在喜歡吃，可在吃的同時相應減少主食的攝入量。

## 蔬菜什麼時候吃合適

蔬菜是「三高」患者每天必須要吃的，至少早中晚三餐都要有蔬菜，最好每天能夠保證吃5種以上蔬菜，這樣就可以滿足身體的需要，對控制病情大有益處。

## 蔬菜怎樣與其他食物合理搭配

蔬菜種類繁多，營養成分各不相同，如果烹飪時進行合理搭配，就會既營養又好吃。蔬菜與蔬菜、菌類、肉類、蛋類、水產類食物都可進行合理搭配，如芹菜與雞肉搭配，降壓效果好。韭菜、山藥、木耳、香菇、海帶等，內含豐富的微量元素，如果與其他食物搭配著吃，如韭菜炒雞蛋、蘑菇配雞肉、木耳配豬肉片、筍絲配海帶等，不但色香味俱佳，且具有降壓、降脂、調節血糖、增強人體免疫力的作用。

## 吃蔬菜應該注意什麼問題

吃蔬菜時要選擇新鮮的，有醫學研究證明，生吃蔬菜能更好地吸收其中的營養。適宜生吃的蔬菜有黃瓜、番茄、生菜、茄子、紫甘藍等。熟吃蔬菜時應注意加熱方式，不要長時間地油炸，也不宜使用先煎後蒸、先煮再炸等複雜的方式烹調蔬菜。容易熟的綠葉蔬菜或需切絲的蔬菜，炒2～3分鐘就夠了。煮食蔬菜時，湯中最好放少量的油，可迅速地使蔬菜變熟，既可減少烹調時間，也有助於胡蘿蔔素的吸收。實驗證明，炒熟的蔬菜如果在空氣中暴露30分鐘，維生素C將損失25％左右，所以炒好的蔬菜要儘快食用，更不要存放到下頓再吃，最好吃多少做多少。

豆莢類蔬菜，如豆角、毛豆、豇豆一定要煮熟吃，以免中毒。

馬鈴薯、藕、山藥等澱粉和糖含量較高，一次不要吃得過多，以免影響消化。

不可以用蔬菜代替主食。

蔬菜類

# 洋蔥

天然的
血液稀釋劑

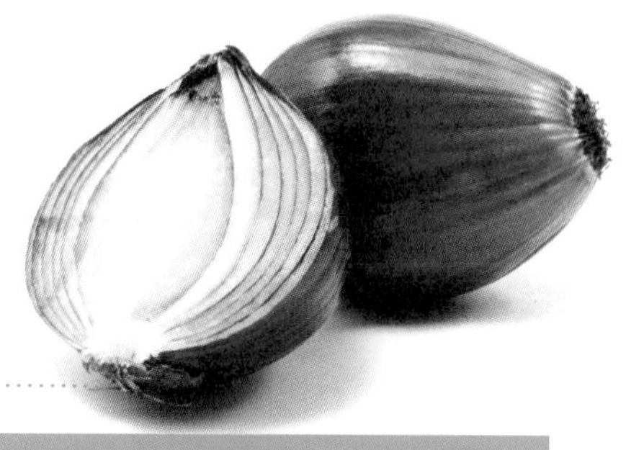

## 有益於防治「三高」的營養成分

洋蔥含有前列腺素A，這種物質能啟動血溶纖維蛋白活性的成分，能擴張血管、降低血液黏稠度，減少外周血管和心臟冠狀動脈的阻力，預防血栓的形成。洋蔥還能促進鈉鹽的排泄，從而使血壓下降。經常食用洋蔥對高血壓病、高脂血症、糖尿病以及心腦血管病患者大有益處。

### 食法要略

- 洋蔥宜選扁圓、不大不小、皮乾、色紫的為好，一般紫皮洋蔥的營養成分要比白皮的高。
- 患有眼病及皮膚瘙癢症者忌食。

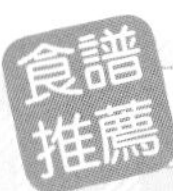

### 食療功效

中醫認為，洋蔥具有降壓、降脂、止瀉止痢、殺菌消炎、利尿等功效，能清除體內的自由基，增強細胞的活力和代謝能力，具有抗癌和防衰老、提高體內高密度脂蛋白、預防中風的作用，一般用於創傷、潰瘍、陰道炎、感冒、骨質疏鬆、呼吸道疾病等的輔助治療。

## 食譜推薦 洋蔥番茄湯

**食量提示**
每天50克為宜

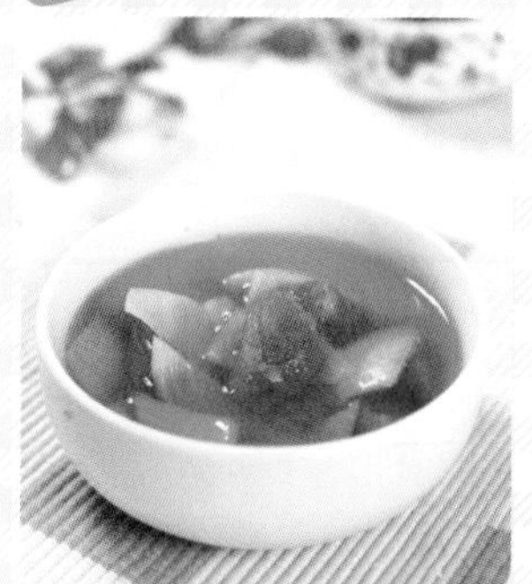

#### 原料

洋蔥100克，番茄150克，鹽5克，芝麻油3克，胡椒粉、雞精各適量。

#### 做法

1. 洋蔥切塊、番茄切塊，同放入鍋中。加水熬煮10分鐘。
2. 放芝麻油、鹽、胡椒粉、雞精調味即可。

#### 功效

健腦益智，生津止渴，壯骨，殺菌。

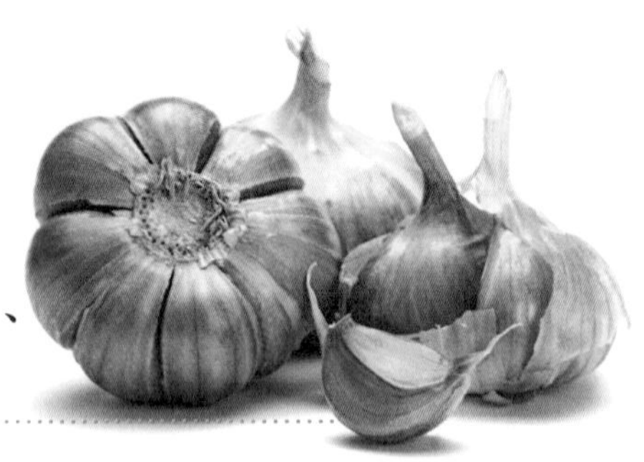

蔬菜類

# 大蒜

降膽固醇，
預防動脈硬化、
血栓

## 有益於防治「三高」的營養成分

大蒜含有的揮發性蒜辣素能減少肝臟合成膽固醇，研究證實，每天只需吃3瓣大蒜，便可有效降低有害膽固醇，使好的膽固醇水準升高，能有效防止動脈硬化，並可使心臟病的發病率減少50%。此外，大蒜中含硒較多，對人體中胰島素合成下降有調節作用。

## 食法要略

- 大蒜既可單獨食用，也可作為調味料，一般炒菜特別是做魚、做肉，放點大蒜既可去掉腥膻味，又能提出香味，還有殺菌、促進食欲的作用。
- 醃製大蒜時間不要過長（大蒜稍微泛綠就可以食用），以免損害其營養素。

## 食療功效

中醫認為，大蒜味辛、性溫，入脾、胃、肺經，具有溫中消食、行滯氣、暖脾胃、消積、解毒、殺蟲的功效。現代醫學研究認為大蒜能促進新陳代謝，降低膽固醇和甘油三酯的含量，並有降血壓、降血糖的作用，故對高血壓病、高脂血症、動脈硬化、糖尿病等均有一定的輔助療效。

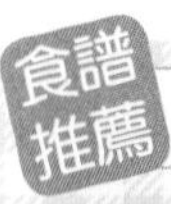


### 蒜炒莧菜

**食量提示**
每天1～3瓣為宜

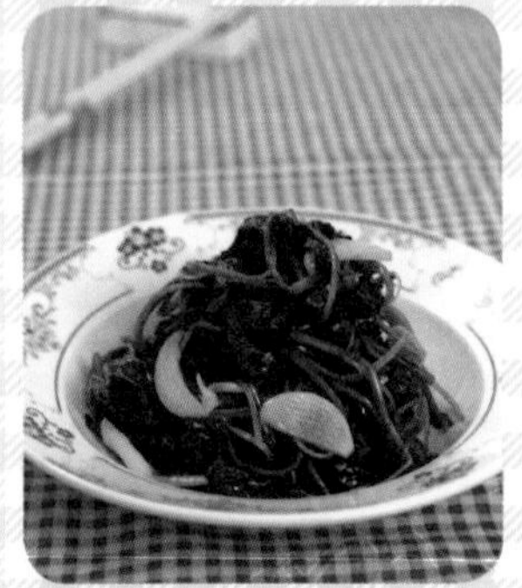

**原料**

莧菜150克，植物油6克，鹽3克，蒜片、雞精各適量。

**做法**

1. 莧菜洗淨，切段。
2. 鍋中倒油燒熱，放入蒜片煸香，再放入莧菜急火快炒。放鹽、雞精調味即可。

**功效**

健脾利濕，消食化積，促進排毒，減肥輕身。

蔬菜類

# 青椒

降膽固醇，
穩定血糖

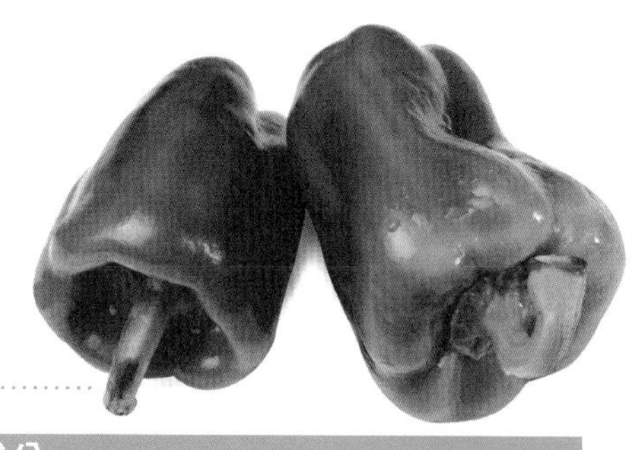

## 有益於防治「三高」的營養成分

青椒中含有豐富的硒元素，硒能夠明顯地促進細胞對糖的攝取。糖尿病患者如果經常食用青椒，不但可穩定血糖水準，還能改善糖、脂肪等物質在血管壁上的沉積，降低血液黏稠度，減少動脈硬化及冠心病、高血壓病的發生。

## 食法要略

- 青椒適合急火快炒，這樣既能保持青椒脆嫩，而且避免了營養丟失。
- 洗青椒時不要切開再洗，而應洗淨再切，這樣既衛生，又能避免營養流失。
- 辣味過重的青椒，易引發痔瘡、疥瘡等，應少食。
- 有潰瘍、食道炎、咽喉腫痛、咳喘等症者忌食青椒。

## 食療功效

中醫認為，青椒具有溫中下氣、散寒除濕等功效。青椒特有的辣味能夠增進食欲，幫助消化，防止便秘。

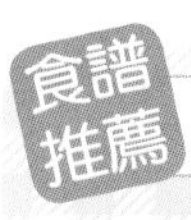


## 肉炒青椒木耳

**食量提示**
每天60克為宜

### 原料

木耳40克（水發），青椒100克，豬瘦肉100克，植物油6克，鹽3克，澱粉、料酒、生抽、蔥絲、薑片、雞精各適量。

### 功效

滋陰潤燥、養血益胃，增強人體免疫力，緩解身體及眼睛疲勞。

### 做法

1. 木耳切絲，青椒切片。
2. 豬瘦肉切片，用澱粉、料酒、生抽醃製20分鐘，入油鍋滑散。
3. 另起鍋，熗蔥絲、薑片，放入豬肉、木耳、青椒煸炒幾分鐘。放鹽、雞精調味即可。

蔬菜類

# 番茄

降壓降糖，
預防冠心病

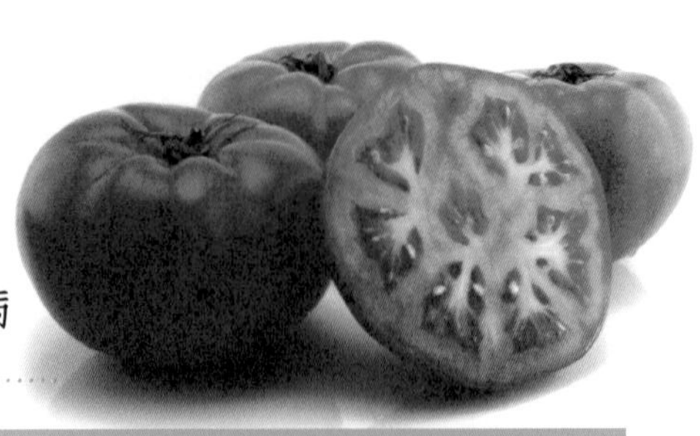

## 有益於防治「三高」的營養成分

番茄所含的尼克酸有利於保護血管壁的彈性，防止動脈硬化；所含的黃酮類物質和豐富的胡蘿蔔素，可有顯著降壓、降糖的作用。經常食用番茄對防治高血壓病、糖尿病、冠心病均有較好的輔助療效。

### 食法要略

- 番茄吃法很多，涼拌、清炒、湯羹、做成番茄醬等，可鹹可甜、可葷可素、可冷可熱。
- 烹製番茄時稍加點醋，就能破壞其中的有害物質——番茄鹼。
- 烹製番茄的時間不要太長，以免破壞裡面的營養成分。
- 給番茄剝皮時，可先在頂部劃個十字，再放入開水中浸泡幾分鐘，一旦皮崩開，馬上撈出就可以輕鬆地把皮去除了。

### 食療功效

中醫認為，番茄具有生津止渴、健胃消食、涼血平肝、降血壓等功效，能維持胃液的正常分泌，促進消化。

食譜推薦

## 番茄炒雞蛋

食量提示
每天100～200克為宜

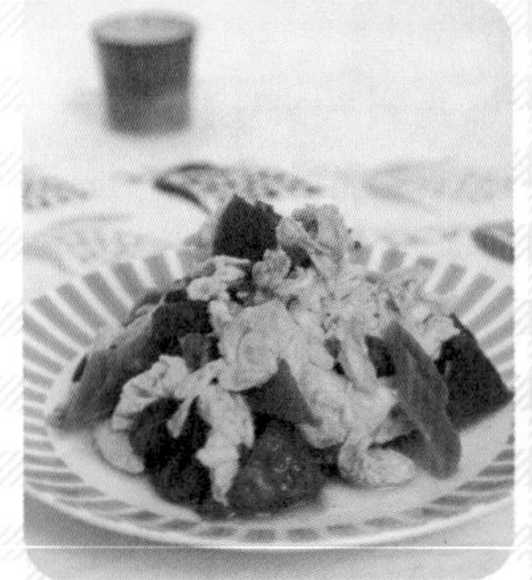

**原料**

番茄200克，雞蛋2個，青椒80克，鹽3克，植物油8克，蔥花少許。

**做法**

1.將雞蛋炒熟，盛出。

2.將鍋裡放油，爆香蔥花，放入番茄、青椒、鹽煸炒片刻，再放入雞蛋炒勻即可。

**功效**

清熱解毒，健胃消食，溫中下氣，抗衰老，減肥。

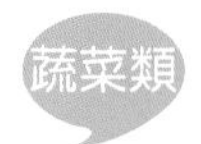


# 綠花椰

平穩血壓，提高人體對胰島素的敏感性

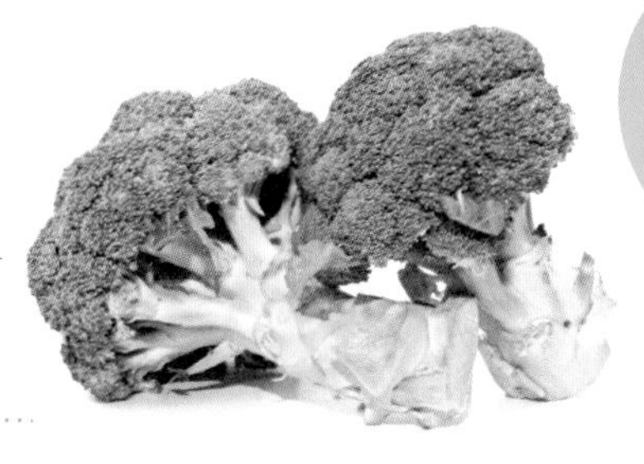

## 有益於防治「三高」的營養成分

綠花椰中含有豐富的鉻元素，鉻在改善糖尿病的糖耐量方面有很好的作用，有助於調節血糖水準，降低糖尿病患者對胰島素和降糖藥物的需求量。且綠花椰中還富含纖維素，能有效降低腸胃對葡萄糖、膽固醇和甘油三酯的吸收，有降低血糖、降低膽固醇的作用。「三高」患者若經常食用綠花椰對穩定血糖水準、降低血脂、防治併發症都有較好的作用。

### 食法要略

- 綠花椰適宜煸炒，煸炒前應先用沸水焯一下。
- 綠花椰不宜煮得過軟，以免損失營養成分。
- 綠花椰宜與番茄搭配，可增強抗癌療效。
- 綠花椰不宜與牛奶等含鈣豐富的食物搭配，會影響鈣的吸收。

### 食療功效

中醫認為，綠花椰具有潤肺止咳、開音爽喉等功效，能降低血脂，防止血小板凝結、增強人體肝臟解毒能力，提高免疫力，預防感冒和維生素C缺乏症的發生。

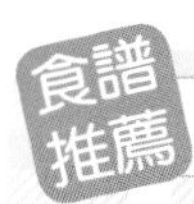


### 雙花炒蝦仁

食量提示
每天70克為宜

**原料**

花菜140克，綠花椰140克，蝦仁50克，植物油8克，鹽3克，蒜片、雞精各適量。

**功效**

抗輻射，強健骨骼，解毒。

**做法**

1. 將花菜、綠花椰用鹽水浸泡後，沖洗，放入沸水中焯一下撈出。
2. 鍋中放油燒熱，爆香蒜片、蝦仁。
3. 放綠花椰、花菜煸炒片刻，放鹽、雞精調味即可。

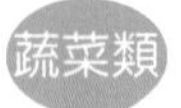


# 花菜

促進血液循環，
降脂降壓

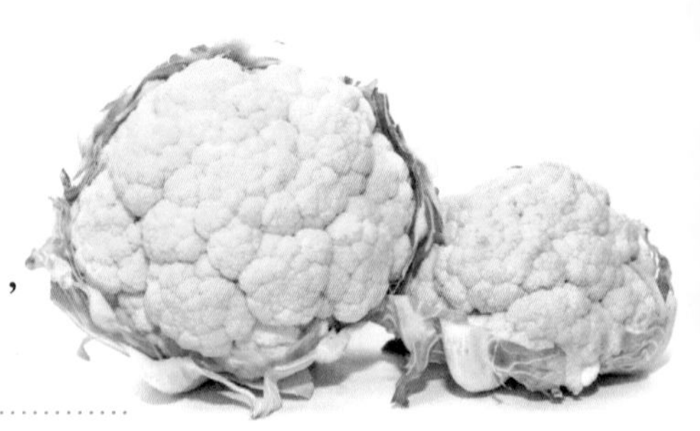

## 有益於防治「三高」的營養成分

花菜含有豐富的維生素C，能夠提高肝臟的解毒能力，降低血液中有害的低密度脂蛋白，防止動脈粥樣硬化的發生。花菜中的類黃酮是血管最好的清理劑，可阻止膽固醇氧化，防止血小板凝聚，減少中風和心臟病的發生機率。花菜還含有豐富的鉻元素，可改善人體的糖耐量，有助於調節血糖水準，降低糖尿病患者對胰島素和降糖藥物的需求量。

## 食法要略

- 顏色白中透黃，菜朵緊密，菜葉抱緊的為新鮮花菜；顏色太白，或上面有黑點的為噴過藥和不新鮮花菜，不宜購買。
- 花菜適宜煸炒，煸炒前應先用沸水焯一下，這樣做出的花菜不但口感好，而且也能最大限度保留營養成分。但花菜不宜煮得過軟，吃時應多嚼幾下，利於消化和營養的吸收。
- 花菜不宜與豬肝搭配，這樣會降低人體對鐵、鋅等元素的吸收。

## 食療功效

中醫認為，花菜具有潤肺、止咳、爽喉等功效，可增強人體肝臟解毒能力，提高免疫力。長期食用花菜能預防感冒，減少胃癌、心臟病、高脂血症、高血壓病等疾病的發病率。

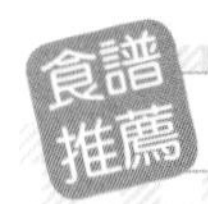


### 蝦仁炒花菜

**食量提示**
每天70克為宜

**原料**

花菜150克，蝦仁80克，植物油8克，鹽2克，蒜片、雞精各適量。

**做法**

1. 將花菜洗淨，用沸水焯一下撈出。
2. 鍋中放油，爆香蒜片後，放蝦仁、花菜、鹽快速煸炒。放雞精調味即可。

**功效**

幫助消化，增強食欲，生津止渴。

蔬菜類

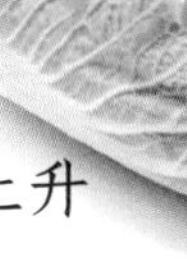

# 大白菜

降膽固醇，
延遲餐後血糖上升

## 有益於防治「三高」的營養成分

大白菜不含澱粉和蔗糖，熱量低、纖維素含量豐富，可延緩餐後血糖水準的上升、調節體內脂肪代謝、抑制膽固醇在血管壁上的沉積等。白菜中豐富的維生素還能夠清除糖尿病患者在糖代謝過程中的自由基，對防治高脂血症、糖尿病有很好的作用。

### 食法要略

- 大白菜可以炒、燴、涼拌等，但無論怎樣吃，都不要擠掉菜汁，以免營養成分流失。
- 隔夜的熟白菜不要吃，否則對身體不利。
- 未醃透的白菜不要吃，以免中毒。
- 胃寒腹痛，大便溏稀者慎食大白菜。

### 食療功效

中醫認為，大白菜具有養胃生津、除煩解渴、利尿通便、下氣消食、清熱解毒等功效。

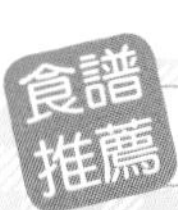

### 食譜推薦 白菜蝦米湯

**食量提示** 每天100克為宜

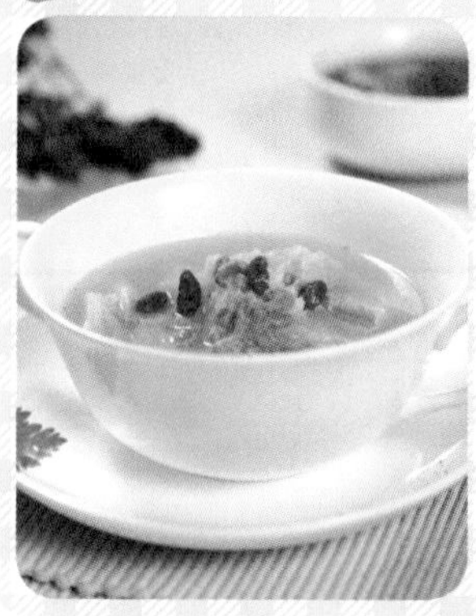

**原料**

白菜200克，蝦米50克，枸杞10克，鹽5克，芝麻油3克，雞精適量。

**做法**

1.將白菜洗淨、撕片。

2.將白菜、枸杞、蝦米放入鍋中熬煮10分鐘；放鹽、雞精調味即可。

**功效**

清熱除煩、解渴利尿、增強骨質，可預防骨質疏鬆，緩解眼睛疲勞。

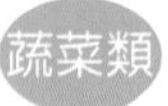


# 高麗菜

調節血糖，
降血壓

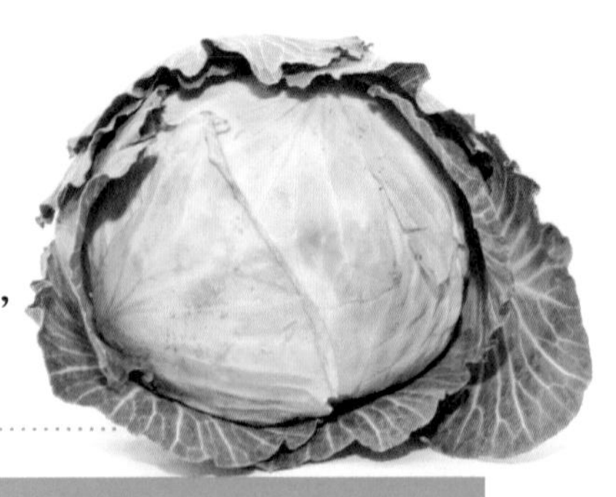

## 有益於防治「三高」的營養成分

高麗菜幾乎不含澱粉，含糖量也較低，可使血糖、血脂得到調節，還含有豐富的鉻元素，鉻是胰島素的輔助因數，可提高胰島素的效能，改善糖耐量，起到降低血糖的作用，如果體內鉻的儲存不足，會導致胰島素活性下降，使糖耐量受損，從而易引發糖尿病。

## 食法要略

- 高麗菜可涼拌、煸炒、榨汁、醃製等。
- 高麗菜在製作前一定要認真仔細地清洗，最好將其切開用鹽水浸泡10多分鐘，再用清水沖洗乾淨方可烹飪。
- 有肝病、急性腸炎、腹瀉患者慎食高麗菜。
- 高麗菜不宜長期生吃，以免引起甲狀腺腫大。

## 食療功效

中醫認為，高麗菜有抑菌消炎、提高人體免疫力等功效，對咽喉腫痛、外傷腫痛、貧血、弱視、夜盲症、便秘、肥胖症、胃痛、牙痛等病症有所幫助。

## 食譜推薦 高麗菜炒粉絲

**食量提示**
每天70克為宜

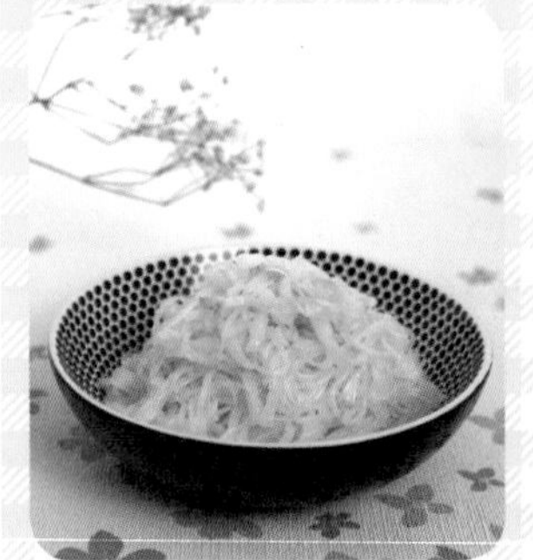

### 原料

高麗菜150克，粉絲100克，植物油8克，鹽3克，芝麻油2克，蔥絲、雞精各適量。

### 做法

1.將細粉絲煮熟，備用。
2.鍋中放油，爆香蔥絲後放入高麗菜快速煸炒至熟。
3.加入粉絲、鹽、雞精，再倒幾滴芝麻油即可出鍋。

### 功效

抑菌消炎，減肥消食，防治便秘。

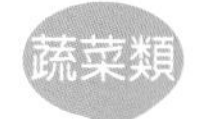


# 青江菜

抑制膽固醇的吸收，降血脂

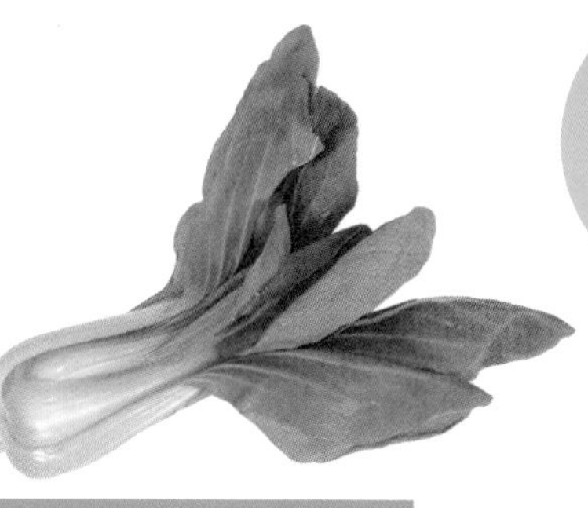

## 有益於防治「三高」的營養成分

青江菜含有豐富的鈣及維生素C，可提高肝臟的解毒能力，抑制膽固醇合成酶的活性，降低血清膽固醇和血脂的含量，減少人體對膽固醇的吸收。經常食用青江菜對防治高脂血症、高血壓病、心腦血管疾病有很好的輔助療效。

### 食法要略

- 青江菜炒、燒湯均可。
- 吃青江菜時要現切現做，並用旺火急炒，以保持營養成分。
- 吃剩的青江菜（特別是過了夜），就不宜再吃，因為裡面的亞硝酸鹽沉積，易誘發癌症。

### 食療功效

中醫認為，青江菜具有活血化瘀、潤腸通便、消腫解毒等功效，此外還能明目、美容養顏。

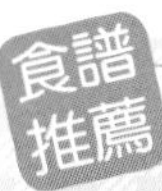


## 蝦皮炒青江菜

**食量提示**
每天150克為宜

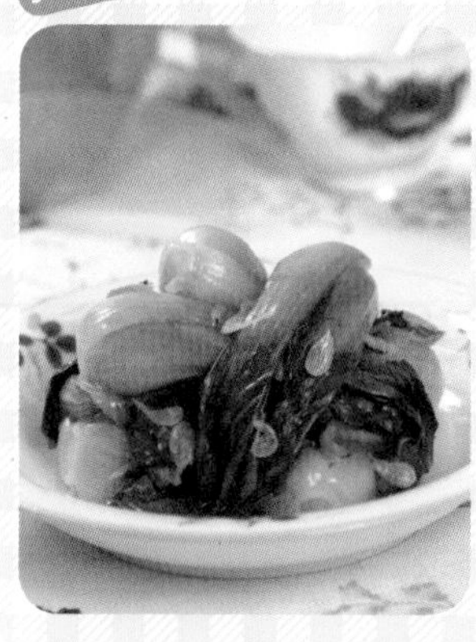

### 原料

青江菜300克，蝦皮30克，植物油6克，芝麻油2克，鹽2克，蔥絲，雞精各適量。

### 做法

1. 青江菜洗淨，油鍋燒熱，熗蔥絲、蝦皮。
2. 放青江菜煸炒將熟時放鹽、雞精、芝麻油，炒勻即可。

### 功效

活血化瘀，潤腸通便，降糖降脂。

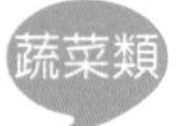


# 芥藍

刺激味覺，
降血糖

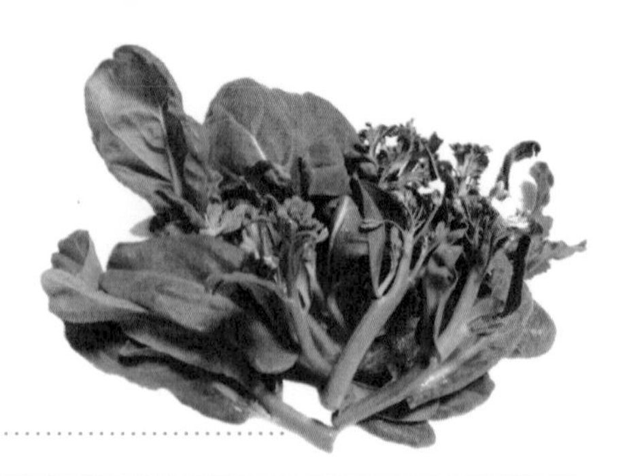

## 有益於防治「三高」的營養成分

芥藍含有豐富的膳食纖維，可降低體內對胰島素的需求量，增強胰島素與受體的結合，進而起到降低血糖的作用，還有降低膽固醇、軟化血管、預防心臟病等功效。經常食用可防治糖尿病、高脂血症。

### 食法要略

- 芥藍不易熟，烹製時要多加一些水，時間要稍長一些。
- 芥藍有苦澀味，烹製時加少許糖和酒就可消除苦澀味。
- 消化能力弱的人應少吃。

### 食療功效

中醫認為，芥藍具有除邪熱、解勞乏、清心明目、潤腸清熱等功效，可增進食欲，消除牙齦腫脹、出血等症狀。

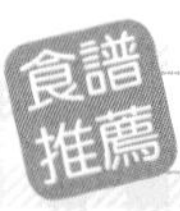


## 蠔油芥藍

**食量提示**
每天80克為宜

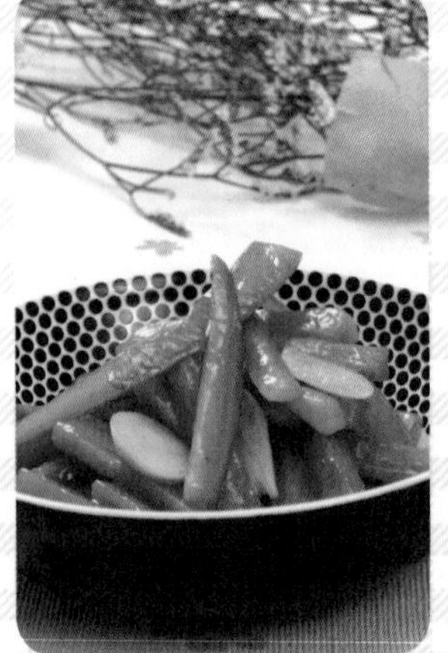

### 原料

芥藍160克，植物油5克，鹽3克，蠔油、蒜片、雞精各適量。

### 做法

1. 將芥藍洗淨切段，用沸水焯一下撈出，再用涼水過涼，瀝乾水分備用。
2. 炒鍋上火，倒入植物油燒熱，放入蒜片爆香後放入芥藍煸炒片刻。
3. 放入蠔油、鹽、雞精翻炒幾下即可出鍋。

### 功效

解勞乏，清心明目，潤腸清熱。

# 芹菜

降糖降壓，
治療動脈硬化

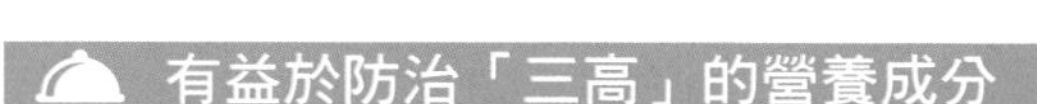


芹菜中含有能使血管平滑肌舒張的物質，還含有芹菜素、鈣等營養素，有降低血脂、血壓，保護心腦血管，預防動脈硬化的作用，對高血壓病合併糖尿病、肥胖症、冠心病、高脂血症、骨質疏鬆等病症都有較好的輔助療效。

## 食法要略

- 食用芹菜時不要將葉子扔掉，因為芹菜葉子的營養比芹菜莖多。
- 芹菜莖靠近根部的地方有韌性很強的筋，擇洗的時候最好抽掉，或用水焯一下，這樣做出來的菜肴口感更好。
- 芹菜不要煮得過爛，以免多種維生素和礦物質流失。

## 食療功效

中醫認為，芹菜性味甘平，具有平肝利尿、清熱止渴、消炎、鎮靜、降壓等功效，可增強骨骼、鎮靜、緩解關節炎症狀、消除疲勞、減輕胃潰瘍和幫助消化，以及防治腸道腫瘤及小兒佝僂病等作用。芹菜還對月經不調、白帶過多等婦科病也有較好的輔助療效。

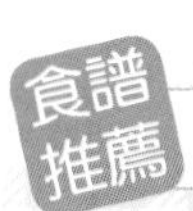


### 芹菜益母草粥

食量提示
每天100克為宜

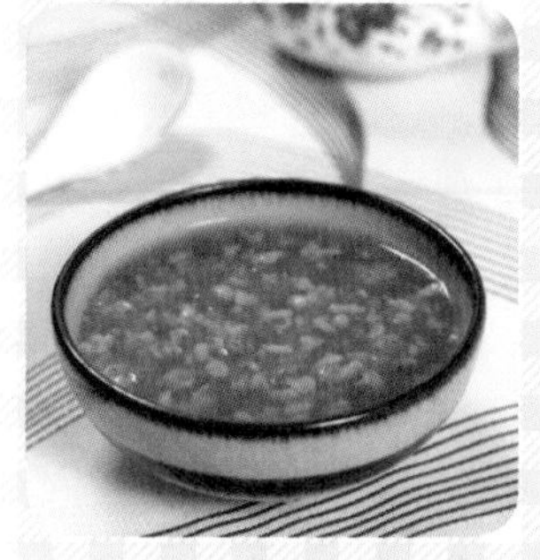

**原料**

芹菜60克，益母草50克，粳米50克，鹽少許。

**做法**

1.將益母草熬汁，芹菜切丁。
2.粳米入鍋，加水熬煮至將熟。
3.放入芹菜、益母草汁、鹽，再煮5分鐘即可。

**功效**

滋陰養血，活血祛瘀，解渴除煩。

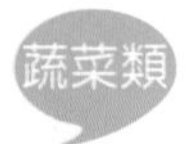


# 菠菜

降低血壓、
血糖

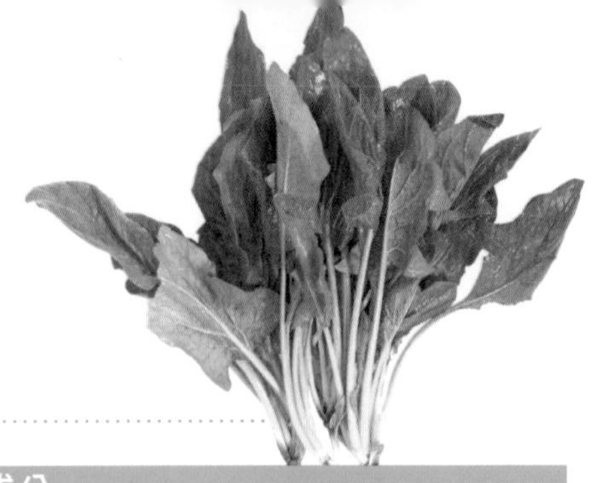

## 有益於防治「三高」的營養成分

菠菜含有一種類胰島素樣物質，其作用與胰島素非常相似，可有降低血糖的作用，其中菠菜根降糖效果更好。此外，菠菜還含有豐富的纖維素及各種維生素，經常食用對防治高血壓病、糖尿病等均有較好的輔助療效。

### 食法要略

- 食用菠菜時應先用沸水焯一下，因為菠菜含有較多草酸，妨礙人體對鈣的吸收，用水焯後可去掉部分草酸。
- 吃菠菜時要同時吃些鹼性食物，如蔬菜、水果、海帶等，以促進草酸鈣溶解排出，防止在體內形成結石。
- 煮菠菜的時間宜短，因為時間長會破壞菠菜中的維生素及其他營養物質。
- 吃菠菜最好連根一起吃掉，因為大部分營養在根部。

### 食療功效

中醫認為，菠菜性甘涼，具有養血止血、滋陰潤燥等功效，有抗衰老、促進細胞增殖、延緩視網膜退化等作用，適用於貧血、夜盲症、口角炎、老年癡呆症，便血、維生素C缺乏症、大小便不暢、痔瘡等疾病的輔助治療。

### 芝麻菠菜

**食量提示**
每天50～100克為宜

**原料**

菠菜200克，芝麻10克，鹽3克，芝麻油3克，雞精適量。

**功效**

養血止血，滋陰潤燥，通利腸胃。

**做法**

1.菠菜洗淨切段，入鍋焯一下撈出。

2.將菠菜瀝乾水分，攤開放在盤中，加入雞精、鹽、芝麻、芝麻油拌勻即可。

蔬菜類

# 空心菜

通便解毒，降血壓

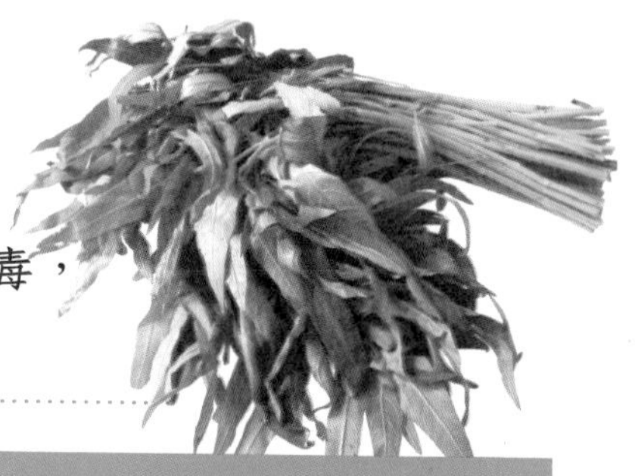

## 有益於防治「三高」的營養成分

空心菜所含的粗纖維素、半纖維素、果膠等，可促進腸道蠕動、降低膽固醇、甘油三酯，預防動脈粥樣硬化。經常食用空心菜對防治「三高」病症及心腦血管疾病等有較好的輔助療效。

### 食法要略

- 空心菜適合旺火快炒，這樣可避免營養物質的大量流失。
- 空心菜的嫩葉中含有較多的鈣及胡蘿蔔素，烹炒時間更要短一些。
- 空心菜性屬寒、潤滑腸道食物，體質虛弱、脾胃虛寒、大便溏稀者慎食。

### 食療功效

中醫認為，空心菜具有潤腸通便、清熱涼血、抑菌解毒等功效，有減肥、潔齒防齲、美容養顏、預防感染等作用，適用於腸燥便秘、痔瘡出血、瘡癰腫毒等病。

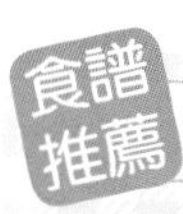

## 食譜推薦 腐乳炒空心菜

食量提示
每天50克為宜

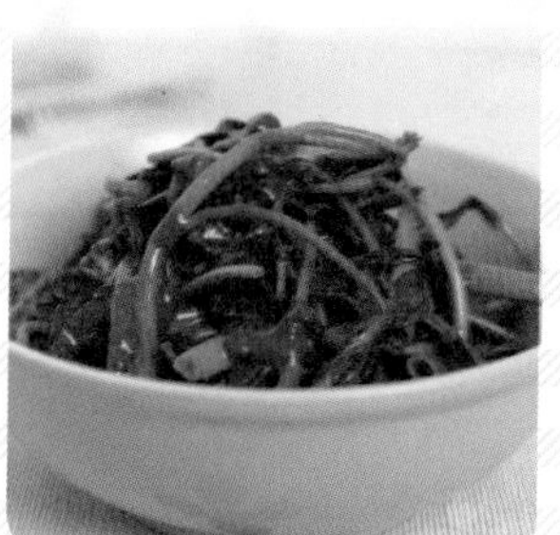

### 原料

空心菜100克，腐乳1塊，植物油8克，芝麻油2克，蔥絲、雞精各適量。

### 做法

1.空心菜取嫩葉、嫩莖，沸水汆燙、瀝乾水分。
2.油鍋燒熱，熗蔥絲，放入腐乳用鍋鏟碾碎。
3.放入空心菜煸炒，放雞精、芝麻油調味即可。

### 功效

潤腸通便，清熱涼血，抑菌解毒，減肥。

蔬菜類

# 蕨菜

穩定血糖，降血壓

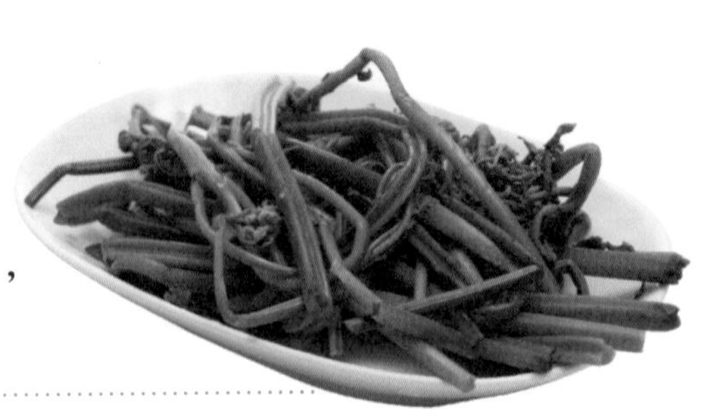

## 有益於防治「三高」的營養成分

蕨菜中含有豐富的鋅元素和硒元素。鋅可參與胰島素的合成與分泌，對胰島素的結構和功能有較強的穩定作用，可穩定血糖，改善糖尿病症狀；硒能清除體內自由基，排除體內毒素、抗氧化、能有效抑制過氧化脂質的產生，清除膽固醇，增強人體免疫功能的作用，還可促進細胞對糖的攝取，具有與胰島素相同的調節糖代謝的生理活性。

## 食法要略

- 蕨菜既可鮮食，又可醃製食用。
- 蕨菜食用前應在沸水中浸燙一下，然後用涼水過涼後再進行烹製，這樣可去除黏質和土腥味。
- 蕨菜性味寒涼，大便溏稀、脾胃虛寒者不宜多吃。

## 食療功效

中醫認為，蕨菜具有清熱解毒、潤腸、利尿等功效，對高血壓病、慢性關節炎、頭暈失眠、筋骨疼痛等症狀有較好的輔助療效。

### 蕨菜炒雞蛋

**食量提示**
每天30克為宜

**原料**

蕨菜60克，雞蛋2個，植物油6克，鹽3克，蔥絲少許。

**功效**

降糖降脂，清熱解毒，潤腸通便，利尿。

**做法**

1. 菜擇洗乾淨，切段，入沸水鍋中焯一下撈出，過涼水，瀝乾水分。
2. 雞蛋攪散、炒熟、鏟出。
3. 鍋留底油，放入蔥絲爆香後放入蕨菜煸炒片刻。
4. 放入雞蛋、鹽炒勻即可。

蔬菜類

# 薺菜

加快新陳代謝，
增強維生素C含量

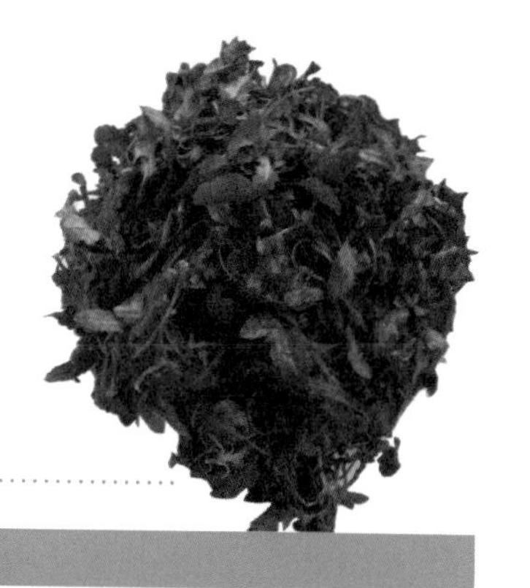

## 有益於防治「三高」的營養成分

薺菜含有豐富的粗纖維，可加速大腸蠕動，促進糞便排出，提高新陳代謝，降低血中膽固醇。薺菜中的橙皮苷有增加體內維生素C含量的作用，能夠消炎抗菌，還能抗病毒。薺菜中抑制眼晶狀體的醛還原酶，對防治糖尿病性白內障有一定的輔助療效。

### 食法要略

- 薺菜做餡比較好，製作之前最好不要用水焯。
- 薺菜寬腸通便，大便溏稀者慎食。

### 食療功效

中醫認為，薺菜具有清熱解毒、利尿通便、抑菌等功效，適宜肥胖症、高脂血症、冠心病、高血壓病、糖尿病、胃腸疾病等患者食用。

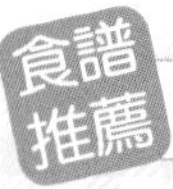

## 食譜推薦 薺菜蝦皮餃子

**食量提示**
每天80～100克為宜

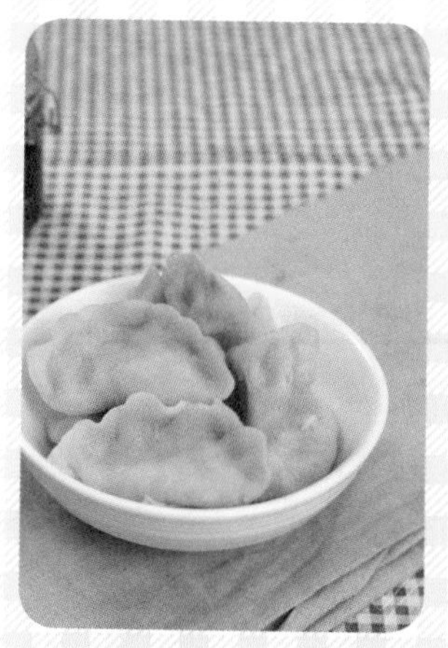

**原料**

薺菜200克，蝦皮20克，麵粉250克，鹽5克，芝麻油、雞精各適量。

**做法**

1. 將薺菜擇洗乾淨，切碎，與蝦皮、鹽、雞精一起拌成餡。
2. 將和好的麵團揪若干劑子，擀成皮，放入適量餡做成餃子。下鍋煮熟即可。

**功效**

清熱解毒，利尿通便，降壓。

蔬菜類

# 莧菜

改善糖耐量，
降血壓

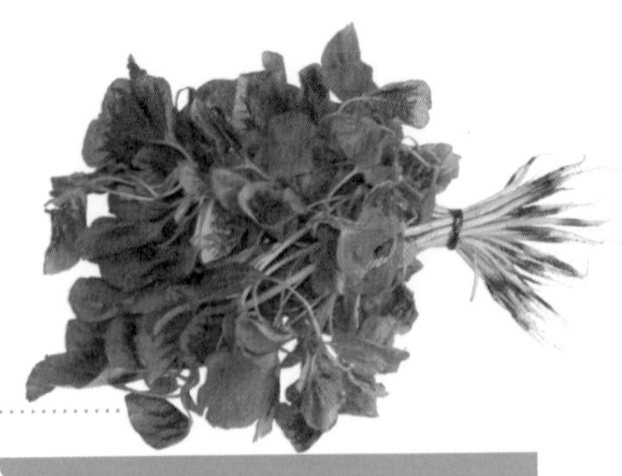

## 有益於防治「三高」的營養成分

莧菜含有鎂、鈣、鐵和維生素K。鎂可促進胰島素作用的正常發揮，降低血壓，預防心臟病；鈣能維持心肌正常活動，預防肌肉痙攣；鐵能增加血紅蛋白含量，促進造血功能。「三高」患者經常食用莧菜可有效改善糖耐量，降低血糖，還可防治心臟病、腎病、視網膜及神經病變。

### 食法要略

- 莧菜涼拌或炒著吃都可以，烹調時間不宜過長。
- 莧菜性寒涼，脾胃虛弱、大便稀溏者慎食。

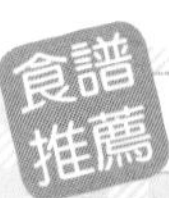

### 食療功效

中醫認為，莧菜具有明目通竅、補血止血、抗菌止痢、消炎退腫、排毒通便等功效，對急性腸炎、扁桃體炎、細菌性痢疾、尿路感染、甲狀腺腫、血吸蟲病、貧血等病有輔助治療作用。

### 食譜推薦 莧菜蛋湯

食量提示
每天70克為宜

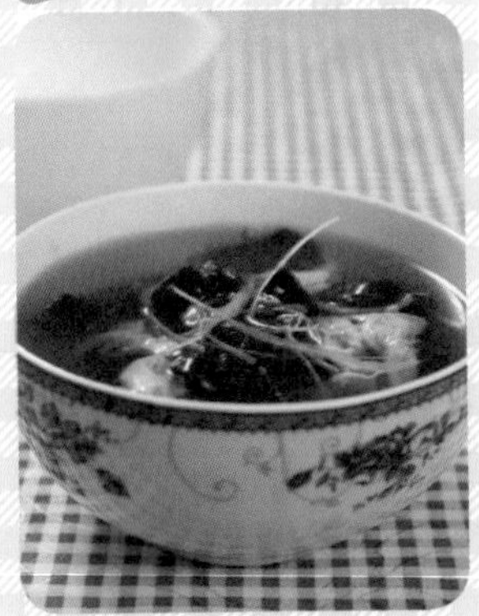

**原料**

莧菜150克，雞蛋1個，鹽5克，芝麻油3克，蔥絲少許。

**做法**

1.雞蛋磕入碗中攪散，莧菜取尖洗淨。
2.鍋裡注水，加入莧菜燒開。
3.將雞蛋液緩緩倒入，放鹽、芝麻油、蔥絲再燒開後即可。

**功效**

改善糖耐量，降低血糖，補血止血，抗菌消炎。

蔬菜類

# 香菜

健胃消食，
降血糖

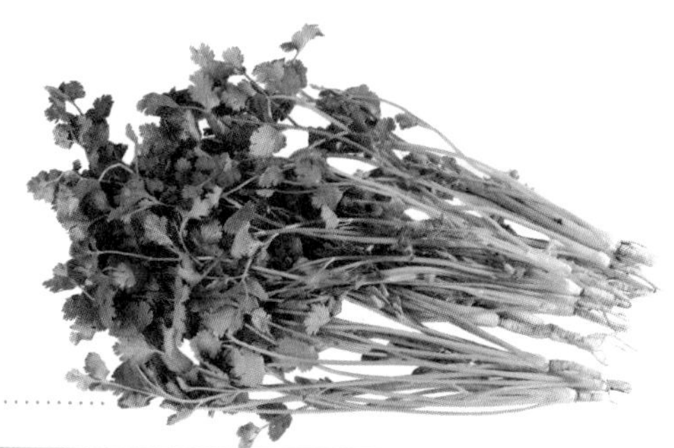

## 有益於防治「三高」的營養成分

香菜內含有的揮發油可去除肉類的腥膻，增加菜肴的美味，特別是香菜含有豐富的維生素及微量元素，有降血糖的作用。

### 食法要略

- 香菜可作為菜肴點綴，吃時用溫開水浸泡一下即可。
- 香菜不宜和動物肝臟、豬肉同時食用。
- 香菜不可多食、久食。

### 食療功效

中醫認為，香菜具有健胃消食、醒脾和中、疏散風寒、祛風解毒等功效，可對食物積滯、胃口不開、脫肛、消化不良等症有所幫助。

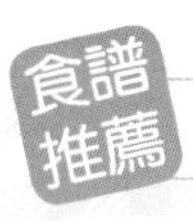


### 鱔魚香菜粥

**食量提示**
每天50克為宜

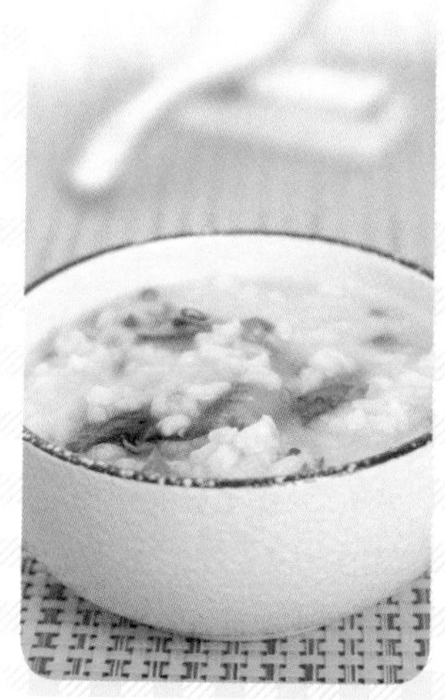

**原料**

鱔魚150克，香菜10克，大米80克，鹽3克，料酒、醋、蔥末，薑末、雞精各適量。

**做法**

1. 香菜切碎，鱔魚切段，放入料酒、醋、鹽醃製。
2. 將醃好的鱔魚放入鍋中，再放入大米、水熬煮。
3. 粥熟後，加入蔥末、薑末、香菜、雞精即可。

**功效**

補氣養血，溫陽健脾，滋補肝腎，祛風除濕。

蔬菜類

# 韭菜

調節膽固醇，降血壓

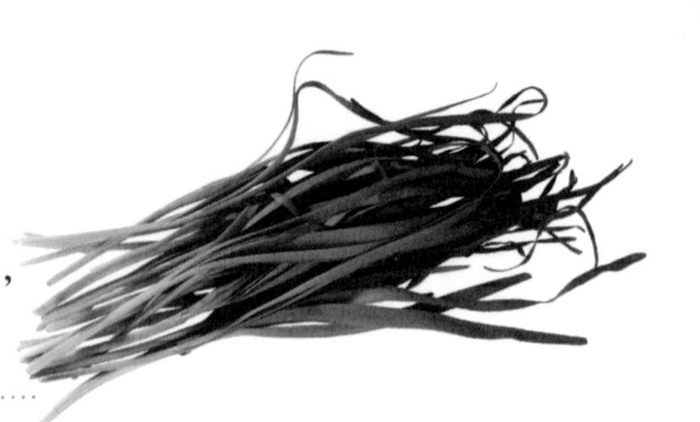

## 有益於防治「三高」的營養成分

韭菜含有豐富的鈣、揮發油及含硫化合物，能抑制體內膽固醇合成酶的活性，也可減少人體對膽固醇的吸收，防止動脈粥樣硬化。韭菜中還含有較多的膳食纖維，有助於腸道蠕動，一方面可加快膽固醇排出，另一方面也加快排便和排毒，對減肥和降脂都有一定的輔助作用。韭菜中的維生素C也很豐富，可使血管壁彈性增加，還能調節膽固醇的代謝。

### 食法要略

- 韭菜食用方法很多，涼拌、爆炒、做餡料，既可作主料、又可作輔料。
- 隔夜的熟韭菜不宜再吃。
- 陰虛火旺、有眼疾及腸胃不好之人不宜多食，因韭菜多食容易上火，而且不易消化。

### 食療功效

中醫認為，韭菜具有溫陽行氣、散瘀解毒、宣痹止痛、降脂等功效，可用於跌打損傷、尿血、反胃、脫肛、消渴、蟲蠍螫傷等。

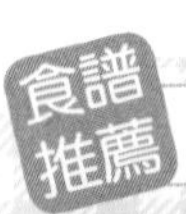

食譜推薦

### 韭菜餡餃子

食量提示
每天80～100克為宜

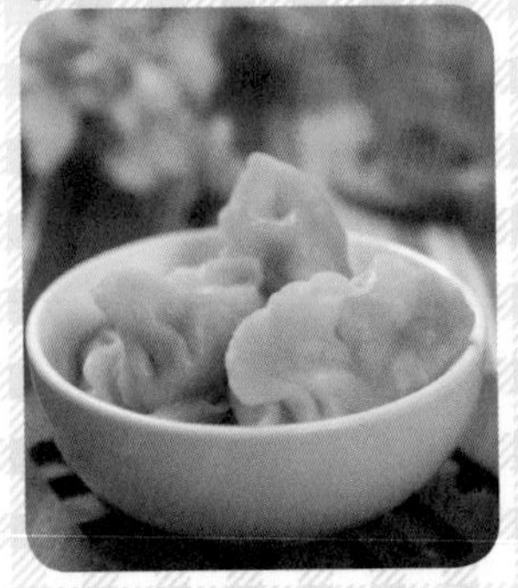

**原料**

韭菜200克，雞蛋2個，麵粉250克，鹽4克，蝦皮、芝麻油各適量。

**做法**

1.韭菜擇洗乾淨切碎，雞蛋炒熟，蝦皮洗淨。

2.將三種食材加鹽、油拌勻成餡。

3.麵和好，揪成劑子擀開，包餡。入鍋煮熟即可。

**功效**

溫陽行氣，散瘀解毒，降脂減肥。

蔬菜類

# 黃豆芽

有效控制餐後血糖，防治糖尿病及其併發症

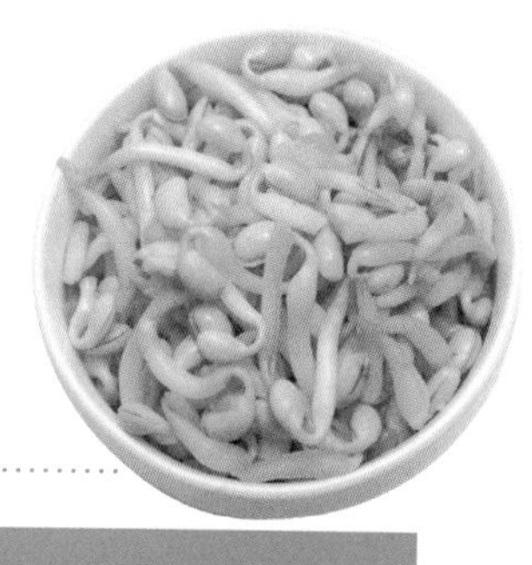

## 有益於防治「三高」的營養成分

黃豆芽含有維生素$B_2$，可促進人體新陳代謝，加快排出鈉鹽和膽固醇。豆芽中所含的維生素E能保護皮膚和毛細血管，防止動脈硬化，防治老年高血壓病。黃豆芽具有熱量低、膳食纖維豐富的特點，可有效控制餐後血糖上升，對防治高血壓病、糖尿病有一定的療效。

### 食法要略

- 黃豆芽既可涼拌又可爆炒。
- 水焯或爆炒的時間既不要過長，也要保證熟透。
- 生發黃豆芽時，不要讓豆芽生得過長。
- 在烹調時要加少量醋，可防止維生素C遭到破壞。

### 食療功效

中醫認為，黃豆芽具有清熱明目、補氣養血、防止牙齦出血、心血管硬化及低膽固醇等功效，能減少體內乳酸的堆積，預防神經衰弱、貧血等症，常吃黃豆芽還有健腦、抗疲勞、抗癌作用。

### 香椿豆芽湯

**食量提示**
每天50克為宜

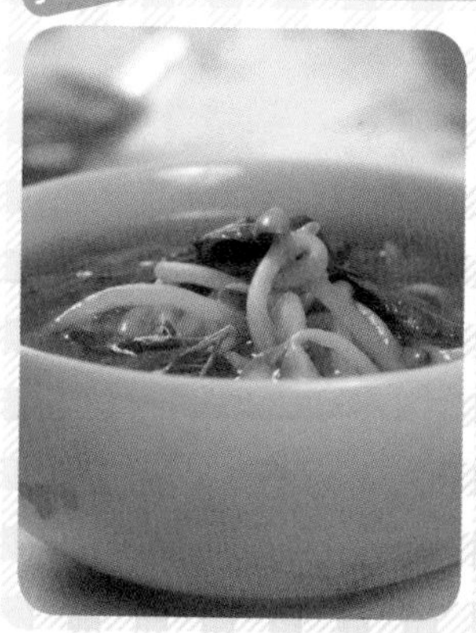

**原料**

黃豆芽100克，鮮香椿100克，植物油6克，鹽4克，雞精適量。

**做法**

1.將香椿在開水中焯至變色。
2.黃豆芽用油煸炒一下，加水燒沸。
3.放入香椿、鹽、雞精，湯沸後即可出鍋。

**功效**

生津液、利濕熱，對痰熱咳嗽、胃火熾盛有一定療效，還可消除疲勞。

蔬菜類

# 綠豆芽

富含維生素C，可防治「三高」

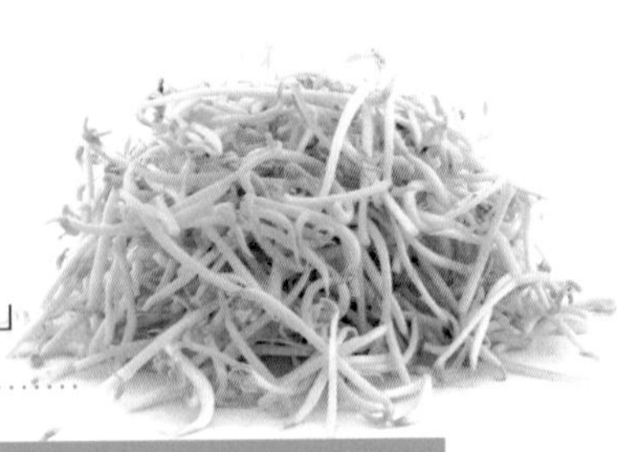

## 有益於防治「三高」的營養成分

綠豆芽含有豐富的鉀和鎂，鉀可排出體內多餘鈉鹽，使血壓維持正常水準；鎂對心血管有保護作用，能夠降低血脂和膽固醇。綠豆芽熱量低，還含有較為豐富的維生素C和膳食纖維，能有效控制餐後血糖，對防治「三高」及其併發症有一定療效。

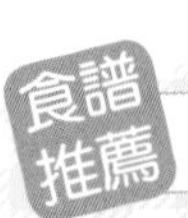

### 食法要略

- 綠豆芽既可涼拌又可爆炒。但綠豆芽性寒，食用時加一點薑絲，以袪寒性。
- 綠豆芽烹飪時要急火快炒；涼拌時要先用沸水焯一下，去除豆腥味。

### 食療功效

中醫認為，綠豆芽具有清熱解毒、利尿除濕等功效，可清除血管壁中膽固醇和脂肪的堆積，防治心血管病變；還有降壓、降脂、解毒等作用。

食譜推薦

## 韭菜炒綠豆芽

**食量提示** 每天30克為宜

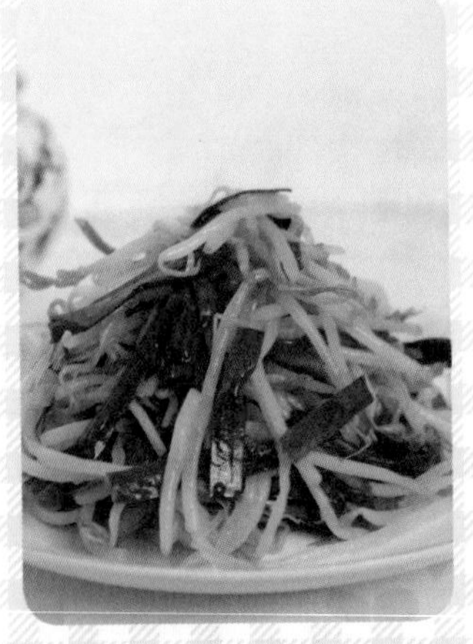

**原料**

韭菜200克，綠豆芽60克，植物油6克，鹽3克，蔥絲、薑絲、雞精各適量。

**做法**

1. 油鍋燒熱，熗蔥絲、薑絲，放入綠豆芽翻炒幾下。
2. 放入韭菜、鹽，雞精炒勻即可。

**功效**

降糖降脂，溫陽行氣，散瘀解毒，利水消腫。

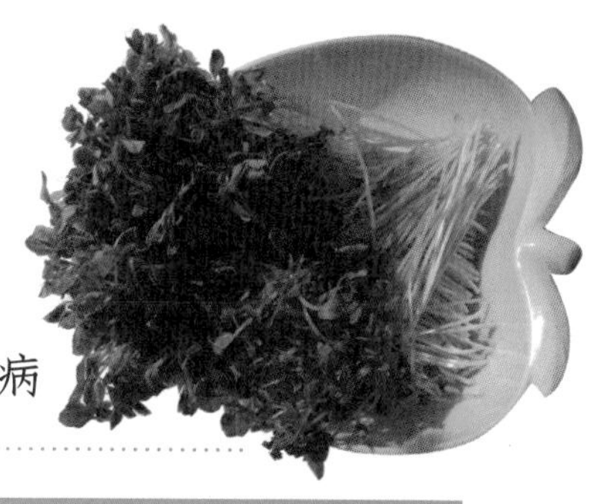

蔬菜類

# 豌豆苗

降血糖，
防治心血管病

## 有益於防治「三高」的營養成分

豌豆苗中富含鈣、B族維生素、維生素C、胡蘿蔔素和膳食纖維等營養素，可促進胃腸蠕動，加速排出膽固醇，有利於預防心血管疾病、糖尿病、高脂血症等疾病。豌豆苗還含有較多的鉻，鉻可提高人體對胰島素的敏感性，改善糖耐量，有降低人體血糖水準的作用。

### 食法要略

- 豌豆苗是豌豆萌發出2～4個子葉時的幼苗，適宜做湯，清香鮮嫩，美味可口。
- 豌豆苗適合與富含氨基酸的食物搭配，可提高營養價值。

### 食療功效

中醫認為，豌豆苗具有理中益氣、補腎健脾、抗菌消炎、除煩止渴、和五臟、生精髓等功效，對心血管病、便秘、癌症有一定的輔助治療作用。豌豆苗還能治療曬黑的肌膚，使肌膚清爽不油膩。

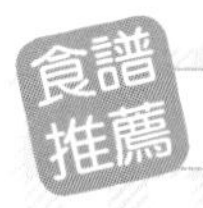


## 豌豆苗炒肉

**食量提示**
每天50克為宜

### 原料

豬瘦肉50克，豌豆苗150克，蛋清30克，鹽、生抽各2克，雞精、料酒、蔥絲、薑絲各適量。

### 功效

降糖降脂，止尿止瀉，消腫，促進腸胃蠕動，防止便秘。

### 做法

1.豌豆苗洗淨，焯一下。
2.豬肉切絲，用料酒、蛋清醃製20分鐘。
3.油鍋燒熱後放豬肉絲滑散。
4.鍋留底油，熗蔥絲、薑絲，放豬肉絲、豌豆苗、鹽、生抽煸炒，放雞精調味即可。

蔬菜類

# 茄子

治療高血壓病、
動脈硬化症

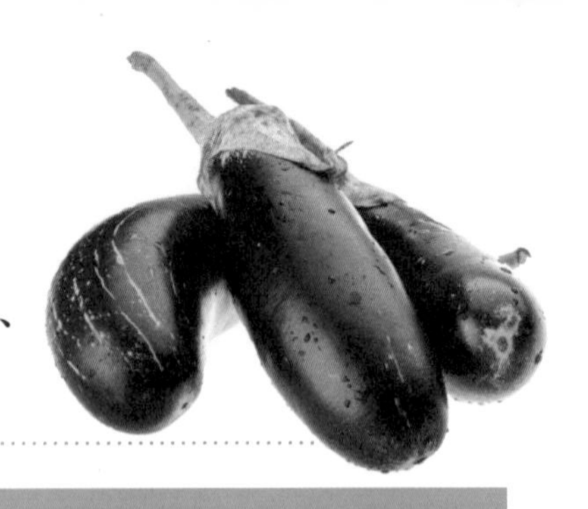

## 有益於防治「三高」的營養成分

茄子含有豐富的維生素P，能軟化血管，使毛細血管保持彈性和正常的生理功能。茄子中所含的皂苷具有降低膽固醇的功效。茄子的脂肪和熱量極低，經常食用茄子對防治「三高」疾病具有輔助作用。

### 食法要略

- 茄子的食用方法很多，涼拌、熱炒、油炸、燒烤、蒸製、乾製等。
- 吃油炸茄子時最好掛上漿，這樣就會減少營養物質的流失，還可增加口感。
- 儘量不要削去茄子的紫皮，因其含有豐富的維生素E及維生素P，這兩種維生素對軟化血管和提高人體免疫力都大有好處。
- 茄子切開後容易發黑，如果把它放在鹽水中浸泡一會就不會發黑了。

### 食療功效

中醫認為，茄子具有清熱活血、消腫止痛等功效，茄子還對紫癜、咯血、維生素C缺乏症、高血壓病、肥胖症等都有一定的食療功效。

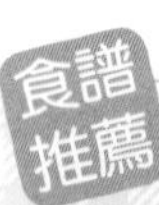

### 食譜推薦　蒜茸茄子

食量提示
每天70克為宜

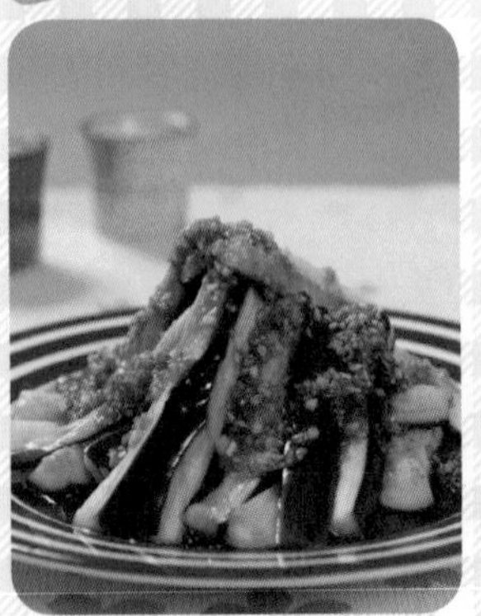

**原料**

茄子150克，大蒜3瓣，植物油6克，鹽3克。

**做法**

1.將大蒜拍成茸。

2.茄子切條，入蒸籠蒸熟，擺盤。

3.將大蒜茸、鹽放入，拌勻即可。

**功效**

清熱活血，消腫止痛，殺菌解毒。

蔬菜類

# 胡蘿蔔

**降低血糖、血壓，保護腎臟**

## 有益於防治「三高」的營養成分

胡蘿蔔中含有較多膳食纖維，其中的果膠酸鈣能有效對抗人體內的自由基，促進人體的正常生長與繁殖，可降低血壓及膽固醇，預防冠狀動脈疾病及中風。經常食用胡蘿蔔對防治高血壓病、糖尿病、高脂血症、心臟病有較好的輔助作用。

### 食法要略

- 胡蘿蔔是脂溶性物質，應與肉或油搭配，這樣營養成分才能發揮得更好，更易被人體吸收利用，胡蘿蔔素的保存率可高達95%。生吃胡蘿蔔會使90%的胡蘿蔔素損失掉。
- 胡蘿蔔用清水洗淨，用高壓鍋煮熟，食用具有良好的降脂作用。

### 食療功效

中醫認為，胡蘿蔔具有補中下氣、養腸胃、安五臟、利胸膈等功效。對細菌性痢疾、食欲不振、貧血、高血壓病、肥胖症等病均有較好的食療功效。

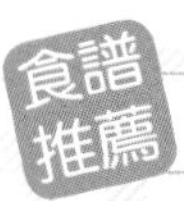


### 胡蘿蔔粥

**食量提示**
每天60克為宜

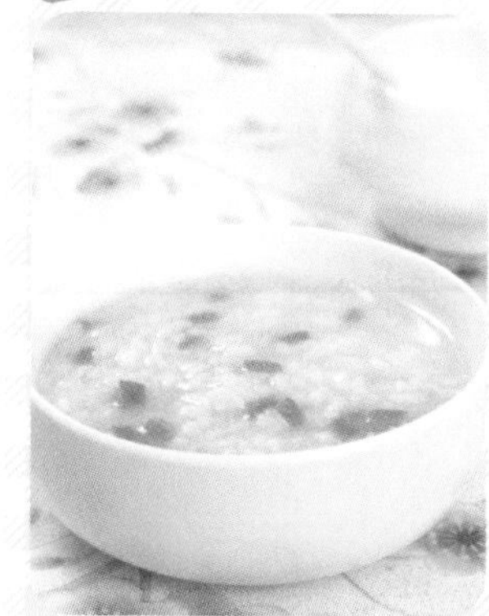

**原料**

胡蘿蔔100克，大米60克。

**做法**

1. 胡蘿蔔洗淨、切丁。
2. 胡蘿蔔丁與大米一同放入鍋中，加水熬煮成粥即可。

**功效**

降糖降脂，健脾理氣；用於脾胃失調、濕濁內蘊症。

蔬菜類

# 白蘿蔔

軟化血管，
降血脂

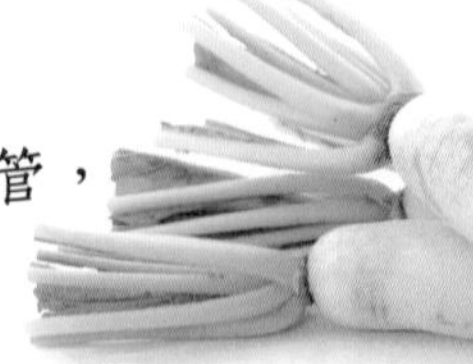

## 有益於防治「三高」的營養成分

白蘿蔔熱量很低，有助於減肥、降壓。白蘿蔔含有豐富的鈣，有助於改善高血壓病患者的骨質疏鬆症狀。經常食用白蘿蔔對防治高血壓病合併糖尿病、心臟病等均有輔助作用。

### 食法要略

- 入秋後應適當多吃點白蘿蔔，這樣可以消除夏季人體中鬱積的毒熱之氣。
- 吃白蘿蔔時最好不要削皮，因為鈣在蘿蔔皮中含量最多。
- 白蘿蔔不宜與胡蘿蔔一塊吃，亦不宜與人參搭配，否則會導致食積氣滯。
- 大便溏稀、脾胃虛寒者應少吃或不吃白蘿蔔，因白蘿蔔性寒，多吃有損健康。

### 食療功效

中醫認為，白蘿蔔具有消積滯、清熱化痰、利尿止渴、涼血止血等功效，對胃痛腹脹、肥胖症、高血壓病都有一定的食療作用。

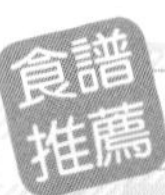


### 蘿蔔雞片

食量提示
每天50～100克
為宜

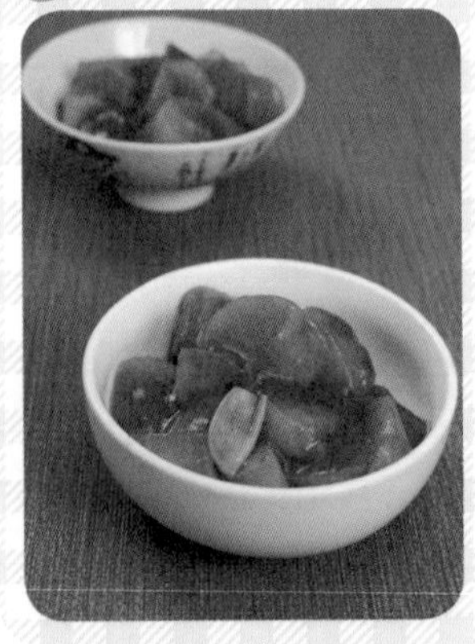

**原料**

白蘿蔔200克，雞胸肉200克，植物油6克，鹽3克，蒜片、番茄醬、料酒、澱粉、生抽、雞精各適量。

**做法**

1. 蘿蔔削皮、切滾刀塊；雞胸肉切片，用料酒、澱粉、生抽醃製20分鐘。
2. 雞胸肉入油鍋滑散，放入蒜片、蘿蔔、鹽、番茄醬翻炒，加雞精調味即可。

**功效**

消食下氣，寬中解毒，健美減肥。

蔬菜類

# 冬瓜

利尿消腫，減肥

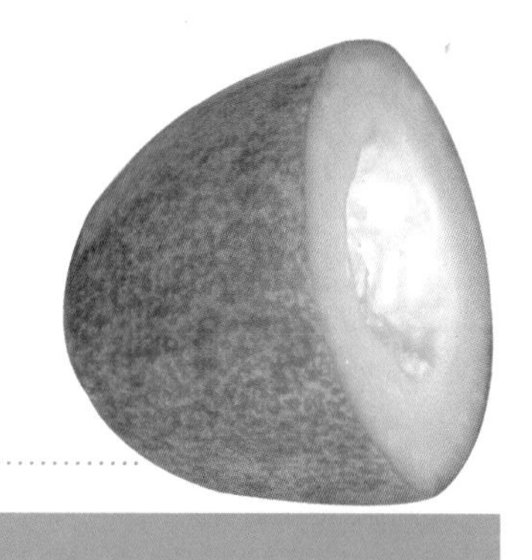

## 有益於防治「三高」的營養成分

冬瓜是低熱量、低脂肪、低鈉、低糖、高鉀食品，冬瓜中所含的丙醇二酸，是一種能抑制糖類物質轉化為脂肪的化合物，具有調節人體代謝平衡的作用，冬瓜中的B族維生素可防止人體內脂肪堆積。經常食用冬瓜對防治高血壓病、糖尿病、心臟病等均有輔助療效。

### 食法要略

- 冬瓜適於熬湯、燒等，還可做成蜜餞。
- 連皮煮湯，清熱利尿效果更好。
- 久病體虛及陰虛火旺之人不宜多食，因為冬瓜性偏寒。

### 食療功效

中醫認為，冬瓜有養胃生津、清熱解毒、利尿消腫等功效，適宜高血壓病及維生素C缺乏者食用。冬瓜的美容效果很好，經常食用則皮膚不長粉刺，不生疔癤。

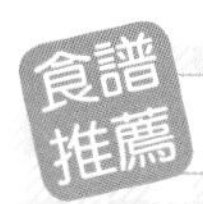


## 香菇冬瓜湯

食量提示
每天200克為宜

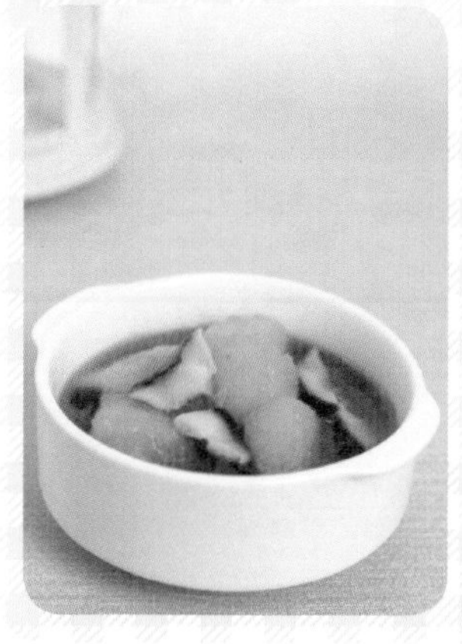

**原料**

冬瓜200克，香菇50克（鮮香菇），植物油5克，鹽5克，蔥絲、薑絲、蠔油、雞精各適量。

**做法**

1. 冬瓜去皮切小塊，香菇切塊。
2. 鍋中放油燒熱，熗蔥絲、薑絲，放入冬瓜、香菇煸炒幾分鐘，加水熬煮至熟；放蠔油、鹽、雞精調味即可。

**功效**

清暑涼血、解毒通便、利尿，脂肪含量低，有顯著的減肥療效。

蔬菜類

# 苦瓜

降低膽固醇、
血糖

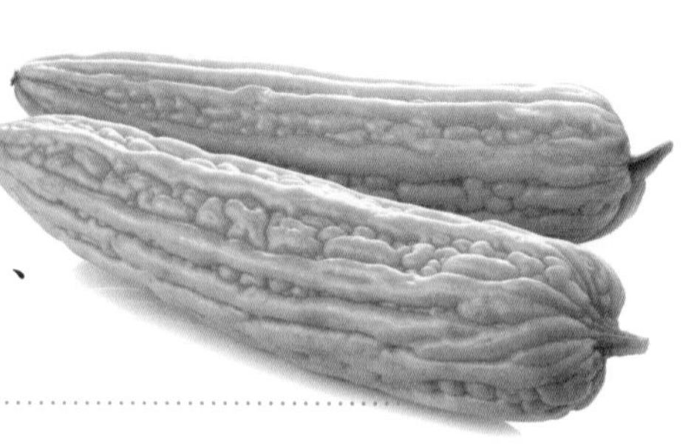

## 有益於防治「三高」的營養成分

苦瓜中含有豐富的維生素C，有降低膽固醇、擴張血管、改善心臟功能和促進血液循環的作用。苦瓜中的B族維生素，可改善脂質代謝，保護血管結構與功能。苦瓜中還含有一種類似胰島素的物質，可促進糖原分解，能使血液中的葡萄糖轉化為熱量，有降糖作用。

### 食法要略

- 苦瓜與瘦肉搭配，可促進人體對鐵的吸收，能增強體力，改善人的氣色。
- 苦瓜不宜與牡蠣搭配，這樣會降低其營養價值。
- 脾胃虛寒者不宜食用苦瓜，因為苦瓜性涼。

### 食療功效

中醫認為，苦瓜有清熱消暑、養血益氣、補腎健脾、滋肝明目、利尿涼血等功效。糖尿病患者如經常食用苦瓜，可減輕人體內胰島的負擔，有利於胰島B細胞功能的恢復，對防治糖尿病及其併發症均有較好的輔助療效。

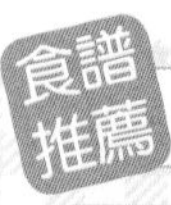

### 食譜推薦 苦瓜炒肉

食量提示
每天80克為宜

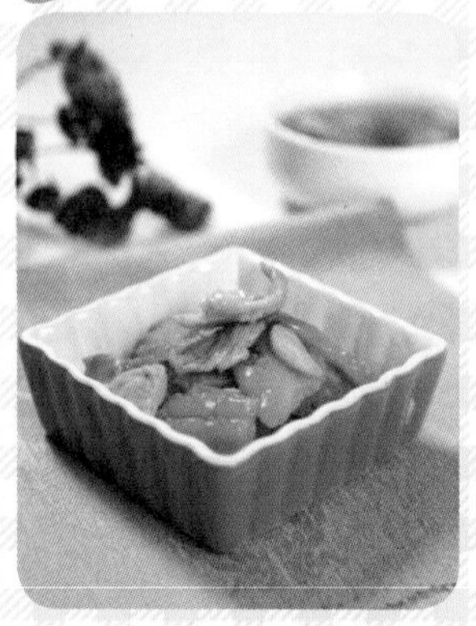

**原料**

苦瓜160克，豬瘦肉80克，雞蛋1個，植物油5克，鹽3克，蒜片、薑絲、生抽、雞精各適量。

**做法**

1.苦瓜去瓤，切片，入水焯一下。
2.豬瘦肉切片，放雞蛋清抓勻，入油鍋滑散。
3.鍋中留底油，爆香蒜片、薑絲，放肉片、苦瓜片、生抽、鹽煸炒；加入雞精調味即可。

**功效**

解暑祛熱，清腸胃、減肥輕身。

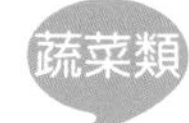


# 小黃瓜

健腦益智，
降低血糖、血脂

## 有益於防治「三高」的營養成分

小黃瓜中含有丙醇二酸、葫蘆巴鹼，能有效抑制糖類物質在體內轉變成脂肪，防止動脈硬化，對心血管系統有保護作用。經常食用小黃瓜，對高血壓病、心臟病、高脂血症、肥胖症都具有輔助治療的作用。

### 食法要略

- 吃小黃瓜最好不要削皮去子，因為小黃瓜皮中含有豐富的胡蘿蔔素、小黃瓜子中含有大量維生素E，營養價值很高。
- 生吃小黃瓜最好搭配大蒜，既可殺菌提味，又可避免維生素C流失。
- 有心血管病、肝病、高血壓病等患者，儘量少醃著吃，最好吃新鮮小黃瓜。

### 食療功效

中醫認為，小黃瓜具有除胸熱、解煩渴、利尿等功效，能夠加速新陳代謝，排除體內多餘鹽分，對腎炎、膀胱炎患者的人體康復有一定療效。小黃瓜還有美容養顏、護膚等療效。

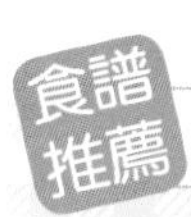


## 雙耳拌小黃瓜

**食量提示**
每天100克為宜

**原料**

泡發木耳、銀耳各20克，小黃瓜200克，鹽3克，芝麻油5克，蒜末、生抽、醋、雞精各適量。

**功效**

降糖降脂，降膽固醇，減肥排毒。

**做法**

1. 將水發木耳、銀耳擇洗乾淨，入沸水鍋汆熟。
2. 小黃瓜洗淨、切片，與銀耳、木耳一起放在盤中。
3. 取小碗，將蒜末、鹽、生抽、醋、芝麻油、雞精調成汁，倒在食物上拌勻即可。

蔬菜類

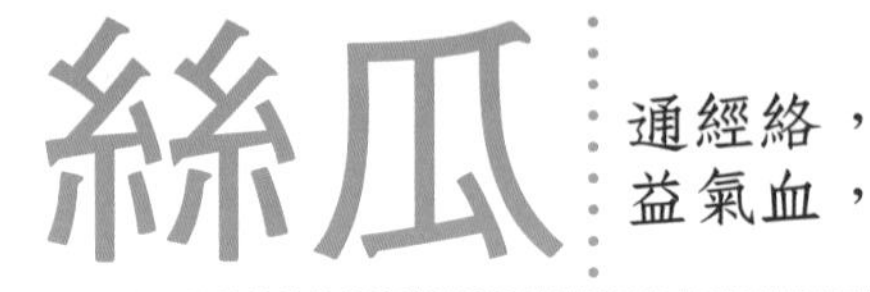

# 絲瓜

通經絡，
益氣血，降血壓

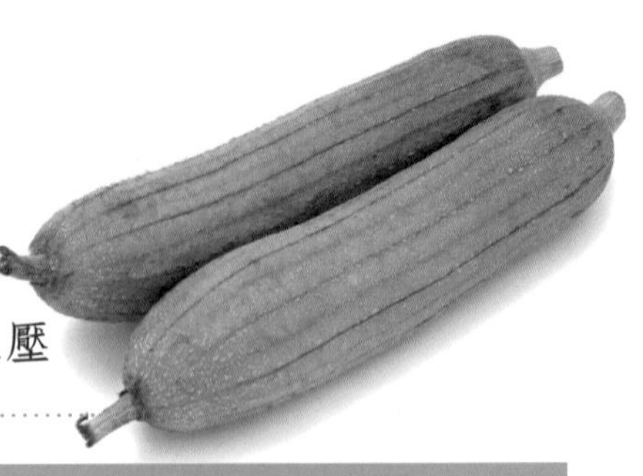

## 有益於防治「三高」的營養成分

絲瓜中有較高的鈣、鎂、磷，是低熱量、低脂肪、含糖量低的高鉀食品，促進人體內鈉鹽的排泄，降低血壓。絲瓜中的皂苷類物質、苦味物質及黏液汁、干擾素誘生劑等有強心、化痰、增強人體免疫力的功能。常食對老年性糖尿病合併高血壓病等有較好的防治作用。

### 食法要略

- 購買絲瓜時，應選瓜體柔韌有彈性、外形細小、稜邊較軟、有光澤的絲瓜。
- 絲瓜渾身是寶，皮、瓤、絡等都有很高的藥用價值，食用時儘量不要浪費。
- 絲瓜汁水豐盈，宜現切現做，以免營養成分隨汁水流走。
- 絲瓜宜與雞蛋搭配。
- 絲瓜不宜生吃；過量食用損陽氣。

### 食療功效

中醫認為，絲瓜具有祛風化痰、清暑涼血、解毒通便、通經絡、行血脈、下乳汁、潤肌美容等功效。絲瓜所含的干擾誘生劑能刺激人體產生干擾素，有抗病毒、防癌抗癌作用。

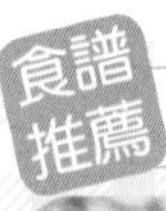

食譜推薦　**蒜炒絲瓜**

**食量提示**
每天80克為宜

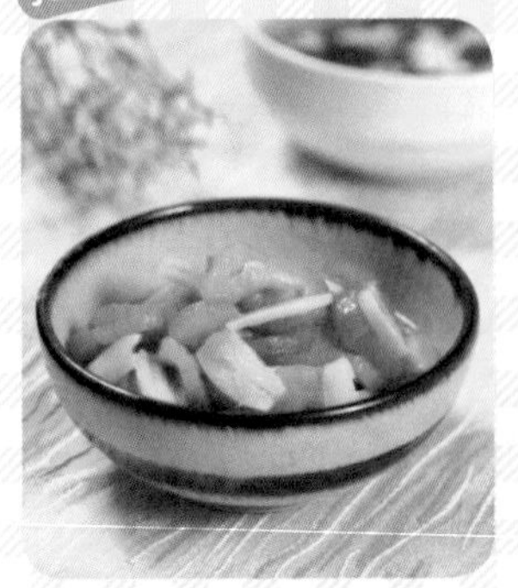

**原料**

大蒜3瓣，絲瓜160克，鹽3克，植物油6克，雞精適量。

**做法**

1.將大蒜切片，絲瓜切片。

2.鍋中放油燒熱，放入大蒜煸香。

3.放入絲瓜快速煸炒片刻，放鹽、雞精調味即可。

**功效**

祛風化痰，清暑涼血，解毒通便。

蔬菜類

# 南瓜

降血壓，
保護視力

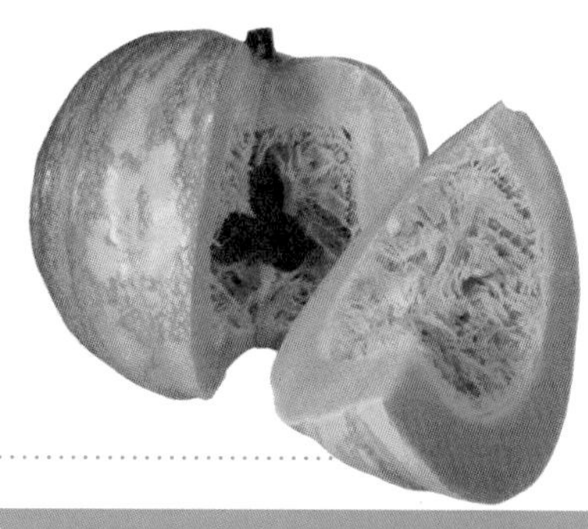

## 有益於防治「三高」的營養成分

南瓜中富含鈷、胡蘿蔔素、維生素C及鉀，可防治高血壓病及肝腎病變，並能抑制惡性腫瘤細胞的生長。經常食用南瓜，對高血壓病合併糖尿病、心腦血管疾病等均有較好的輔助療效。

### 食法要略

- 南瓜食法很多，可蒸、煮、榨汁等。
- 最好連皮一起食用，因為南瓜皮中含有豐富的胡蘿蔔素和維生素。
- 南瓜不宜與羊肉同食，因為易發生胸悶氣脹。
- 南瓜不宜與蝦同食，易引起痢疾。胃熱熾、有腳氣或黃疸者忌食南瓜。

### 食療功效

中醫認為，南瓜具有溫中益氣、利尿消腫、解毒殺蟲等功效。吃南瓜可預防高血壓病、糖尿病及其他肝腎病變，對高血壓病及其併發症患者有輔助治療作用。

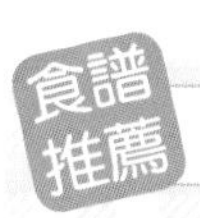

食譜推薦

### 南瓜餅

食量提示
每天200克為宜

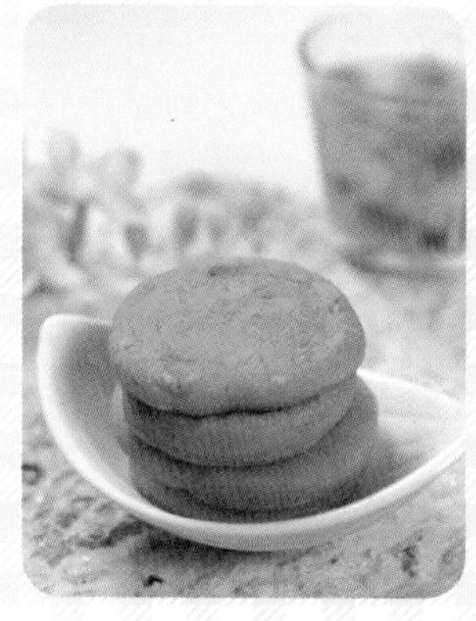

**原料**

南瓜150克，麵粉200克。

**做法**

1.將南瓜去皮、去子，上蒸籠蒸熟。

2.拌入麵粉中，加水和成麵團，擀開。放在煎鍋烙熟即可。

**功效**

補中益氣，消食化積，降壓通便，潤膚減肥。

蔬菜類

# 馬鈴薯

減肥，
降血壓

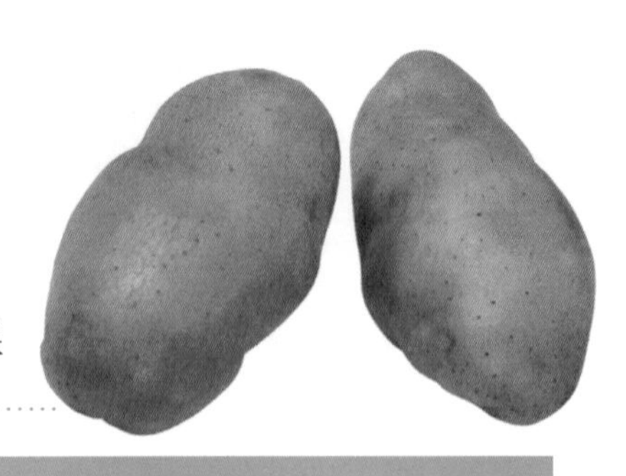

## 有益於防治「三高」的營養成分

馬鈴薯是低熱量、高蛋白、粗纖維多的減肥食品，可加快胃腸蠕動，促進膽固醇在腸內代謝，具有通便、降低膽固醇等功效。馬鈴薯含鉀豐富，能夠促進人體鈉鹽的代謝，還可減少中風發生的機率。經常食用馬鈴薯，對防治高血壓病、高脂血症、肥胖症、心腦血管疾病均有較好的輔助療效。

### 食法要略

- 馬鈴薯吃法很多，蒸、煮、炸、炒，做涼粉、粉皮、粉條等。
- 吃馬鈴薯時應削去皮，有芽眼的地方應挖去，以免中毒。
- 切開的馬鈴薯容易發黑，這是氧化現象，不會影響口感。可浸泡在水裡，但時間要短，以免營養流失。

### 食療功效

中醫認為，馬鈴薯具有益氣健脾、和胃調中、活血消腫等功效，適用於胃痛、便秘、心悸、高血壓病等病的輔助治療。

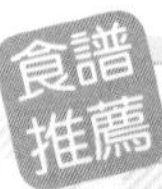

食譜推薦

### 馬鈴薯豬蹄湯

**食量提示**
每天60克為宜

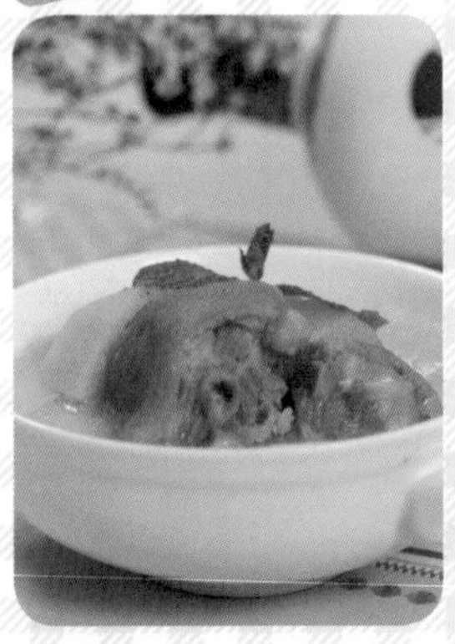

**原料**

馬鈴薯100克，豬蹄200克，枸杞10克，何首烏10克，鹽5克，薑、料酒各適量。

**做法**

1. 豬蹄剁成塊，入水中汆燙以去除血漬。
2. 馬鈴薯去皮切塊。將所有食物放入燉盅，調入薑、鹽、料酒，加入適量清水，燉蒸3小時即可。

**功效**

補肝益腎，補氣養血，和胃調中，益腎；對肝腎陰虧、頭暈目眩有一定療效。

蔬菜類

# 萵筍

降血壓，
啟動胰島細胞功能

## 有益於防治「三高」的營養成分

萵筍含有豐富的鉀元素，能夠促進排尿，減輕心房壓力，對心血管系統有保護作用。經常食用萵筍，對防治高血壓病合併心臟病有較好的輔助治療作用，且萵筍含有較多的煙酸，煙酸是胰島素的啟動劑，可改善糖的代謝功能，有降低血糖、尿糖的作用。

### 食法要略

- 萵筍吃法很多，炒、熗、燒、涼拌、醃製等，可作主料，也可作配料。
- 炒製萵筍時，少放一點鹽，味道會更美。

### 食療功效

中醫認為，萵筍具有清熱解毒、通淋、鎮靜安神等功效，能促進消化、改善肝臟功能、消除緊張情緒、幫助睡眠、參與牙與骨骼的生長。適用於神經症、心律不齊、產後缺乳、血尿、水腫、風濕病、痛風及肝癌、胃癌等病症的輔助治療。

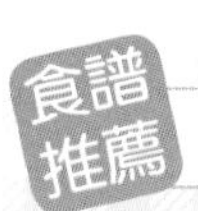


### 涼拌萵筍

食量提示
每天60克為宜

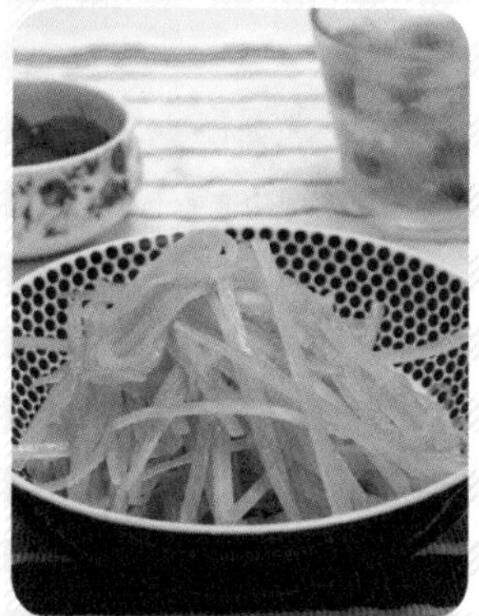

**原料**

萵筍120克，粉絲100克，鹽3克，芝麻油3克，醋、芥末油、雞精各適量。

**做法**

1. 將粉絲煮軟，萵筍削皮、切絲，放鹽拌勻醃製3分鐘，瀝去水。
2. 放粉絲、芝麻油、醋、雞精、芥末油拌勻即可。

**功效**

清胃熱、通經脈，健脾利尿，健美減肥。

蔬菜類

# 竹筍

延緩
血糖升高

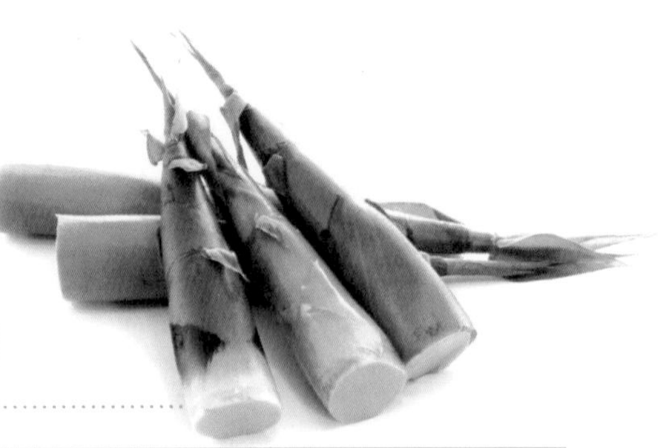

## 有益於防治「三高」的營養成分

竹筍具有低脂肪、低糖、高蛋白、多纖維的特點，能夠延緩胃腸排空時間，避免餐後血糖驟然升高。竹筍還有助於防治「三高」合併肥胖症。

### 食法要略

- 鮮筍含水量高，毛竹春筍含水量為90%，冬筍為85%，屬鮮嫩食品，不耐貯藏和長途運輸。
- 竹筍不能生吃，單獨烹調時有苦澀味，味道不好，但將竹筍與肉同炒則味道特別鮮美。
- 竹筍食用前應先用開水焯一下，去除其中的草酸。
- 竹筍切法有講究，靠近筍尖的地方宜順切，下部宜橫切，這樣烹飪時竹筍既容易爛熟又可入味。

### 食療功效

中醫認為，竹筍具有滋陰涼血、清熱化痰、利尿通便、養肝明目、解渴除煩等功效，可促進消化、防治大腸癌、乳腺癌等，對便秘、肥胖、水腫、急性腎炎、喘咳等病都有所幫助。對肺熱咳嗽、動脈硬化、冠心病也有一定的輔助療效。

### 食譜推薦 竹筍臘肉湯

**食量提示**
每天20克為宜

#### 原料

竹筍40克，臘肉80克，五花肉60克，植物油5克，鹽3克，蔥絲、雞精各適量。

#### 功效

補腎養血，滋陰潤燥，促進腸胃蠕動，幫助消化，健美減肥。

#### 做法

1. 臘肉切片，竹筍切塊。
2. 將五花肉煸炒香，加水燉半個小時後，放入臘肉、筍塊燒沸，煲20分鐘。放入蔥絲、雞精即可。

蔬菜類

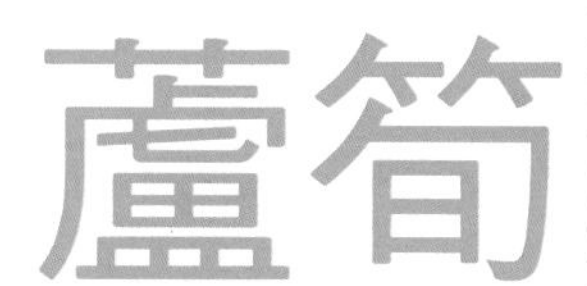


# 蘆筍

## 調節血液黏稠度，防治高血壓病

### 有益於防治「三高」的營養成分

蘆筍所含的蛋白質、微量元素、碳水化合物及多種維生素的品質均高於其他蔬菜，能夠調節血液中脂肪與糖分濃度，防止血管硬化。經常食用蘆筍，對防治高血壓病合併高脂血症、糖尿病、心臟病等均有較好的輔助治療作用。

### 食法要略

- 蘆筍適合炒著吃。
- 蘆筍營養以嫩莖的頂尖部分最為豐富，所以在食用時應多保存尖端。
- 炒製蘆筍前應先用水焯一下。
- 蘆筍含有較多的嘌呤，痛風患者應限制食用。

### 食療功效

中醫認為，蘆筍具有利尿、鎮靜等作用，有防癌抗癌、增強人體免疫力等作用。

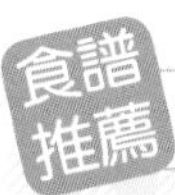


### 茄汁蘆筍

**食量提示**
每天50克為宜

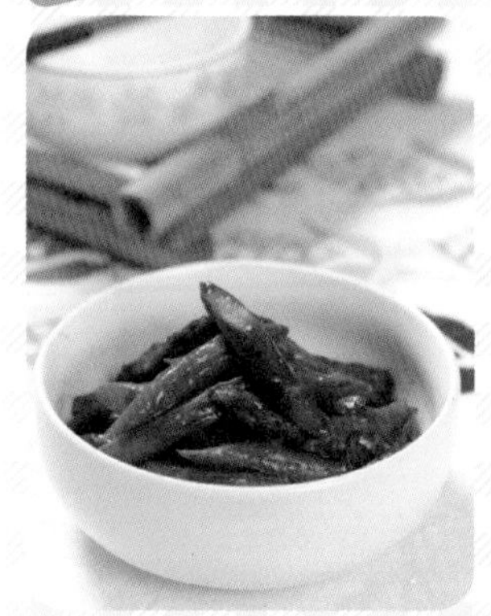

**原料**

蘆筍100克，植物油5克，鹽3克，芝麻油2克，澱粉、番茄醬、雞精各適量。

**做法**

1.將蘆筍用水焯一下後切成三段，再斜切。
2.油鍋燒熱，下入番茄醬煸炒片刻。
3.放蘆筍段、清水、鹽、雞精，燒沸。
4.放少許芝麻油，水澱粉勾芡即可。

**功效**

降糖降壓，生津止渴，健胃消食，清熱解毒，利尿。

蔬菜類

# 藕

調和脾胃，
潤肺止咳，
可治胃腸炎

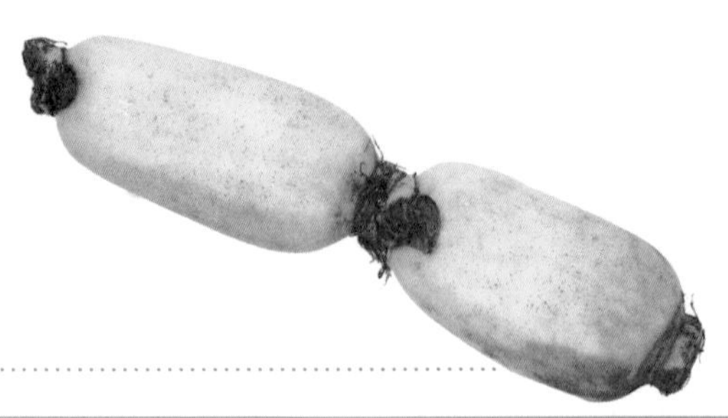

## 有益於防治「三高」的營養成分

藕含有大量的維生素C和膳食纖維，可使膽固醇氧化為膽酸排出體外，有助血管擴張，改善心臟功能和血液循環，從而有效預防動脈硬化發生。藕對高脂血症、高血壓病、心腦血管疾病等均有一定的防治作用。

### 食法要略

- 藕可生食，也可熟食。生吃清脆爽口，但性寒，脾胃功能虛弱者不宜生吃。
- 煮藕忌用鐵器，以免引起食物發黑。
- 藕搭配雪梨可生津潤喉。

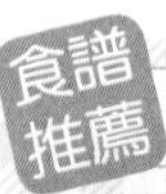

### 食療功效

中醫認為，藕具有解渴生津、祛瘀清熱、止血健胃、益氣醒酒等功效，藕能刺激腸道，促進排便，對肝病、便秘、尿血、吐血等有虛弱症者都有益。

## 食譜推薦 綠豆藕湯

**食量提示**
每天150克為宜

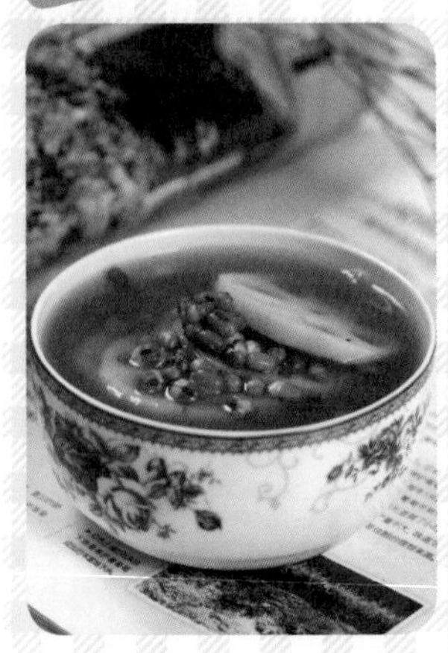

**原料**

綠豆60克，藕100克，冰糖適量。

**做法**

1.藕去皮、切片。

2.把藕、綠豆放入沙鍋中，加水適量熬煮至熟，加入冰糖至溶化即可。

**功效**

清熱解毒，利水消腫，涼血。

蔬菜類

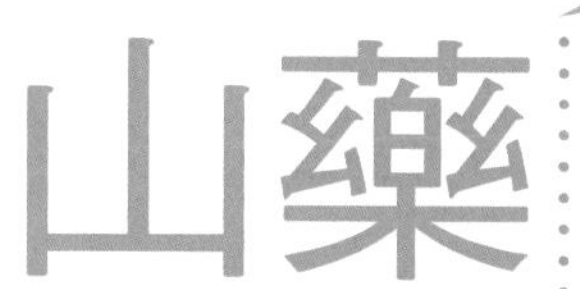


# 山藥

健脾止瀉，
預防脂肪沉積

## 有益於防治「三高」的營養成分

山藥是低脂肪、低熱量、高鉀食品。山藥所含脂肪較少，幾乎為零，而且山藥中的黏蛋白能預防心血管系統的脂肪沉積，防止動脈過早硬化。經常食用山藥，對防治高血壓病、高脂血症、糖尿病、心臟病等均有一定的輔助療效。

### 食法要略

- 山藥需去皮食用，以免產生麻、刺等異樣口感。去皮時必須戴上手套，山藥皮中的皂角素和黏液中的植物鹼會引起皮膚過敏，出現紅腫和癢痛現象。
- 煮食山藥的時間不宜過長，因為山藥中的澱粉酶不耐高溫，久煮會損失其中的營養成分。
- 烹飪時忌用銅器或鐵器。

### 食療功效

中醫認為，山藥具有健脾補肺、固腎益精、聰耳明目、強筋骨、助五臟等功效。不但能防治動脈硬化，還對高血壓病及其併發症有輔助治療作用。

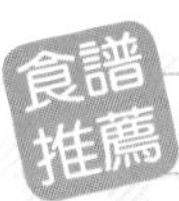


### 核桃山藥粥

**食量提示**
每天60克為宜

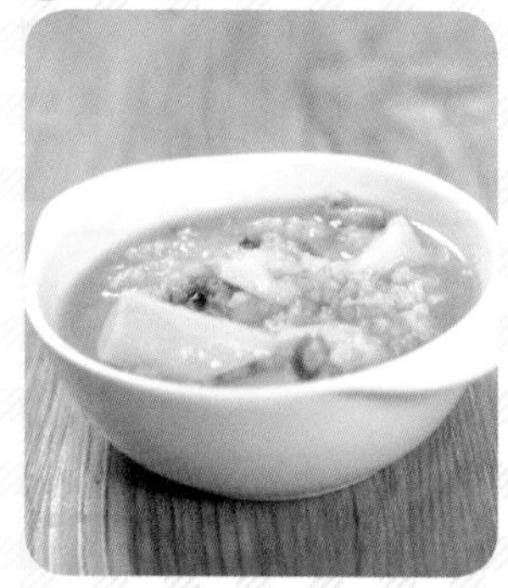

**原料**

山藥100克，核桃仁50克，粳米60克。

**做法**

1.山藥削皮、切塊。

2.將粳米入鍋，加水燒沸。

3.放山藥、核桃仁熬煮至熟即可。

**功效**

養陰生津，補腎固精，益智健腦，緩解疲勞。

蔬菜類

# 番薯

潤腸通便，防治心腦血管疾病

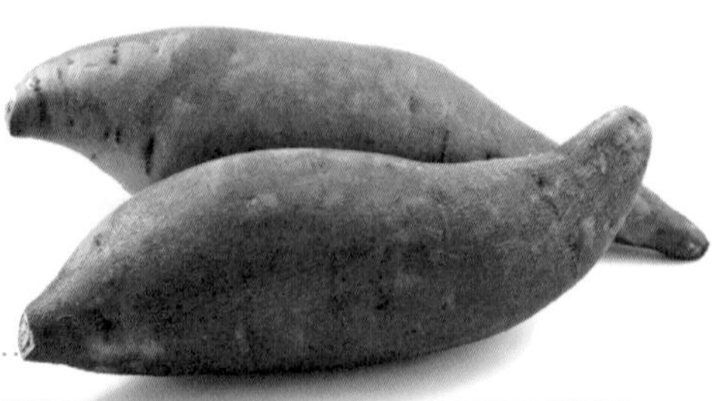

## 有益於防治「三高」的營養成分

番薯含有較多的纖維素和果膠，能促進膽固醇的排瀉，防止血管脂肪沉積及糖分轉化為脂肪，還能增強血管彈性，防止動脈粥樣硬化，降低心血管疾病的發生率。番薯的減肥效果很好，能夠有效抑制因肥胖導致的高血壓病的發生。經常食用番薯對防治高血壓病、高脂血症、心腦血管疾病均有較好的輔助療效。

## 食法要略

- 番薯適合蒸、煮食用。
- 不宜吃涼番薯，易導致胃腸不適。
- 番薯不宜吃多，以免吐酸水或出現「燒心」。
- 胃潰瘍、胃酸過多、過敏體質的人不宜吃番薯，以免加重病情。
- 帶有黑斑的爛番薯不能吃，以免中毒。
- 番薯不宜與柿子同食，易產生結石。

## 食療功效

中醫認為，番薯具有補中和血、益氣生津、寬腸胃、通便等功效，對直腸癌、高血壓病、肥胖症也有一定的輔助療效。

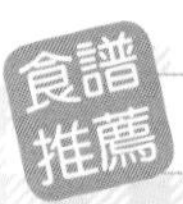

### 食譜推薦　番薯大米粥

食量提示：每天100～200克為宜

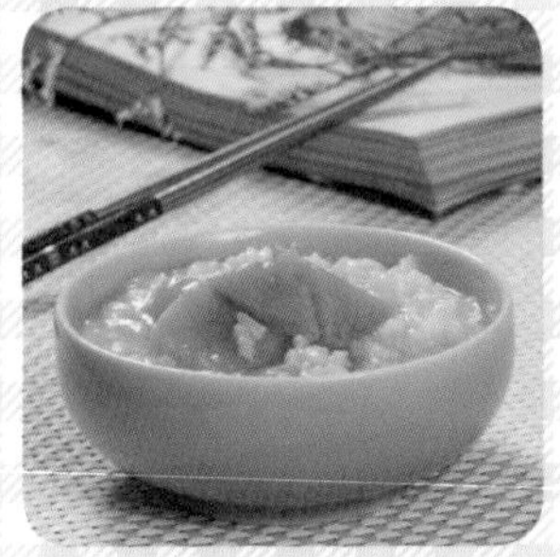

**原料**

番薯100克，大米60克。

**做法**

1.將大米淘淨，番薯洗淨去皮、切塊。

2.將番薯、大米同放入沙鍋中，加入清水，熬煮成粥即可。

**功效**

養陰生津，通便，可加快人體新陳代謝。

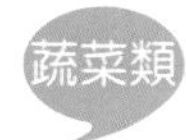


# 荸薺

降血壓，
調節酸鹼平衡

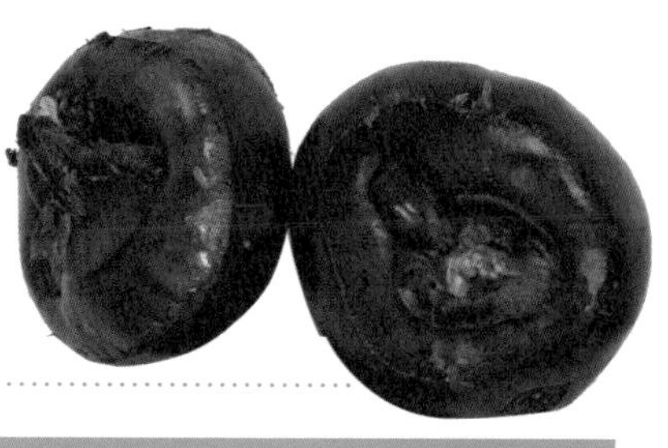

## 有益於防治「三高」的營養成分

荸薺中含有一種抗菌成分——荸薺英，對降低血壓有一定的療效，而且還對各種細菌有一定的抑制作用。荸薺中的磷含量豐富，能促進體內蛋白質、脂肪、糖三大物質的代謝，調節酸鹼平衡。經常食用荸薺，對防治高血壓病、糖尿病及多尿症均有較好的作用。

### 食法要略

- 荸薺鮮甜可口，可作水果亦可作蔬菜，可製罐頭，可作涼果蜜餞，宜熟食，可用於炒、燒或做餡心，如荸薺炒蝦仁、荸薺炒雞丁等。
- 荸薺不宜生吃，因為它生長在泥中，外皮和內部都附著細菌和寄生蟲，因此，一定要煮熟方可食用。

### 食療功效

中醫認為，荸薺具有涼血解毒、益氣安中、清熱生津、利尿通便、化濕祛痰、開胃消食、降壓等功效。可用於黃疸、痢疾、小兒麻痹、便秘等的輔助食療。

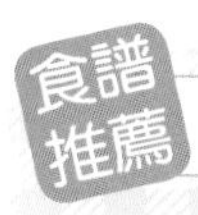


### 荸薺豆腐肉湯

**食量提示**
每天2～4個為宜

**原料**

荸薺5個，豆腐100克，豬肉50克，雞蛋1個，植物油5克，鹽5克，蔥、雞精、生抽適量。

**功效**

清熱解毒，化濕祛痰，清肺胃熱，消食除脹。

**做法**

1. 荸薺去皮、切丁，豆腐切丁，豬肉切絲，用雞蛋、生抽醃製後，用油滑散。
2. 鍋留底油，嗆蔥絲，放入豬肉絲、荸薺、豆腐、鹽、水熬煮20分鐘，加入雞精即可。

蔬菜類

# 香菇

調節糖代謝

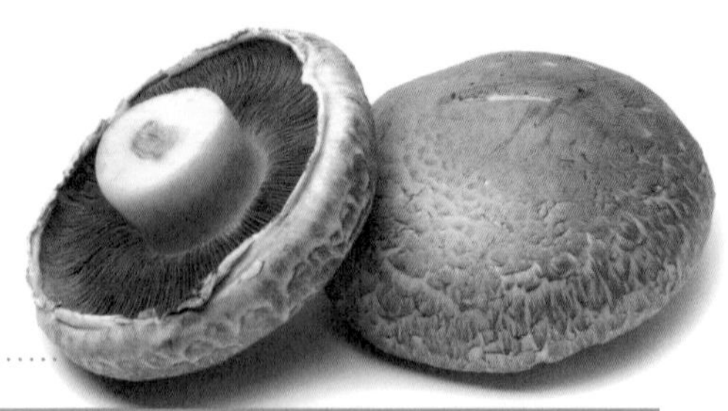

## 有益於防治「三高」的營養成分

香菇含有豐富的硒，硒具有與胰島素類似的功效，可調節糖代謝的生理活性，具有降低血糖，改善糖尿病症狀的輔助療效。香菇中的B族維生素及維生素C，對糖尿病性視網膜病變、腎病都有療效，並有利於延緩糖尿病及其併發症的進程。不僅如此，香菇中還含有豐富的食物纖維，經常食用能降低血液中的膽固醇，防止動脈粥樣硬化，對防治心臟病、肥胖症和糖尿病都有很好的輔助療效。

## 食法要略

- 特別大的香菇不要食用，很可能是激素催肥的，不利於人體健康。
- 泡發香菇的水，烹飪時都要用上，因為香菇中很多營養物質都溶解在水裡。
- 泡發好的香菇如果吃不完，應放在冰箱中冷藏，這樣才不會損失營養。

## 食療功效

中醫認為，香菇性味甘、平、涼，具有補肝腎、健脾胃、益智安神、美容養顏等功效，還能增強人體抵抗疾病的能力，對預防高血壓病、高脂血症、調節內分泌系統的紊亂有一定的輔助作用。

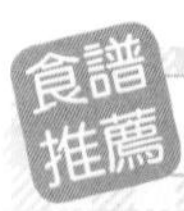

## 食譜推薦　香菇燒青江菜

食量提示
每天20克為宜（乾）

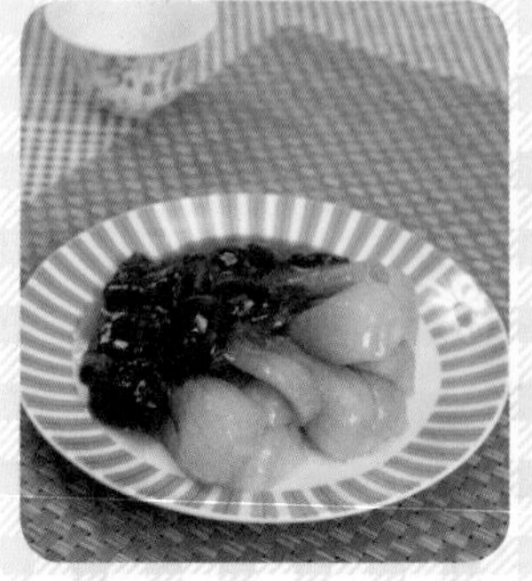

### 原料

香菇30克（鮮香菇），青江菜200克，植物油6克，鹽3克，蒜片，蔥絲、薑片，植物油，雞精各適量。

### 做法

1.香菇一切兩半，鍋中放油爆香蔥絲、蒜片、薑片。
2.放香菇、青江菜煸炒幾分鐘。
3.放蠔油、鹽、雞精炒勻即可。

### 功效

活血化瘀，消腫解毒，潤腸通便，養血補氣。

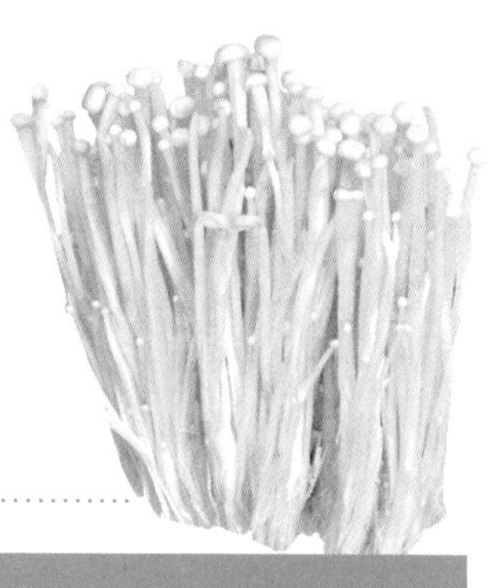

蔬菜類

# 金針菇

防治「三高」

## 有益於防治「三高」的營養成分

金針菇是一種高鉀低鈉食品，可抑制血脂升高和降低膽固醇、降低血壓的作用。經常食用金針菇，對防治心腦血管疾病，如高血壓病、糖尿病、高脂血症等均有一定的防治作用。

### 食法要略

- 金針菇吃法很多，涼拌或加入火鍋都可以。
- 金針菇一定要做熟了再吃，否則會中毒。
- 金針菇性味寒涼，脾胃虛寒、畏寒肢冷、大便溏稀者慎食。

### 食療功效

中醫認為，金針菇具有抗菌消炎、益智安神、抗疲勞、抗腫瘤等功效，能有效增強人體的生物活性，促進體內新陳代謝，適宜「三高」患者食用。

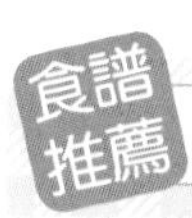

### 食譜推薦　金針豆苗湯

**食量提示**
每天20克為宜

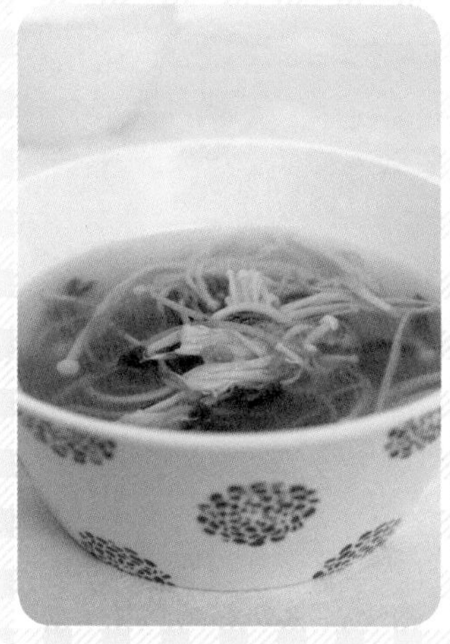

**原料**

金針菇40克，豌豆苗50克，植物油6克，鹽5克，蔥花、雞精各適量。

**做法**

1.豌豆苗擇洗淨，金針菇沸水焯透。
2.油鍋燒熱，爆香蔥花，加水燒沸。
3.放入金針菇、豌豆苗煮3-4分鐘，放鹽、雞精調勻即可。

**功效**

降糖降壓，益智安神，理中益氣，補腎健脾。

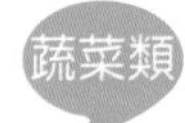


# 蘑菇

調節糖代謝，控制血糖

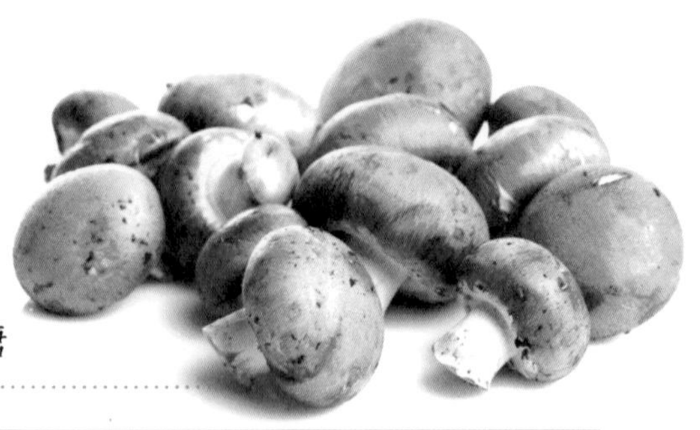

## 有益於防治「三高」的營養成分

蘑菇中含有的硒，能夠防止過氧化物損害人體，起到調節糖代謝、穩定血糖的作用。蘑菇還含有大量植物纖維，具有防止便秘、促進排毒、預防糖尿病及大腸癌、降低膽固醇含量的作用，且它又屬於低熱量食品，可防止發胖。

### 食法要略

- 蘑菇既可燉食，又可涼拌。
- 最好吃鮮蘑菇，如果選擇袋裝蘑菇，食用前一定要多清洗幾遍，因為袋裝食品含有多種添加劑。
- 蘑菇宜搭配肉食用，營養才會被充分吸收利用。煮食蘑菇不宜放雞精和味精。

### 食療功效

中醫認為，蘑菇具有寬腸益氣、散血等功效，能夠調節甲狀腺功能、提高人體免疫力、降血脂、降血壓、降血糖、預防便秘、減肥美容等作用。

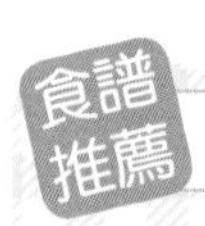


### 蘑菇菜心湯

**食量提示**：每天20克為宜

**原料**

蘑菇40克，菜心200克，蝦米20克，鹽3克，芝麻油3克，雞精適量。

**功效**

解渴利尿、通利腸胃，富含植物纖維、低熱量，可預防便秘和發胖。

**做法**

1. 菜心切絲，蝦米泡軟，蘑菇用清水沖洗淨、切片。
2. 鍋中加入清水，將菜心、蘑菇、蝦米放入鍋中燒開，加鹽、芝麻油、雞精調味即可。

蔬菜類

# 草菇

降低血糖、膽固醇

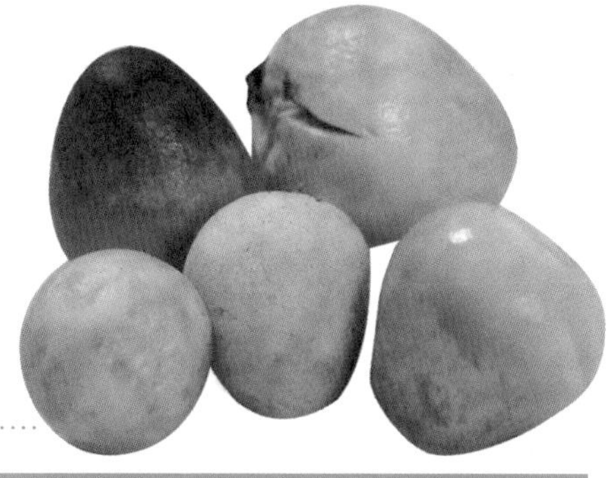

## 有益於防治「三高」的營養成分

草菇含有豐富的優質蛋白質及維生素C，而且草菇澱粉含量很少，能夠減緩人體對碳水化合物的吸收，有降低血糖、降低膽固醇、促進人體新陳代謝、提高人體免疫力等功效，特別是對糖尿病引起的傷口不易癒合有一定的輔助療效。且草菇含有豐富的鉀，可促進體內鈉鹽的代謝，具有輔助降壓的作用。

## 食法要略

- 草菇宜素炒或做湯，味道鮮美，滑嫩無比。
- 草菇無論是鮮品還是乾品，浸泡時間都不宜過長。
- 草菇性寒涼，脾胃虛寒、畏寒肢冷、大便溏稀者不要食用。

## 食療功效

中醫認為，草菇性味甘寒，具有護肝健胃、解毒抑菌、抗癌等功效。經常食用草菇對高脂血症、動脈硬化、冠心病均有一定的輔助療效。

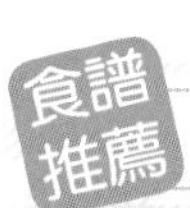


## 番茄炒椒菇

食量提示
每天20克為宜（乾）

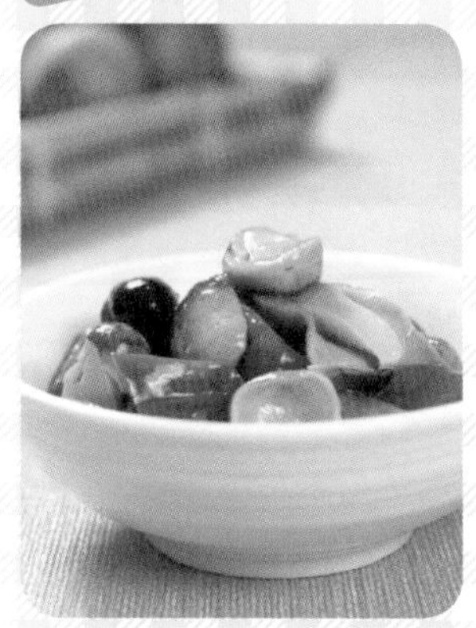

### 原料

草菇50克，番茄200克，青椒80克，植物油5克，鹽3克，芝麻油2克，蔥絲、雞精各適量。

### 做法

1.草菇切片、焯水，番茄去皮、切塊，青椒切塊。
2.油鍋燒熱放入蔥絲、草菇翻炒片刻。
3.放入番茄、青椒，炒至收汁。
4.放鹽、芝麻油、雞精調味即可。

### 功效

降糖、降脂、降壓，生津止渴，健胃消食。

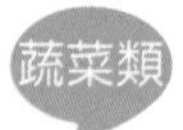


# 銀耳

保護肝臟，
滋潤皮膚

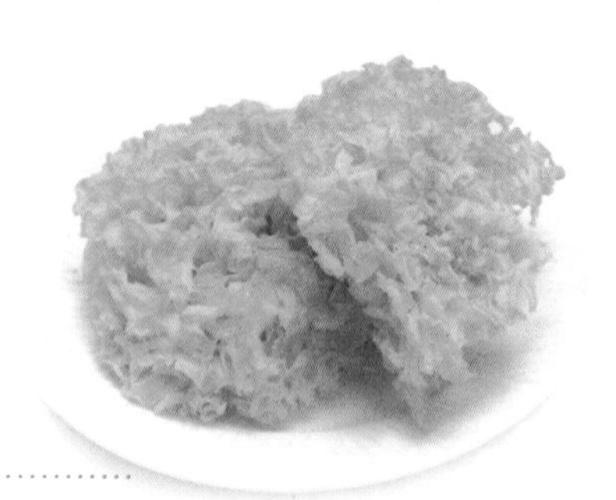

## 有益於防治「三高」的營養成分

銀耳不僅含有豐富的膳食纖維，且熱量低，可幫助胃腸蠕動，延緩血糖水準上升，減少脂肪吸收。另外，銀耳中還含有較多的銀耳多糖，能延長胰島素在人體中的作用時間，可從原來的3～4小時延長到8～12小時，對防治糖尿病大有益處。

### 食法要略

- 銀耳宜用開水泡發，泡發後應去掉未發開的部分，特別是呈蛋黃色的部分。
- 銀耳對久病不癒、體虛以及陰虛內熱者更加適宜。
- 購買銀耳時，要選顏色白淨、朵大肉厚、基底部小的為佳。但是，過於白淨的不要購買，以防曾被用硫磺熏過。

### 食療功效

中醫認為，銀耳具有養陰清熱、補脾開胃、益氣清腸、潤肺益腎、健腦催眠、潤燥等功效，對虛勞咳嗽、痰中帶血、老年性慢性支氣管炎、肺結核、肺源性心臟病、癌症等有一定的緩解作用。還可養顏美容、增強人體免疫力。

### 桂花蓮子銀耳湯

**食量提示**
每天15克為宜（乾）

**原料**

桂花15克，蓮子15顆，銀耳30克（水發），冰糖適量。

**功效**

補腎固澀，清心安神，除煩止渴；對心悸失眠、緊張疲勞均有一定的治療作用。

**做法**

1. 將蓮子用冷水泡漲，去芯、蒸熟。
2. 銀耳洗淨、蒸熟。鍋中加入水，放冰糖、桂花燒開成汁。
3. 將蓮子、銀耳放入湯碗中，把汁倒入碗中，即可食用。

蔬菜類

# 木耳

抗血栓，抗癌

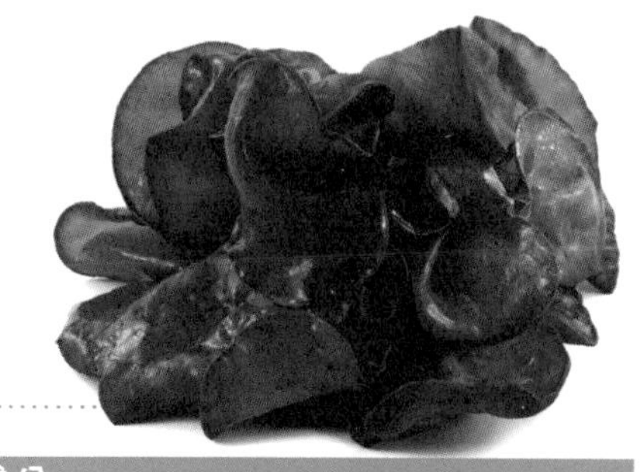

## 有益於防治「三高」的營養成分

木耳被稱為「食品中的阿司匹林」，因為它與腸溶阿司匹林功效類似，具疏通血管，減少血液凝塊，對血栓、心肌梗死的發生有一定的防治作用。木耳所含的膠質能清除體內的垃圾，經常食用木耳，對防治高血壓病、腦血栓、冠心病均有較好的輔助療效。

### 食法要略

- 木耳適宜炒、燉食用。
- 如果木耳泡發後仍緊縮在一起，不宜再吃。
- 鮮木耳含有毒素，不可食用。
- 木耳有活血抗凝作用，有出血性疾病的人不宜食用。

### 食療功效

中醫認為，木耳具有滋陰潤燥、養血益胃、抗衰老等功效。木耳對腦細胞和神經細胞具有保護作用；木耳含鐵量豐富，能防治缺鐵性貧血，對高血壓病、糖尿病患者有食療作用。

### 蕨菜木耳瘦肉湯

食量提示
每天15克為宜（乾）

#### 原料

蕨菜20克，木耳30克（水發），豬瘦肉100克，植物油5克，鹽5克，蔥絲、薑絲、澱粉、料酒、生抽、雞精各適量。

#### 功效

生津潤燥，滑腸通便，補血養血。

#### 做法

1. 將豬肉切絲，用澱粉、料酒、生抽醃製20分鐘，入油鍋滑散。
2. 鍋中留油，熗蔥絲、薑絲，放豬肉、蕨菜、木耳、鹽、水，熬煮20分鐘，再放雞精調味即可。

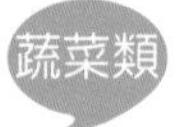


# 蒟蒻

降低膽固醇、血壓、血脂

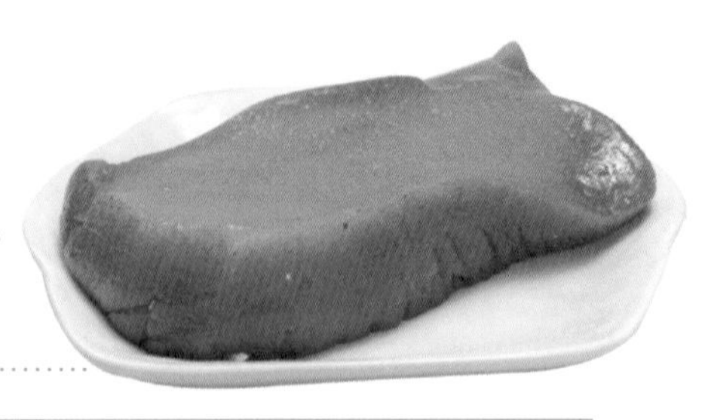

## 有益於防治「三高」的營養成分

蒟蒻是膳食纖維和水分含量較多的食品，且熱量低，食用後不僅有飽腹感，還可加快人體脂肪的代謝，延緩身體對葡萄糖的吸收，可有效降低餐後血糖，減輕胰臟的負擔，使糖代謝處於良性循環狀態，避免血糖出現驟然下降的現象，對「三高」及其併發症均有很好的療效。

### 食法要略

- 生蒟蒻有毒，食用時必須水煮3小時以上。可在超市購買加工過的蒟蒻。
- 蒟蒻有一種特殊的味道，可在製作前先用清水浸泡2小時左右，中間換2次水，然後再用沸水汆燙3分鐘就可除去此味道。

### 食療功效

中醫認為，蒟蒻具有潤腸通便、補鈣、平衡水分、排毒等功效，有提高人體免疫力、抗癌抑菌、減肥等作用。

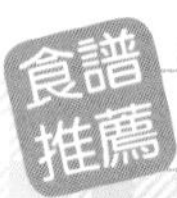


## 爆炒蒟蒻絲

**食量提示**
每天80克為宜

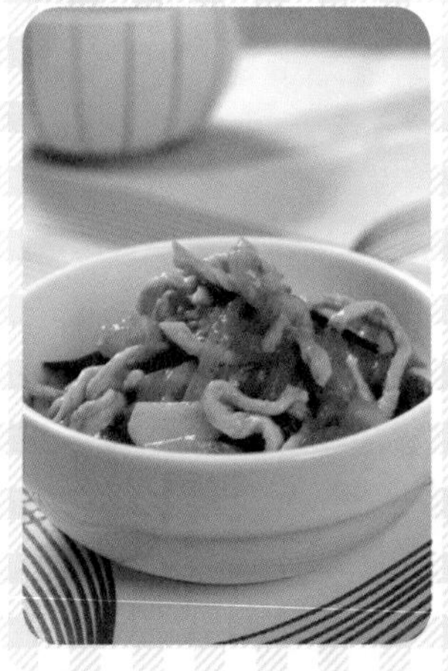

### 原料

豬肉絲100克（醃好），蒟蒻150克，小黃瓜200克，植物油6克，鹽4克，蒜片、雞精各適量。

### 做法

1. 將豬瘦肉切絲，用料酒、老抽和乾澱粉裹勻，醃製一會。
2. 將蒟蒻蒸熟，切成細絲；小黃瓜切片。
3. 油鍋燒至七成熱時放入醃製好的豬肉絲滑散。
4. 放蒜片爆香，放黃瓜片、蒟蒻絲、鹽，溜炒3分鐘，放雞精調味即可。

### 功效

潤腸通便，補鈣，平衡水分，排毒。

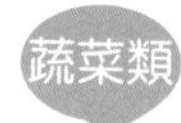


# 豆腐

降血脂，
保護血管

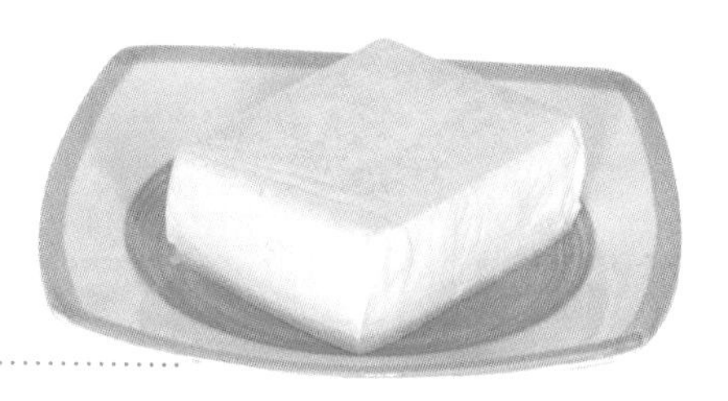

## 有益於防治「三高」的營養成分

豆腐含有豐富的蛋白質、維生素E及鉀，有較強的抗體內酸化作用，可降低血脂、加快人體新陳代謝，對防治「三高」有一定的輔助療效。

### 食法要略

- 豆腐食法很多，燉、炒、油炸，製成豆腐乾、豆腐皮、臭豆腐均可。
- 豆腐宜與肉、蛋搭配，可提高人體對蛋白質的利用。
- 豆腐不宜與菠菜、蔥搭配，容易形成結石。
- 患有痛風、腎病、消化性潰瘍者不要吃豆腐。

### 食療功效

中醫認為，豆腐具有清肺熱、調五臟、生津液、止咳喘等功效，有防治骨質疏鬆、降脂、健腦、護膚美容、抗癌等輔助功效。

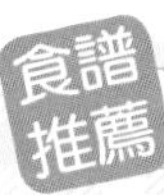


## 白菜燴豆腐

**食量提示**
每天100克為宜

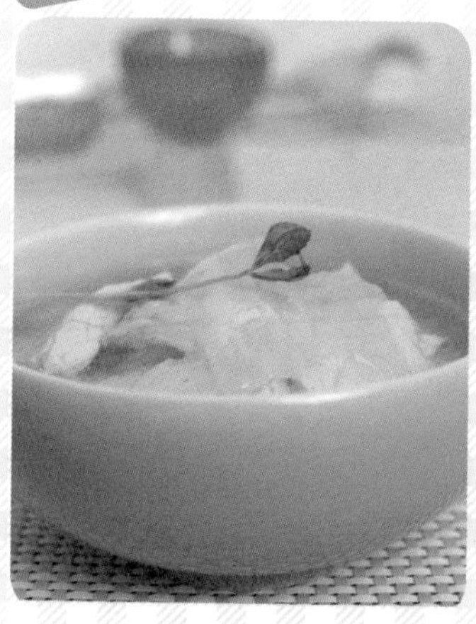

**原料**

白菜200克，豆腐200克，植物油6克，鮮湯1000毫升。

**做法**

1.白菜切片，豆腐切片。

2.油鍋燒熱，放白菜、豆腐，加入鮮湯燉煮至熟即可。

**功效**

降糖降脂，滋陰潤燥，養胃生津，利尿通便，下氣消食，清熱解毒。

# 石花菜

降血壓，
延緩餐後
血糖升高

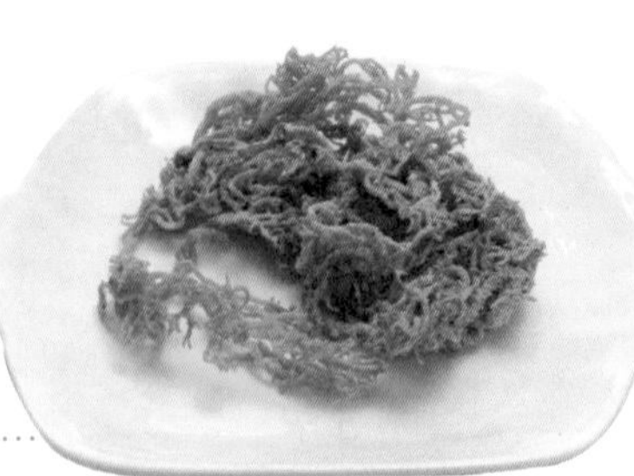

## 有益於防治「三高」的營養成分

石花菜含有豐富的膳食纖維，可延緩人體對食物中葡萄糖的吸收，有降低血糖的作用。石花菜還含有豐富的礦物質和維生素及褐藻鹽酸類物質，有降壓、利排便等功效，對防治「三高」等併發症有一定的輔助療效。

### 食法要略

- 石花菜適合涼拌，食用前必須在開水中焯一下，但時間不宜太長，否則石花菜會化掉。一般3～4分鐘就可以。
- 石花菜適宜與薑末搭配，以使寒性得以緩解。
- 石花菜性味寒涼，身體虛弱，特別是脾胃虛寒、腎陽不足者，最好不要食用。

### 食療功效

中醫認為，石花菜具有清肺化痰、滋陰降火、清熱燥濕、涼血止血等功效。石花菜所含的澱粉類硫酸酯為多糖類物質，對高血壓病、高脂血症、便秘等有一定的輔助療效。

### 食譜推薦　涼拌石花菜

**食量提示**
每天25克為宜（乾）

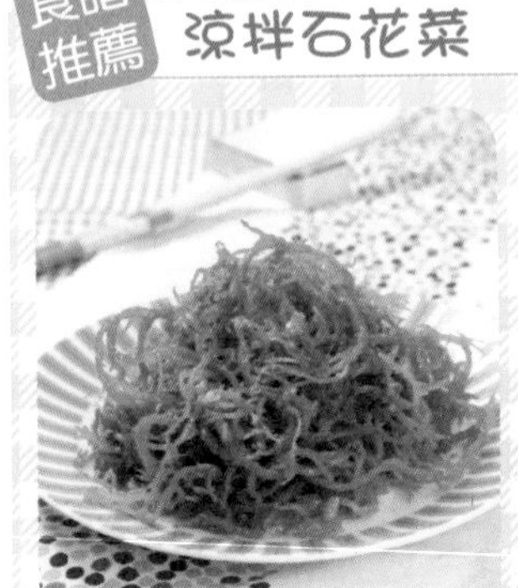

**原料**

石花菜60克（水發），芝麻油3克，薑末、蒜末、醋、雞精各適量。

**做法**

1.石花菜沸水焯一下，撈出晾涼。

2.放鮮薑末、芝麻油、蒜末、醋、雞精，拌勻後即可。

**功效**

清肺化痰，滋陰降火，清熱燥濕，涼血止血。

蔬菜類

# 海帶

降低膽固醇、血壓

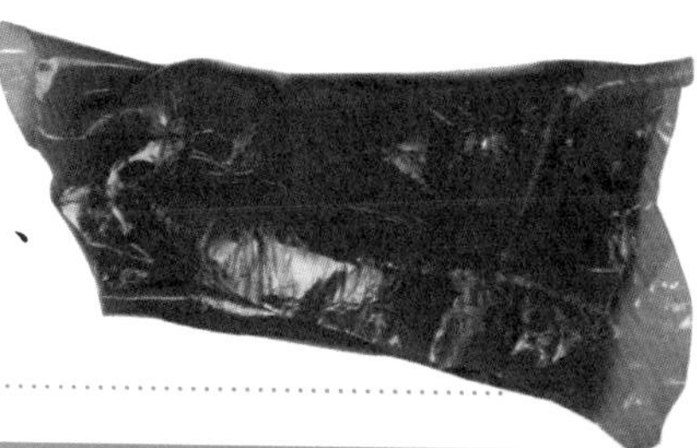

## 有益於防治「三高」的營養成分

海帶含有豐富的牛磺酸、硫酸多糖、海藻氨酸、谷固醇、鉀等物質，可降低血壓和膽汁中的膽固醇，有防止動脈硬化及治療多種心血管病的作用。海帶中的不飽和脂肪酸和食物纖維能清除附在血管壁上的膽固醇，促進膽固醇的排泄；海帶還含有豐富的鈣，可降低人體對膽固醇的吸收、降低血壓。海帶對高血壓病、高脂血症、心臟病、糖尿病有很好的防治作用。

## 食法要略

- 乾海帶食用前應在水中浸泡1～2小時（中間換水1～2次），以去除海帶中含有的有毒物質——砷。浸泡時間不要超過5小時，以免水溶性營養物質流失過多。
- 海帶與黃豆同燉，營養物質容易被人體吸收。
- 患有甲狀腺功能亢進、孕婦、乳母不要吃海帶。

## 食療功效

中醫認為，海帶具有抗菌、抗病毒、抗腫瘤、抗氧化、抗輻射、降壓、降脂等功效。

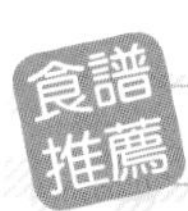


## 涼拌海帶豆腐乾

**食量提示**
每天150～200克為宜（水發）

### 原料

豆腐乾200克，海帶200克，鹽3克，芝麻油3克，生抽、香醋、雞精各適量。

### 做法

1. 海帶洗淨切段，豆腐乾切片。
2. 豆腐乾、海帶段裝盤，放芝麻油、鹽、生抽、香醋、雞精拌勻即可食用。

### 功效

降低膽固醇，預防骨質疏鬆，對肥胖、病後調養均有益處。

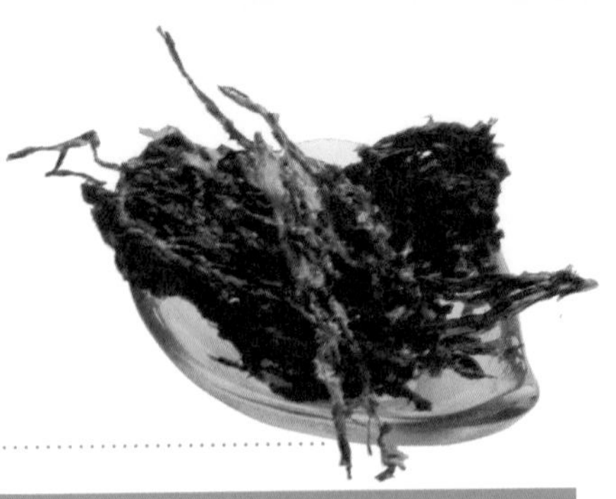

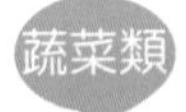


# 紫菜

降低血液黏稠度，防治動脈硬化

## 有益於防治「三高」的營養成分

紫菜含有豐富的鉀，鉀可排出體內多餘的鈉鹽，防止膽固醇在血管壁上沉積，降低血液黏稠度，減少動脈粥樣硬化，對心血管系統有保護作用，故經常食用紫菜，對防治高脂血症、高血壓病、心腦血管疾病、糖尿病等有較好的輔助作用。

### 食法要略

- 紫菜可做湯，也可配菜食用。
- 若涼水浸泡後的紫菜呈藍紫色，說明紫菜在乾燥、包裝前已被有毒物所污染，這種紫菜對人體有害，不能食用。
- 紫菜是海產食品，容易返潮變質，應將其裝入黑色食品袋置於低溫乾燥處，或放入冰箱中，可保持其味道和營養。
- 消化功能不好、脾虛者應少食紫菜，會致腹瀉；腹痛便溏者禁食。

### 食療功效

中醫認為，紫菜具有消腫解毒、降壓、降脂、促進骨骼生長等功效。紫菜的營養特別豐富，有降低血糖的作用。還能明顯促進人體細胞對糖的攝取，同時還可改善脂肪等物質在血管壁上的沉積，降低血液黏稠度，減少動脈硬化，防治「三高」及其併發症。

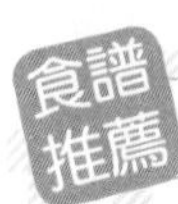


### 紫菜湯

**食量提示**
每天15克為宜（乾）

#### 原料

紫菜30克（水發），雞蛋1個，鹽3克，芝麻油3克。

#### 功效

降糖降脂，對糖尿病性高脂血症、濕濁者有輔助療效。

#### 做法

1. 雞蛋打散。
2. 水燒開後將蛋液緩緩倒入。
3. 待浮起蛋花時，放入紫菜、芝麻油、鹽即可。

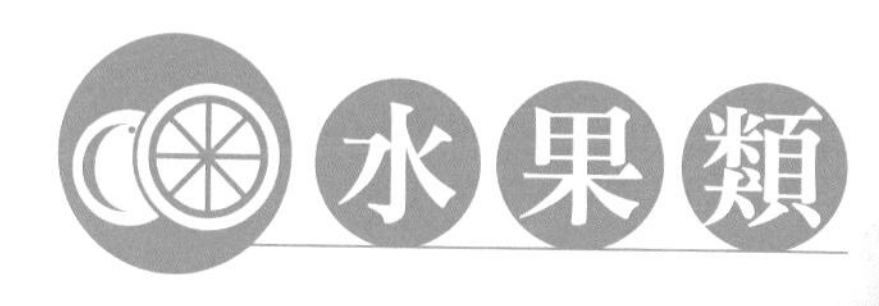


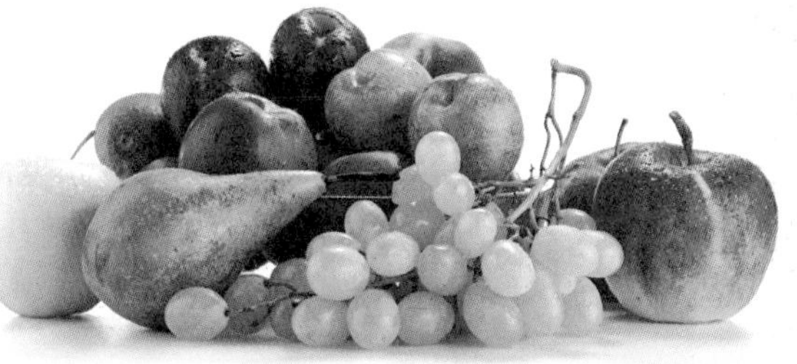

## 水果對控制「三高」有什麼益處

水果酸甜可口、脆嫩潤澤，無論是口感和視覺都給人以美的享受。而且水果幾乎含有人體所需要的各種營養物質，其中較為豐富的有維生素、礦物質、尼克酸、胡蘿蔔素和膳食纖維等，對防治「三高」均具有非常好的作用。

水果中含有的類黃酮是一種天然的抗氧化劑，通過抑制低密度脂蛋白氧化而發揮抗動脈粥樣硬化的作用。水果除含有大量水分外，還含有豐富的維生素C及粗纖維。維生素C具有降血脂的作用，粗纖維在腸道中可阻止膽固醇的吸收，有利於降低血液黏稠度。

食用水果會對人體產生不同的影響：一是愉悅心情，據國外科學家研究證實，心情愉快、心境平和有助於血壓保持正常水準；二是使人體內的營養豐富、均衡，如能每天吃2～3種水果，既能減少各種疾病的發生率，又可增進食欲，還有利於維持人體酸鹼度平衡。但要注意的是，糖尿病患者應有選擇性地吃，在血糖控制比較理想時吃，不能吃得過多。

## 水果吃多少為宜

吃水果的原則是，量少、種類多（相剋水果除外），即一次不要吃得過多，而且要換著種類吃，這樣才能保證營養均衡、不傷身體。沒有不好的食物，只有不合理的吃法，如橘子，吃得過多不但會導致上火，易引發口腔炎、牙周炎等症狀，而且會引發「橘子病」，即出現皮膚黃染現象。

「三高」患者吃水果，一般來說，一天應吃200～300克，而且要保證品種多樣化，以保證營養的均衡。

## 哪些水果儘量不吃，哪些水果可以適量少吃

儘量不吃：柿子、杏、葡萄乾、甘蔗、果脯。

儘量少吃：李子、楊桃、梨、芒果、甜瓜。

## 水果什麼時候吃合適

水果類食物一般蛋白質、脂肪含量較少，而含有較高的糖類、纖維素和果膠，還含有比其他食物更多的維生素C和胡蘿蔔素。但由於水果含糖量較高，最好放在兩餐之間或臨睡前作為加餐食用。水果中許多營養成分均是水溶性的，飯前吃有利於身體必需營養素的吸收；飯後若立即吃水果，水果中的鞣酸很容易和食物中的鈣生成不能消化的物質。所以，吃水果的正確時間是飯前1小時和飯後2小時左右比較好。同時，由於水果是低熱量食物，進餐時先吃低熱量食物，容易把握一頓飯總熱量的攝入情況。

糖尿病患者應根據自己的情況選擇適合自己的方式吃水果，可以在吃水果之前和之後都對血糖進行一次測量，一來可以瞭解自己什麼時候吃水果合適，二來可以瞭解自己吃得是否過量。

## 吃水果應該注意什麼問題

有些水果不宜空腹食用，如橘子、山楂、香蕉、柿子等，吃後會引起腸胃不舒服。選擇吃什麼樣的水果，還應當考慮個人的體質。如糖尿病患者應當選擇糖分低、果酸高的水果，如草莓、桃等；貧血患者則應選擇含鐵量較高的紅棗、桂圓等；腹部容易冷痛、易腹瀉者，應當避免食用梨和香蕉。

糖尿病患者在吃水果前要先搞清楚兩個問題：一是自己的血糖控制得怎樣；二是所吃的水果含糖量有多少。在血糖、尿糖不穩定的情況下，是不能吃水果的，而且不宜多吃含糖量高的水果，如柿子、紅棗、桂圓、香蕉、鳳梨、葡萄、山楂等。

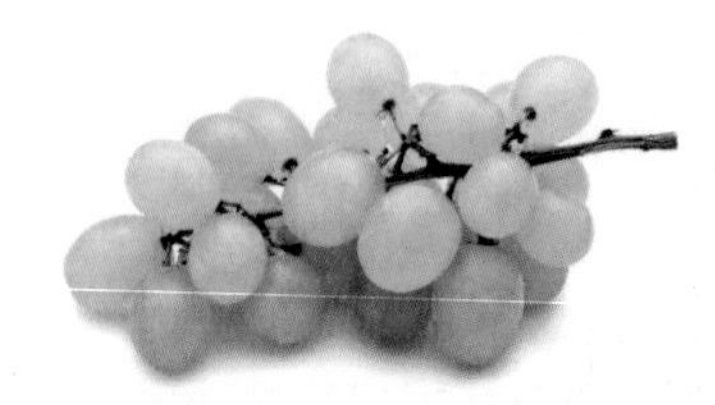

水果類

# 奇異果

調節糖代謝，降血脂

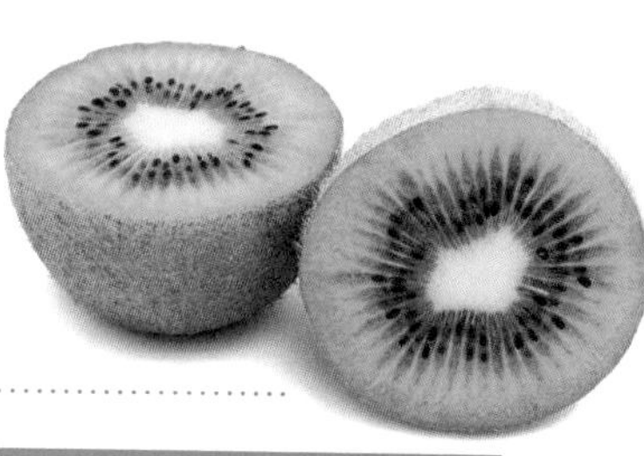

## 有益於防治「三高」的營養成分

奇異果含有非常豐富的維生素C和膳食纖維，不僅能夠降低血液中的膽固醇，防止動脈粥樣硬化，還可幫助消化，快速清除並預防體內堆積有害的代謝物。經常吃奇異果對防治高脂血症、高血壓病、心腦血管疾病等均有較好的輔助作用。

## 食法要略

- 奇異果成熟後可剝去外皮吃，或做成果醬、果脯，也可釀製奇異果酒。
- 經常吃燒烤的人最適宜吃奇異果。
- 情緒低落、便秘者適宜吃奇異果。
- 食用乳製品後不宜馬上吃奇異果，以免出現腹脹、腹痛、腹瀉等消化性病症。

## 食療功效

中醫認為，奇異果具有解熱除煩、止渴利尿、益智安神、潤中理氣等功效，能有效改善血液循環，防止血栓形成。奇異果還有抗癌、降低膽固醇、穩定情緒、防止便秘等作用，尤其是高血壓病、高脂血症、心臟病、動脈硬化等患者食用，均會對疾病的改善有所幫助。

## 奇異果銀耳羹

**食量提示**：每天100～200克為宜

### 原料

奇異果1個（200克），銀耳20克（水發）。

### 功效

減少體內脂肪堆積，預防脂肪肝。

### 做法

1. 將奇異果去皮、切片。
2. 銀耳洗淨，入鍋，加水適量熬煮片刻。
3. 放入奇異果小火煮至黏稠即可。

水果類

# 西瓜

防治糖尿病性心臟病、高脂血症、肥胖症

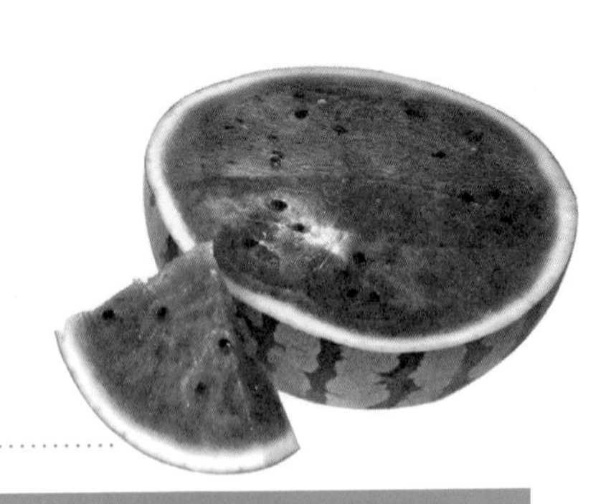

## 有益於防治「三高」的營養成分

西瓜中所含的蛋白酶，可將不溶性蛋白質轉變為可溶性蛋白質，有助於維持細胞新陳代謝。西瓜中含有豐富的鉀和各種維生素，能夠促進人體新陳代謝，軟化和擴張血管，平衡血壓，調節心臟功能，降低膽固醇。經常吃西瓜對防治高血壓病、心臟病、高脂血症等均有一定的輔助療效。

### 食法要略

- 成熟的西瓜外表青裡泛點微黃，條紋清晰；用手指輕敲，聲音清脆，像鼓聲一樣。
- 西瓜皮營養價值很高，可作菜肴，用來擦臉還有美容功效。
- 吃西瓜要遵循季節規律，冬季不宜多吃。
- 患有心力衰竭、腎臟疾病、口腔潰瘍、感冒等疾病者不宜吃西瓜。

### 食療功效

中醫認為，西瓜具有利水消腫、清熱解暑、除煩止渴、降壓、美容等功效，適用於高血壓病、腎炎等病的輔助治療。

食譜推薦 綠豆西瓜粥

食量提示
每天200克為宜（瓤）

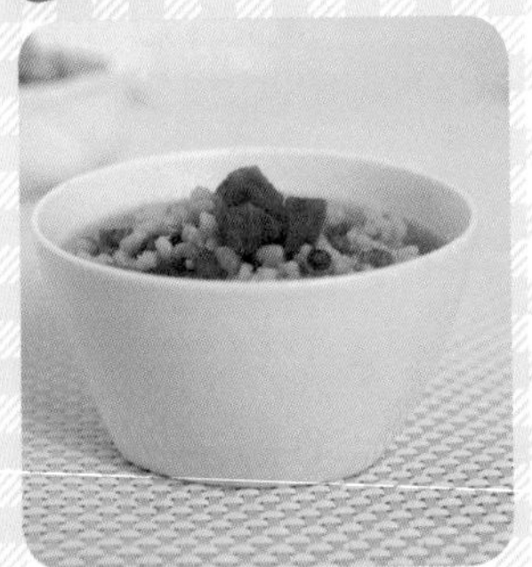

**原料**

西瓜瓤200克，綠豆50克，粳米50克。

**做法**

1.綠豆浸泡2小時後與粳米一起入鍋。

2.加水煮至豆熟米稠，放入西瓜瓤攪拌均勻即可。

**功效**

降壓降脂，滋陰潤燥，清熱解毒，利尿除濕。

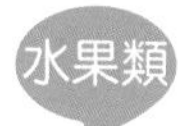


# 草莓

補血益氣，
防治心血管疾病

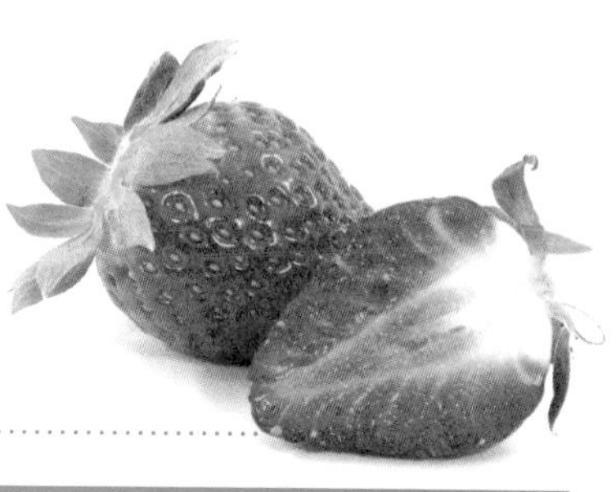

## 有益於防治「三高」的營養成分

草莓含有豐富的維生素C和微量元素，而且熱量低，食用後能使血糖上升的速度變得緩慢，使胰島的負擔減輕，從而達到降低及穩定血糖的作用。

### 食法要略

- 正常的草莓個頭比較小，呈比較規則的心形；顏色均勻，色澤紅亮；外形表面的芝麻粒為金黃色。
- 草莓既可直接吃，也可與其他食物搭配食用。
- 草莓嬌嫩，表面還粗糙，不容易洗淨。可放在淡鹽水中浸泡一會兒再用水沖洗，就可洗淨了。
- 草莓含有的草酸鈣較多，患尿路結石者忌吃草莓。

### 食療功效

中醫認為，草莓具有潤肺生津、養血潤燥、健脾、解酒等功效。草莓可維護牙齒、骨骼、血管、肌肉的正常功能；能夠改善便秘，治療痔瘡。草莓中含有一種胺類物質，對白血病、再生障礙性貧血血液病有輔助治療作用。

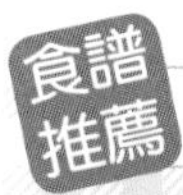


### 草莓優酪乳

**食量提示**
每天150克為宜

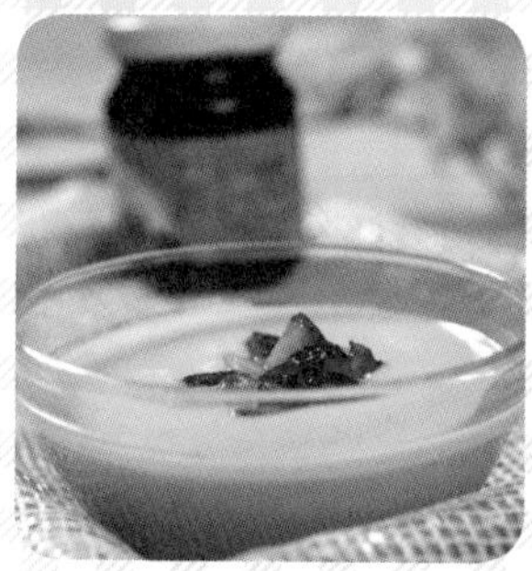

**原料**

草莓300g，檸檬汁30毫升，草莓優酪乳300毫升。

**做法**

1. 草莓切粒放入碗中，加入檸檬汁，拌勻，放入冰箱。
2. 半小時後，取出加入草莓優酪乳即可。

**功效**

清潔腸胃，強化肝臟功能。

水果類

# 李子

加快人體
新陳代謝

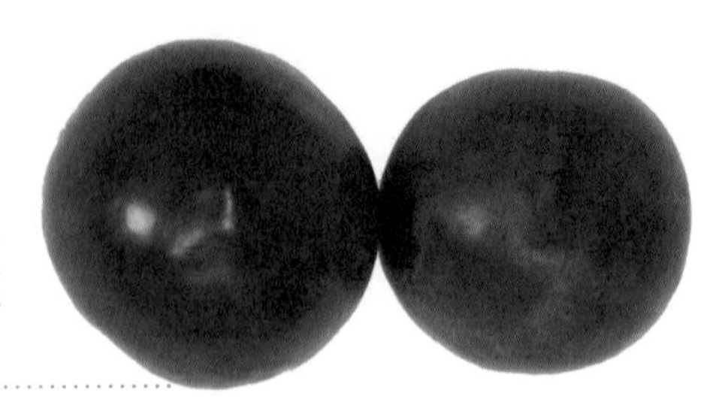

## 有益於防治「三高」的營養成分

李子富含多種氨基酸，不但能促進體內消化酶和胃酸分泌，增加胃腸蠕動，還能加快人體的脂質和膽固醇代謝。

### 食法要略

- 李子既可直接吃，也可榨成汁或做成罐頭食用，但李子不易保存，所以最好現買現吃。
- 未熟透的李子不要吃，容易引起胃痛。
- 李子不宜與青魚搭配，容易引起腸胃不適。
- 李子不宜與雞肉搭配，容易引起腹瀉。

### 食療功效

中醫認為，李子具有瀉肝清熱、生津、活血解毒、利水消腫等功效，對貧血、口渴咽乾、小便不利、大腹水腫、動脈硬化、肥胖症、肝臟疾病等均有輔助療效。

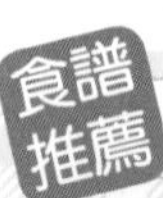

食量提示
每天150克為宜

食譜推薦

## 綠豆李子粥

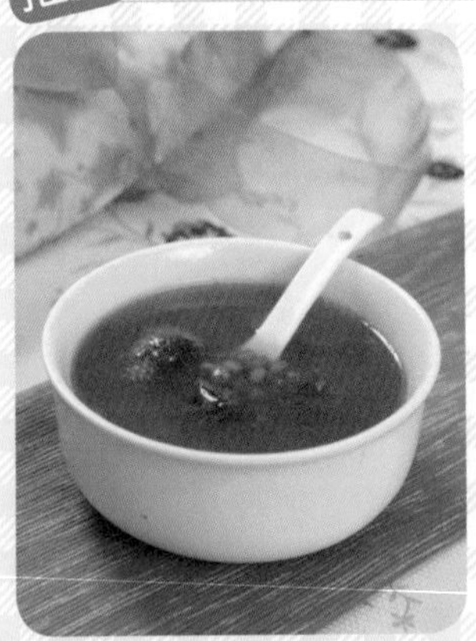

**原料**

綠豆60克，李子乾30克，冰糖適量。

**做法**

1.將綠豆洗淨加入清水煮沸後，加蓋燜約1小時。
2.之後再開中火煮沸綠豆湯，待綠豆熟透。
3.加入水果乾及冰糖，等溶解後即可食用。

**功效**

清熱解毒，消渴利尿。

水果類

# 桃子

防治糖尿病，平穩血壓

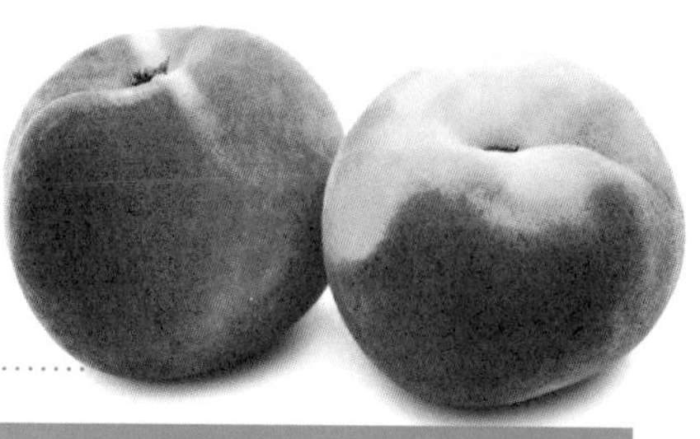

## 有益於防治「三高」的營養成分

桃子是低熱量、低脂肪、低鈉、高鉀水果，不但適用於水腫病的治療，而且還能預防心血管疾病。桃子中含有一種抗凝血物質，能夠降低血壓。經常食用桃子，對防治高血壓病、肥胖症、心臟病均有較好的輔助療效。桃子還含有較為豐富的纖維素和果膠，這兩種物質能夠吸收胃腸中的水分，延遲胃的排空時間，減緩葡萄糖在腸道中的吸收速度，延緩餐後血糖上升。

### 食法要略

- 桃子可以做成罐頭、蜜餞等，但最好吃新鮮的。
- 未成熟的桃子不要吃，否則會引起便秘。
- 糖尿病患者血糖過高或處於不穩定時，不要吃桃子。
- 胃腸虛弱者和小孩不宜多吃桃子。

### 食療功效

中醫認為，桃子具有補益氣血、養陰生津、解渴潤腸等功效，對肺病、大病之後、氣血虧虛、心悸氣短者有輔助治療的作用。適宜缺鐵性貧血、水腫、便秘、血壓高、虛勞喘咳、痛經、閉經、肥胖者將其作為食療水果食用。

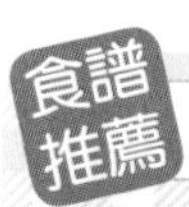


### 蹄筋桃肉

**食量提示**
每天100～200克為宜

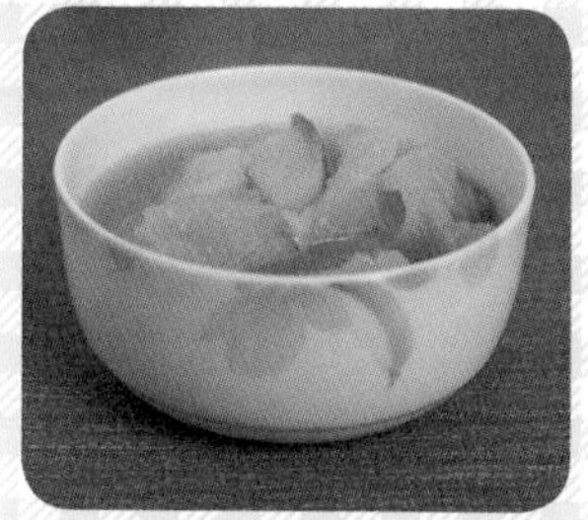

**原料**
熟牛蹄筋150克，桃子200克。

**做法**
1.桃子去核、切塊，牛蹄筋切塊。
2.鍋燒熱後放入牛蹄筋、桃子和水燉煮10分鐘即可。

**功效**
益氣補虛，溫中暖中，養陰生津，解渴潤腸。

水果類

# 橘子

降壓降脂，
治療心血管疾病

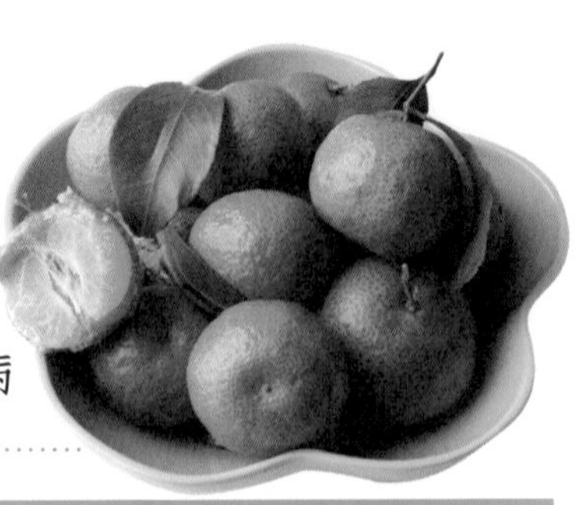

## 有益於防治「三高」的營養成分

橘子含有橘皮苷，能夠增強毛細血管的韌性，有降低血壓、擴張心臟冠狀動脈的作用。橘子還含有豐富的維生素C、檸檬酸、果膠、蘆丁等物質，可降低沉積在動脈血管中的膽固醇，減少動脈粥樣硬化的發生率。經常吃橘子對防治高血壓病、高脂血症、心臟病均有一定的輔助作用。

### 食法要略

- 橘子可做成蜜餞、罐頭，也可榨成橘汁，但橘子直接吃，營養和口感最好。
- 吃橘子不要把橘絡去掉，橘絡有生津止渴、祛痰止咳的功效。
- 把橘皮曬乾就是一味中藥——陳皮。用陳皮泡水代茶飲，具有清熱、止咳、化痰等作用。

### 食療功效

中醫認為，橘子具有潤肺、止咳、化痰、健脾、順氣、止渴的藥效，適宜一般人食用，尤其可作為老年人、急慢性支氣管炎及心血管病、高血壓患者的上乘果品。

**食量提示**
每天1～3個為宜

### 橘子山楂粥

**原料**

粳米80克，橘子兩個（400克），山楂30克，白糖適量。

**功效**

生津止渴，降低血脂，祛斑養顏。

**做法**

1. 橘子剝皮，撕去筋絡，逐瓣分開，用竹簽去掉橘子核，切成小三角塊。
2. 山楂洗淨後一切為二，去掉種子。
3. 鍋內置冷水，加入粳米、橘子塊，山楂塊，用旺火燒開，轉小火熬成粥，最後加入白糖即可食用。

水果類

# 柚子

防治「三高」併發症

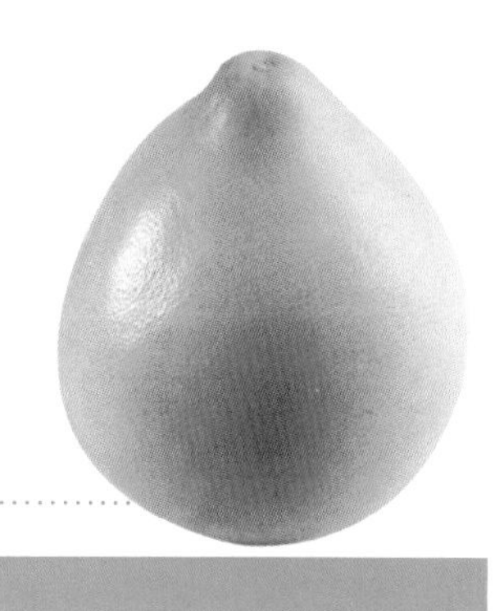

## 有益於防治「三高」的營養成分

柚子含有相當豐富的維生素P及果膠，可降低血液中膽固醇的含量，增強血管壁的彈性和抗病能力。柚子所含的鉀，可排出體內多餘的鈉鹽，對心腦血管有保護作用，還能維持正常的血壓水準，經常吃些柚子對高脂血症、高血壓病、心腦血管疾病、糖尿病等有防治作用。

### 食法要略

- 太苦的柚子不宜吃。
- 柚子直接食用或榨成汁，營養和味道最好。剛採摘下來的柚子味道不是最好，如果在室內放置半個月後，等柚子水分逐漸蒸發，就會變得越來越甜。
- 吃完柚子後不要把果皮丟棄，因為柚子皮具有暖胃、化痰、潤喉等功效。可以把柚子皮洗淨泡水喝，或者晾乾研成末用水沖泡。
- 柚子性寒，身體虛寒者不宜食用。

### 食療功效

中醫認為，柚子具有寬中理氣、化痰止咳、健胃消食、消腫止痛等功效，柚子對維生素C缺乏症、腳氣病、心腦血管疾病、腎病、呼吸系統疾病、貧血、高脂血症等有輔助治療作用。

**食量提示**
每天50～100克為宜

### 黃芪柚子湯

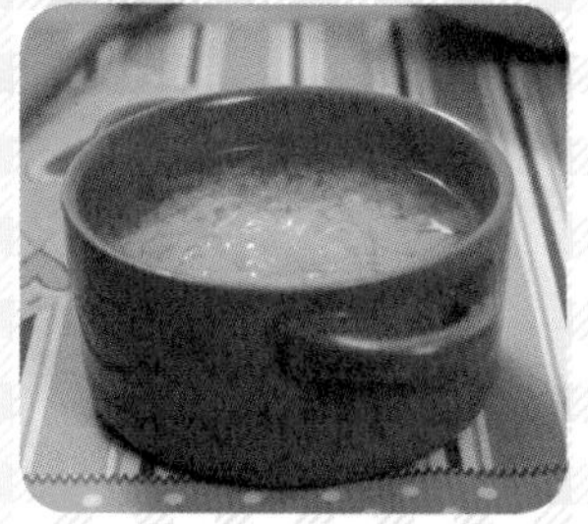

**原料**

黃芪15克，柚子4瓣（150克），冰糖適量。

**做法**

1.將柚子肉、黃芪放入沙鍋中，加水燉煮40分鐘。

2.揀出黃芪，放入冰糖稍煮即可。

**功效**

補脾益氣，利水消腫，化痰理氣，止咳止痛。

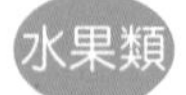


# 檸檬

防治「三高」
合併心腦血管疾病

## 有益於防治「三高」的營養成分

檸檬含有非常豐富的維生素及各種有機酸，維生素P可降低血液中膽固醇的含量、增強血管壁的彈性及抗病能力；檸檬酸有收縮、增固毛細血管壁，增強凝血功能及增加血小板數量的作用，對防治高脂血症、高血壓病、心腦血管疾病有很好的療效。檸檬還含有一種特殊的物質——聖草枸櫞苷，這種物質對糖尿病合併白內障、臟器功能障礙等有輔助防治的作用。

## 食法要略

- 檸檬適宜配菜、榨汁，因為太酸不宜鮮食。
- 榨好後，一次用不完的檸檬汁，可以把瓶口封緊放入冰箱中保存，時間限制在3天之內。另外，也可以將檸檬汁直接倒入製冰器中放入冰箱冷凍層保存。
- 吃檸檬過多容易損齒，有胃病及十二指腸潰瘍的患者忌食檸檬。

## 食療功效

中醫認為檸檬具有止渴生津、祛暑清熱、健脾益胃、化痰止咳、止痛殺菌等功效，檸檬對維生素C缺乏症、皮膚色素沉著、腎結石、高脂血症、糖尿病、高血壓病、心腦血管病、心肌梗死、感冒、癌症等病症有較好的輔助治療作用。

**食量提示**
每天1～2瓣為宜

### 檸檬蜜汁水

**原料**

檸檬半個，蜂蜜、鹽適量。

**功效**

促進胃液分泌，幫助消化，防輻射。

**做法**

1. 檸檬表面抹一層鹽，搓洗表面，用水洗淨。
2. 將檸檬切成薄片。
3. 將檸檬片放在涼開水中，再放入蜂蜜沖調即可。

水果類

# 蘋果 防治「三高」合併心臟病

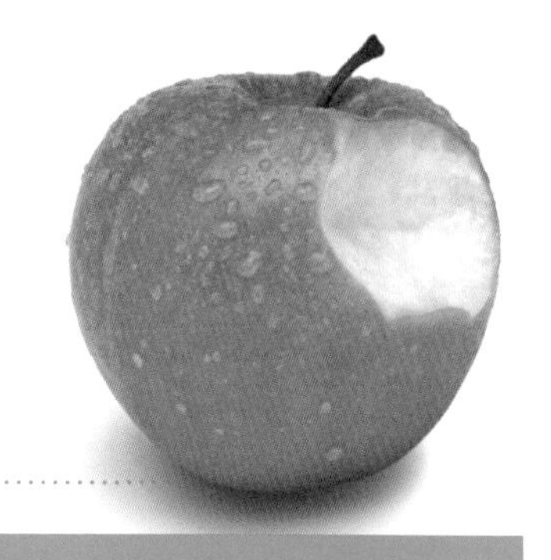

## 有益於防治「三高」的營養成分

蘋果含有豐富的維生素和礦物質等人體必需營養素，且富含鋅。鋅是人體內許多重要酶的組成部分，鋅通過酶廣泛參與人體內蛋白質、脂肪和糖的代謝。蘋果中的鉀能夠將血液中的鈉鹽置換出來，有降低血壓的作用。蘋果中的果膠還能降低膽固醇。經常食用蘋果對防治高血壓病、高脂血症、心臟病、糖尿病有較好的輔助作用。

### 食法要略

- 把新鮮蘋果洗乾淨後，切成小塊，直接用優酪乳拌勻即可食用，味道很特別，而且口感清新有益健康。
- 將蘋果洗淨，去核，切成四瓣，放在盤中。微波爐強微波烤5分鐘，香甜可口而且具有很好的降脂作用。
- 蘋果直接吃最好，也可榨汁喝。
- 吃蘋果要細嚼慢嚥，這樣既利於消化，又能發揮其殺滅口腔細菌的療效。

### 食療功效

中醫認為，蘋果具有生津止渴、健脾益胃、潤肺止咳、養心益氣、清熱化痰、解暑、止瀉、潤腸等功效。常食蘋果可滋潤皮膚，抑制黃褐斑。每天吃1～2個蘋果能保持大便暢通。蘋果還能改善呼吸系統功能和肺功能、防癌、消除壓抑感等。

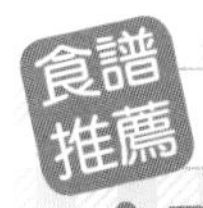


### 蘋果牛奶粥

**食量提示**
每天200克為宜

**原料**
蘋果1個（200克），牛奶500毫升，大米60克。

**功效**
降糖降壓，生津止渴，健脾益胃，養心益氣

**做法**
1.蘋果切丁。
2.鍋中放入大米，加水熬煮成粥。
3.把牛奶、蘋果丁放入，燒沸即可。

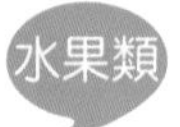


# 香蕉

軟化血管，
降血壓

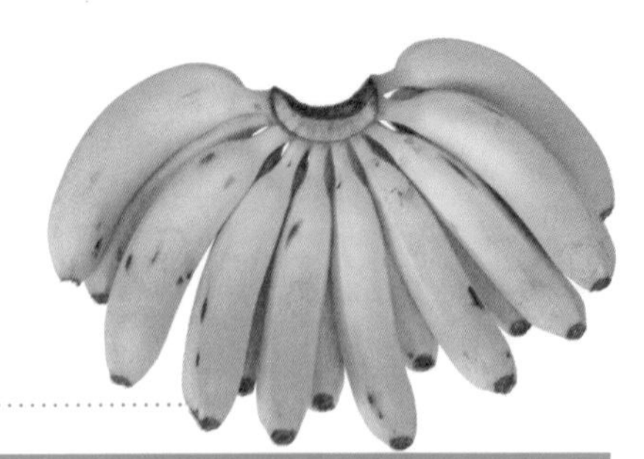

## 有益於防治「三高」的營養成分

香蕉含有非常豐富的鉀，能降低人體對鈉鹽的吸收，可預防中風和高血壓病，起到降低血壓、保護血管的作用。研究證實：連續一周每天吃2根香蕉，可使血壓降低10%，經常食用香蕉對防治高血壓病、心腦血管疾病等有較好的輔助療效。

### 食法要略

- 不宜空腹吃。香蕉中富含鎂，可加強心肌收縮，對心血管可產生抑制作用。
- 香蕉宜鮮食，也可製成乾品食用。
- 香蕉不宜在冰箱裡存放，它存放的理想溫度為11～13℃，最好現買現吃。
- 胃酸、胃痛、消化不良、腹瀉者慎食香蕉。
- 患有糖尿病、急慢性腎炎、腎功能不全者慎用。

### 食療功效

中醫認為，香蕉具有潤腸通便、清熱解毒、潤肺止咳、健腦安神、助消化、滋補等功效。香蕉可消除疲勞，對憂鬱症、肥胖症、高血壓病、糖尿病等病症有較好的輔助療效。

**食量提示**
每天100～200克為宜

### 香蕉奶糊

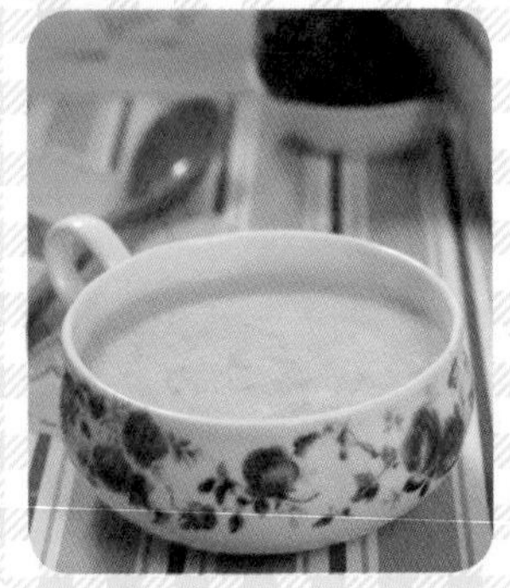

**原料**

香蕉2根（200克），牛奶500克。

**做法**

1.香蕉去皮切成小段。
2.將牛奶、香蕉同放入鍋中，邊熬煮邊用小勺撚開香蕉。
3.煮至起泡即可關火。

**功效**

寬胸解憂，理氣止痛，補虛安神，生津潤腸。

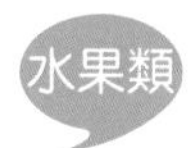


# 葡萄

補鐵補血，
預防心腦血管疾病

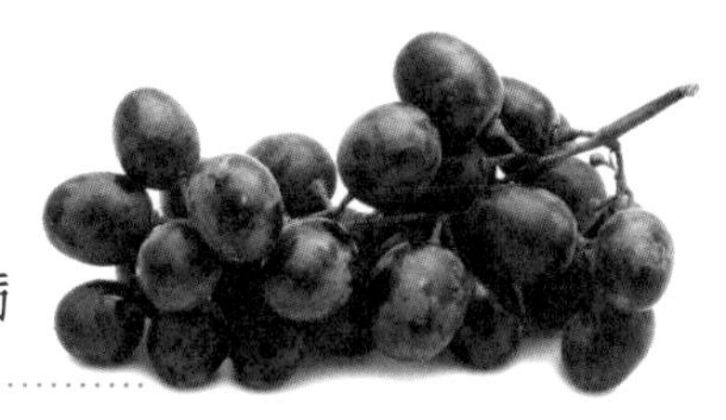

## 有益於防治「三高」的營養成分

葡萄中所含的白藜蘆醇能夠有效阻止血栓的形成，降低人體血清中的膽固醇，降低血小板的凝聚，具有保護心血管系統的功效。葡萄中的鉀能夠調節心搏次數，對心臟病患者有一定的輔助療效，葡萄對高血壓病、心臟病、高脂血症有較好的防治作用。

### 食法要略

- 葡萄既可直接吃，也可榨汁、釀酒，或製成葡萄乾放在麵包、糕點中吃。
- 吃葡萄最好連皮一塊吃，因為皮的營養成分更加有助於降低血壓。
- 葡萄不宜與水產品同時吃，對身體不利。
- 白葡萄可補肺氣，有潤肺功效，適合咳嗽、呼吸系統疾病及膚色不佳的人。

### 食療功效

中醫認為，葡萄具有養血益氣、滋肝補腎、生津除煩、健腦養身等功效。有貧血、高血壓病、神經衰弱的人食用葡萄有食療功能。

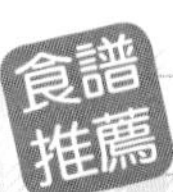


### 葡萄棗杞糯米粥

**食量提示**
每天50克為宜

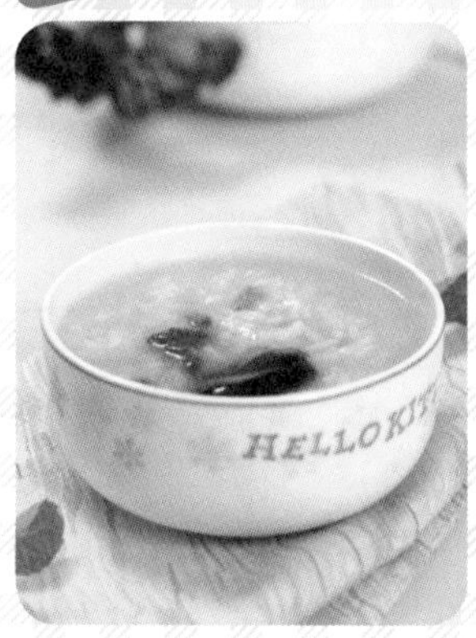


**原料**

葡萄乾20克，枸杞10克，紅棗10顆，糯米60克，冰糖適量。

**做法**

1.紅棗去核。
2.將糯米入鍋，加水燒開後，放入葡萄乾、紅棗、枸杞、冰糖，用小火熬煮成粥即可。

**功效**

補益氣血，健脾養胃，生津除煩，養心安神。

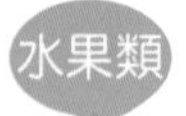

# 鳳梨

水果類

改善血液循環，
預防心臟病

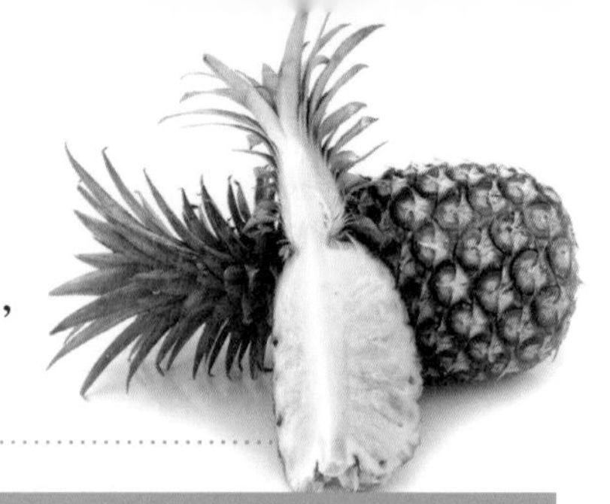

## 有益於防治「三高」的營養成分

鳳梨所含的糖、鹽類和酶有利尿作用，能夠排除體內多餘的鈉鹽，可降低血壓。鳳梨中的「鳳梨朊酶」還有溶解纖維蛋白和血凝塊的作用，能改善血液循環，消除炎症。經常食用鳳梨，對防治高血壓病、糖尿病有較好的輔助作用。

### 食法要略

- 鳳梨食用方法很多，可直接吃、榨汁、做成罐頭、菜肴等。
- 鳳梨直接吃很酸澀，如果把削好的鳳梨切成片浸泡在淡鹽水中，可以去除酸澀味，且用淡鹽水浸泡過的鳳梨，食用時不會發生過敏的現象。
- 用涼開水調服鳳梨汁可治療糖尿病患者的口渴症狀。
- 不要空腹吃鳳梨，以免刺激腸胃。
- 患有潰瘍病及凝血功能障礙的人忌食鳳梨。

### 食療功效

中醫認為，鳳梨具有清熱解渴、健胃消食、補脾止瀉、消腫祛濕等功效，鳳梨可用於神疲乏力、腰膝酸軟、腎炎水腫、寄生蟲病、痛經、心臟病、高血壓病、咳嗽痰多、咽喉腫痛等病症的輔助治療。

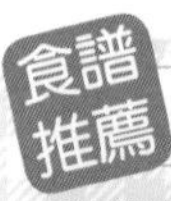

食譜推薦 鳳梨粥

食量提示
每天50克為宜

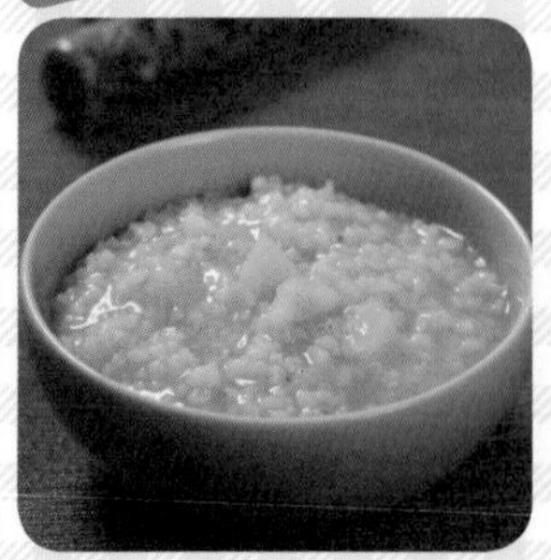

**原料**

鳳梨肉100克，粳米60克。

**做法**

1.鳳梨去皮、切丁。

2.粳米入鍋，加水熬煮成粥。

3.放入鳳梨丁，攪拌均勻即可。

**功效**

清熱解渴，健胃消食，補脾止瀉，消腫祛濕。

水果類

# 棗

寧心安神，
降血壓

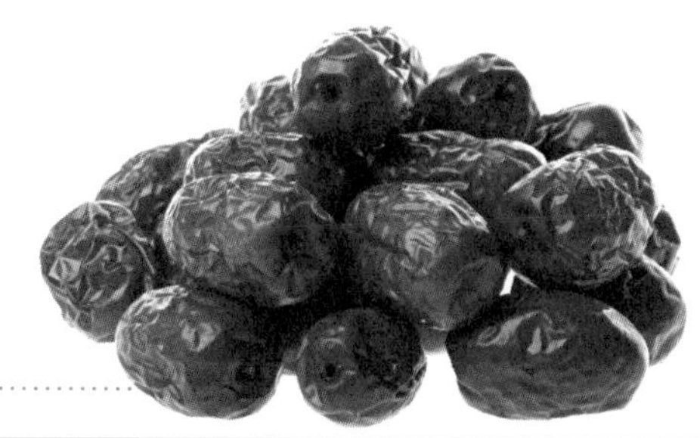

## 有益於防治「三高」的營養成分

棗含有豐富的維生素C，可提高肝臟的解毒能力，降低血清膽固醇和血脂的含量。大棗所含的蘆丁能軟化血管、降低血壓。棗所含的維生素P可降低血液中膽固醇的含量，還有利於增強血管壁的彈性，增加血管壁的抗病能力，對高血壓病引起的腦出血有一定的預防作用。

## 食法要略

- 棗直接吃、做餡、做糕點、熬粥、燉湯都可，還能做蜜餞、棗糕、棗奶等。
- 生吃棗時最好吐皮，因為棗皮容易粘在腸道中不易排出，如果燉湯或熬粥，最好連皮一塊吃。
- 乾棗營養價值雖說大打折扣，但卻能較長時間儲存，適合煮粥或煲湯。
- 黴爛的棗不宜吃，以免中毒。
- 棗不宜多吃，否則會引起腹脹和胃酸。
- 小兒疳病或痰熱患者忌食棗。

## 食療功效

中醫認為，棗適用於中氣不足、脾胃虛弱、體倦乏力、食少便溏、血虛萎黃、婦女臟躁等症的治療。

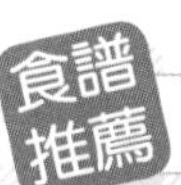

食譜推薦 芹菜黑棗湯

食量提示
每天10顆為宜

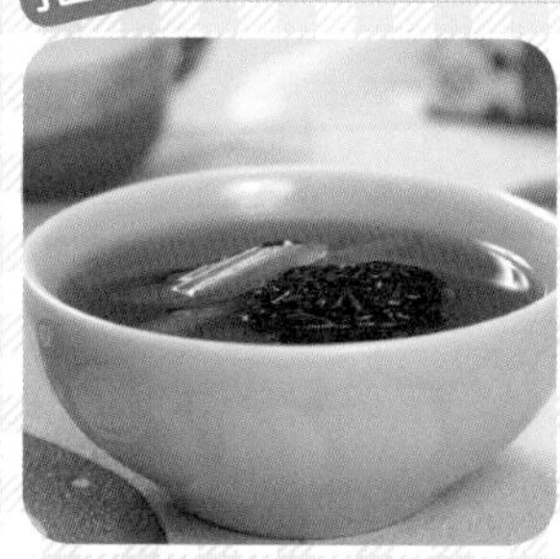

**原料**

西芹200克，黑棗15顆。

**做法**

1.芹菜洗淨、切段，黑棗去核。

2.鍋中加水，入黑棗、芹菜共煮20分鐘即可。

**功效**

滋補肝腎，降脂降壓。

水果類

# 楊桃

降血脂，
減肥

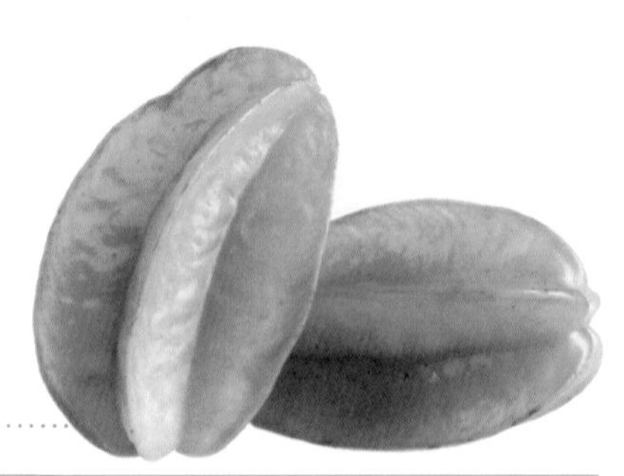

## 有益於防治「三高」的營養成分

楊桃含有豐富的維生素C、蔗糖、果膠、葡萄糖、蛋白質及各種有機酸，對人體有滋養、助消化等作用。楊桃還能夠迅速補充人體水分，減少人體對脂肪的吸收，起到降低血糖、尿糖、血脂等療效。經常食用楊桃對糖尿病合併高血壓病、心臟病、高脂血症、動脈硬化、肥胖症等有輔助作用。

### 食法要略

- 楊桃宜選果皮呈蠟質，光滑鮮豔、果肉黃亮的。
- 楊桃帶有一股清香，在茶餘飯後，特別是在喝了酒之後吃幾片楊桃，不但滿口生津，而且會感到神清氣爽。
- 不宜空腹吃楊桃。
- 脾胃虛寒、大便溏稀者忌吃楊桃。

### 食療功效

中醫認為，楊桃具有生津止咳、下氣和中、解毒清熱等功效。楊桃能夠降血糖、保護肝臟、祛風熱；除內臟積熱、清燥潤腸通大便，對咽喉炎、口腔潰瘍、胃和肺積熱有一定的輔助療效。楊桃殺蟲作用強。

### 楊桃紅茶水

食量提示
每天半個為宜

**原料**

楊桃1個，白砂糖、紅茶適量。

**功效**

養陰潤肺，補腎養心，改善神經功能衰弱。

**做法**

1.楊桃削去稜角邊緣，切成五稜花狀薄片備用。
2.將切好的楊桃加砂糖醃製，醃製後密封一星期即可。
3.醃過的楊桃片及原汁加水煮沸，撈起晾乾備用。
4.紅茶泡水，加入楊桃片4～5片即可。

水果類

# 荔枝

提高免疫力，
促進血液循環

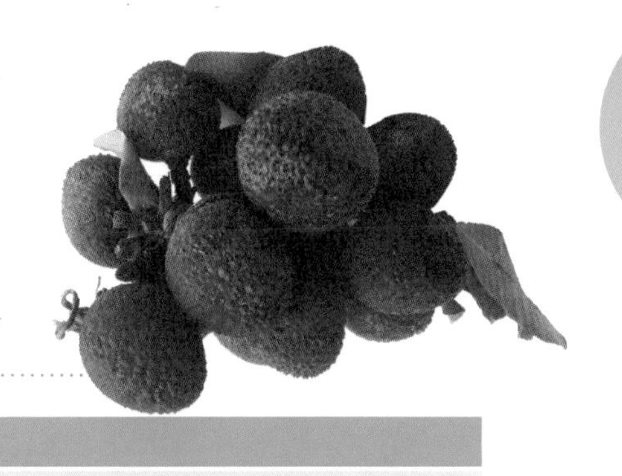

## 有益於防治「三高」的營養成分

荔枝中含有一種物質α-次甲基環丙基甘氨酸，這種物質有降低血糖的作用。荔枝還含有豐富的維生素、氨基酸，能促進血液循環、提高人體免疫力，荔枝肉含豐富的維生素C和蛋白質，有助增強人體免疫功能，提高抗病能力，還可促進微細血管的血液循環，防止雀斑形成，令皮膚更加光滑。

## 食法要略

- 荔枝既可直接吃，也可製成罐頭或烹飪成菜肴食用。
- 荔枝連皮浸入淡鹽水中，再放入冰箱冰後食用，不僅不會上火，還能解滯，更可增加食欲。
- 荔枝不可過量食用，以免引起「荔枝病」，也就是低血糖症，出現口渴、出汗、頭暈、腹瀉等症狀。

## 食療功效

中醫認為，荔枝具有生津止渴、補脾益肝、解毒止瀉、開胃消食、益氣血、補肝腎等功效，是病後津液不足、泄瀉、失眠、貧血患者的滋補果品。

## 水果蓮子羹

**食量提示**
每天4～5顆為宜

### 原料

蓮子30克，鳳梨、荔枝肉各60克，冰糖、澱粉適量。

### 功效

改善肝功能；加速毒素排出；促進細胞生成。

### 做法

1. 蓮子挑去蓮心，加適量水燜酥，用冰糖調味。
2. 荔枝去皮、去子，鳳梨去皮、切丁。
3. 將荔枝和鳳梨放入蓮子湯中燒滾，加適量水澱粉勾芡成羹即成。

水果類

# 山楂

降血脂，
防治老年腰腿痛

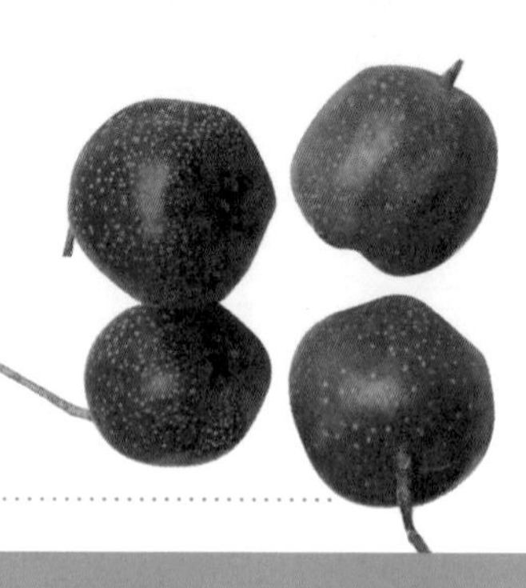

## 有益於防治「三高」的營養成分

山楂含有的黃酮類和維生素C、胡蘿蔔素等物質，能增加人體的免疫力，具有擴張血管、降壓、降脂的作用，對心臟病、高血壓病、高膽固醇等均有一定的防治作用。

### 食法要略

- 山楂可直接吃，也可做成蜜餞、山楂罐頭、山楂醬食用。
- 山楂加熱後會變得更酸，如果搗成糊狀與其他食物混合就會沖淡其酸性。

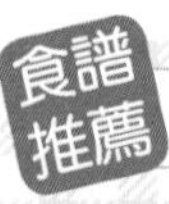

### 食療功效

中醫認為，山楂具有開胃消食、化滯消積、活血散瘀、化痰行氣等功效，有利尿作用，可幫助排除體內多餘的水分和鹽分；還可促進胃液分泌，有助食物的消化和吸收，且山楂還有對抗衰老、抑菌作用，是高血壓病、肥胖症患者上佳選擇。

食量提示
每天3～4顆為宜

## 食譜推薦 木耳煮山楂

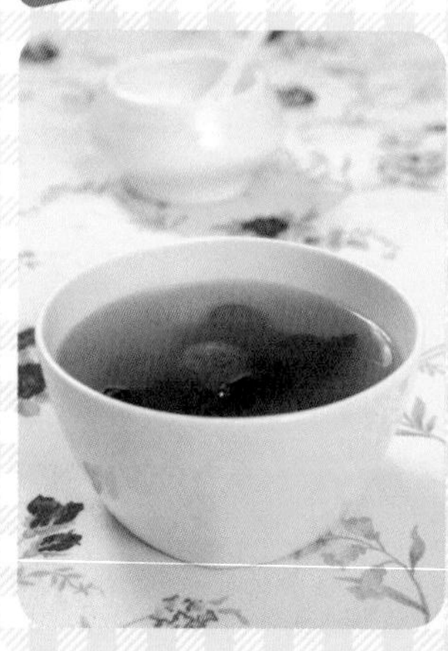

**原料**

木耳20克（水發），山楂5顆，冰糖適量。

**做法**

1.將木耳洗淨，撕成小塊，山楂洗淨去核。

2.將木耳、山楂、冰糖放入鍋中，加水適量煮爛即可。

**功效**

促進消化，解毒滑腸。

水果類

# 無花果

降血壓，
防治糖尿病

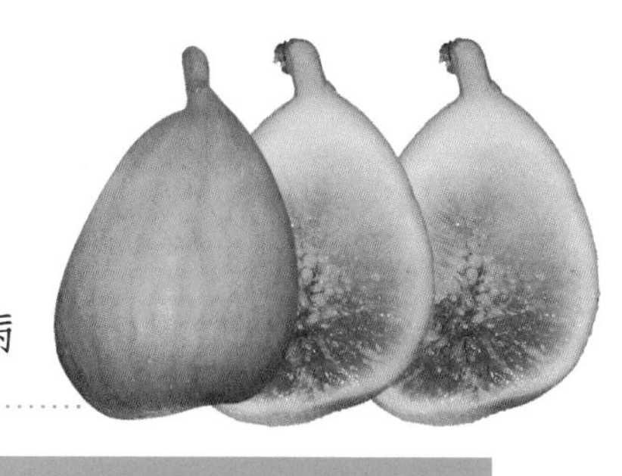

## 有益於防治「三高」的營養成分

無花果富含食物纖維，其中的果膠和半纖維素吸水膨脹後能吸附多種化學物質，可使腸道內各種有害物質被吸附排出，淨化腸道，促進有益菌類在腸道的繁殖，有抑制血糖上升，維持正常膽固醇含量，排除致癌物質的作用。雖然其味道很甜，但屬於低糖、高纖維食品，對防治糖尿病及其併發症均有一定的作用。

### 食法要略

- 在挑選新鮮無花果時要選個頭較大、果肉飽滿、不開裂的，輕捏較為柔軟，一般紫紅色為成熟果實。
- 無花果既可鮮食，也可製成無花果乾、果脯、果醬、果汁或烹飪菜肴。

### 食療功效

中醫認為，無花果具有健胃、潤腸、滋陰、催乳、利咽、消腫、抗癌、解毒等功效，適宜高血壓病、高脂血症、冠心病、癌症患者作為食療水果。

## 食譜推薦 無花果冰糖水

**食量提示**
每天鮮無花果1個為宜，果乾3個為宜

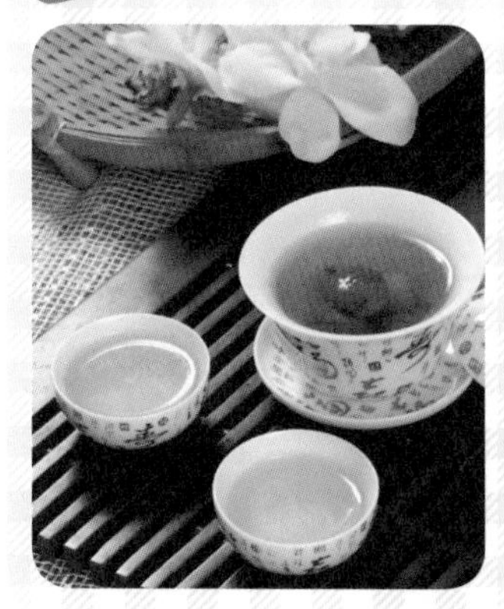

### 原料

無花果乾6個，冰糖適量。

### 做法

1.將無花果乾洗淨。

2.將無花果乾、冰糖放入鍋中，加水煮沸後飲用。

### 功效

祛痰理氣，潤肺止咳，解毒潤腸；可治肺熱咳嗽。

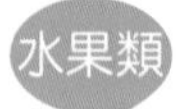


# 桑葚

降脂降壓，
防止動脈硬化

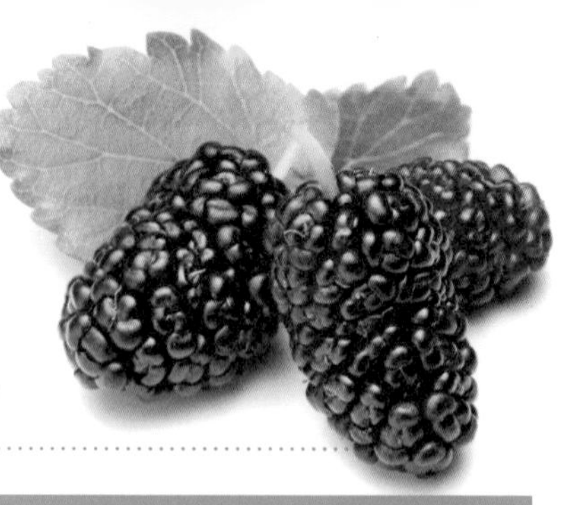

## 有益於防治「三高」的營養成分

桑葚含有脂肪酸，主要由亞油酸、硬脂酸及油酸組成，具有分解脂肪、降低血脂、防止血管硬化等作用。桑葚中還含有多種維生素，尤其是含有豐富的磷和鐵，能益腎補血，使人面色紅潤，頭髮漆黑亮麗。

## 食法要略

- 桑葚有黑白兩種，鮮食以紫黑色為補益上品。未成熟的不能吃。
- 熬桑葚膏時宜選用瓷器，忌用鐵器。
- 兒童不宜多吃桑葚，因為桑葚內含有較多的胰蛋白酶抑制物——鞣酸，會影響人體對鐵、鈣、鋅等物質的吸收。
- 桑葚含澱粉多，即含糖量高，糖尿病患者忌食桑葚。
- 脾虛便溏者不宜吃桑葚。

## 食療功效

中醫認為桑葚味甘酸，性微寒，入心、肝、腎經，為滋補強壯、養心益智佳果。具補血滋陰，生津止渴，潤腸等功效，主治陰血不足而致的頭暈目眩，耳鳴心悸，煩躁失眠，腰膝酸軟，鬚髮早白，消渴口乾，大便乾結等症。桑葚還具有調節免疫、促進造血細胞生長、抗誘變、抗衰老、降血糖、降血脂、護肝等保健作用。

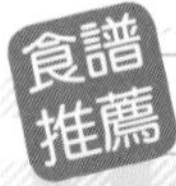


### 桑葚藕粉糊

**食量提示**
每天60克為宜

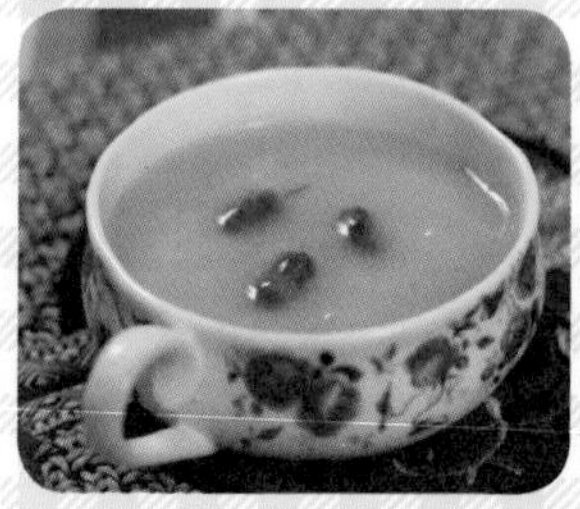

**原料**

桑葚50克，藕粉50克，白糖適量。

**做法**

1.將桑葚洗淨。

2.藕粉沖泡成糊，放入桑葚、白糖，攪拌均勻即可。

**功效**

養血明目，滋補肝腎，促進消化。

水果類

# 木瓜

軟化血管，
降血脂

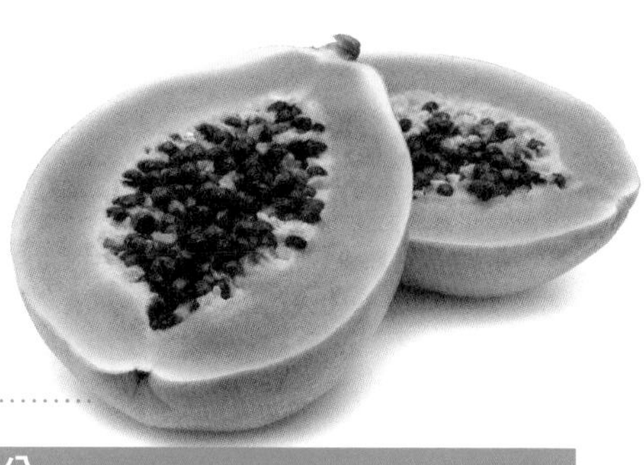

## 有益於防治「三高」的營養成分

木瓜含有木瓜蛋白酶和酵素，前者能夠將脂肪分解為脂肪酸；後者能夠消化蛋白質，這兩種物質不但有利於人體對食物進行消化和吸收，而且還能降低血糖，增強體質。木瓜中的齊墩果酸對糖尿病合併高脂血症、動脈硬化均有一定的輔助治療效果。

### 食法要略

- 木瓜分兩種類型，一種瓜身苗條，瓜肉厚、瓜子少、汁水多而清甜，作水果吃。另一種瓜身圓圓的，它瓜肉薄、瓜子多、瓜汁稍少，一般煲湯用。
- 食用的熟木瓜可以生吃，也可與蔬菜、肉類搭配食用。
- 吃完木瓜後最好4小時內不要見陽光，以免出現色素沉著。因為木瓜中有胡蘿蔔素，這種物質見光即分解為黑色素。

### 食療功效

中醫認為，木瓜具有健脾消食，抗炎抑菌，解毒消腫，行氣活血等功效。木瓜可治療過敏、灼傷、出血、便秘、慢性中耳炎、白血病等，還具有軟化血管、降低血脂、促進消化、預防動脈硬化等作用。

### 菌菇木瓜湯

**食量提示**
每天100克為宜

**原料**

泡發猴頭菇30克、香菇30克，木瓜半個，陳皮、鹽、生抽適量。

**功效**

清熱解渴，養血補氣，助消化，利五臟。

**做法**

1. 將木瓜削皮、切塊，與猴頭菇、香菇一起放入沙鍋中，加水適量，大火燒沸。
2. 放入陳皮、鹽、生抽，再改用文火煲2小時即可。

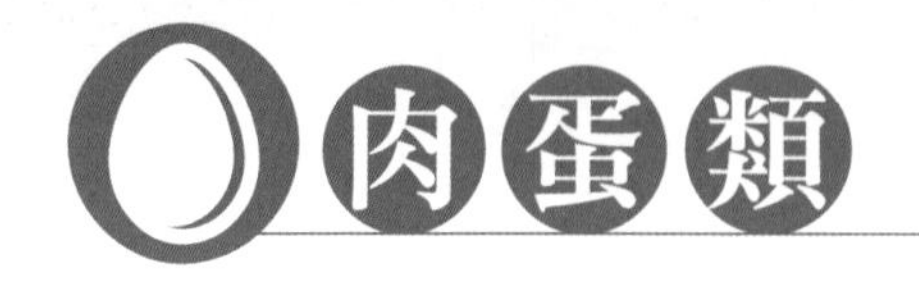

# 肉蛋類

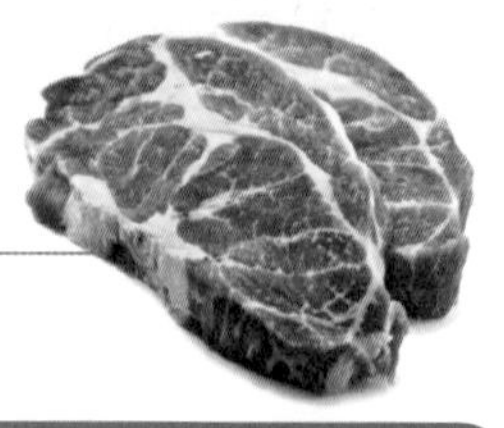

## 肉蛋類食品對控制「三高」有什麼益處

肉蛋類食物中，肉類常見的是畜肉和禽肉兩種。畜肉主要是豬、牛、羊等家畜；禽肉主要是雞、鴨、鵝等。雖然肉蛋類食品含膽固醇比較高，但其中的蛋白質及礦物質和維生素對人體健康都是非常有益的。

肉類食物的蛋白質是完全蛋白質，幾乎可提供人體所需的全部氨基酸，而且還含有鐵、磷、鉀、鈉、銅、鋅、鎂等多種礦物質，其中磷的含量更為豐富，磷可協助脂肪和糖類的代謝，供給人體所需的能量，增強人體的活力。

蛋類除了富含蛋白質、不飽和脂肪酸、維生素和礦物質之外，蛋黃中還含有一種叫做卵磷脂的物質，這種物質是一種很強的乳化劑，它能有利於脂類透過血管壁為組織所利用，能使血液中的膽固醇減少，降低血液黏稠度，避免膽固醇在血管中沉積。

總之，只要「三高」患者注意飲食結構，科學合理地控制飲食的總熱量和堅持適量運動，適量進食肉類食品不僅能有效控制和緩解「三高」病情，而且還可以增強體質，有效防止「三高」及其併發症的發生。

## 肉蛋類食品吃多少為宜

參照《居民膳食平衡寶塔》和《血脂異常防治建議》中提出的膳食控制方案，肉蛋類的進食量可參考以下建議：

**1.肉類：**承擔輕體力工作（或活動量相當於輕體力工作）的成年男性，每天攝入量大約以150克為宜；承擔輕體力工作（或活動量相當於輕體力工作）的成年女性和老年男性，每天攝入量大約以100克為宜。即使是體力活動強度較大的人，特別是血脂指標已經超標的人，最好也參考以上建議。

**2.蛋類：**按照營養學會的推薦量，建議成人每日蛋類攝入量為25～50

克，健康人每日1個雞蛋為宜；高膽固醇血症患者每週吃1～3個雞蛋，注意定期監測血清膽固醇水準。其他蛋類可參照雞蛋攝入量安排。

## 哪些肉蛋類儘量不吃，哪些肉蛋類可以適量少吃

瘦肉的礦物質含量高於肥肉，因此儘量選擇瘦肉；蛋黃、肥肉和動物內臟含脂肪和膽固醇比較高，要少吃。

少吃或不吃燻烤和醃製的肉蛋食品。

## 肉蛋類食品什麼時候吃合適

一般來說，肉蛋類食品最好安排在早晨或中午吃，晚餐最好不安排肉蛋類食物。如早餐可進食1個雞蛋，搭配一些麵食和飲品，同時還應有部分蔬菜、水果。肉類食物最好安排在午餐為好，同樣要注意飲食結構，保持營養均衡。

飲食中加入肉和蛋，能保證營養全面。對高血壓病患者來說，肉和蛋既不能缺少，又不能攝入過多，一般來說，肉類食品（瘦肉或白肉）每天攝入100～150克為宜；蛋類每天能夠保證1個為宜。關鍵是，無論吃肉或者吃蛋，均應該搭配富含膳食纖維和維生素的食物，如新鮮蔬菜、水果、大蒜、蘑菇、海藻、豆類和雜糧等，這樣才是健康飲食。

## 肉蛋類食品怎樣與其他食物合理搭配

肉類最好與蔬菜類搭配著吃，如雞肉搭配胡蘿蔔、小黃瓜、木耳、蘑菇、茭白筍；鴨肉搭配萵筍、葫蘆等，這樣維生素、蛋白質都有了，還可以保證必需氨基酸的供給，營養就比較全面了。

## 吃肉蛋類食品應該注意什麼問題

肉類食品有紅、白肉之分，牛肉、羊肉、豬肉等屬紅肉；雞肉、鴨肉、兔肉等屬白肉。血脂高的人最好吃白肉，因為白肉比紅肉脂肪含量少，蛋白質含量多一些。在加工製作上最好是自己買肉，自己製作，這樣既衛生又可以保證營養。

# 鴨肉

消腫，
防治心臟疾病

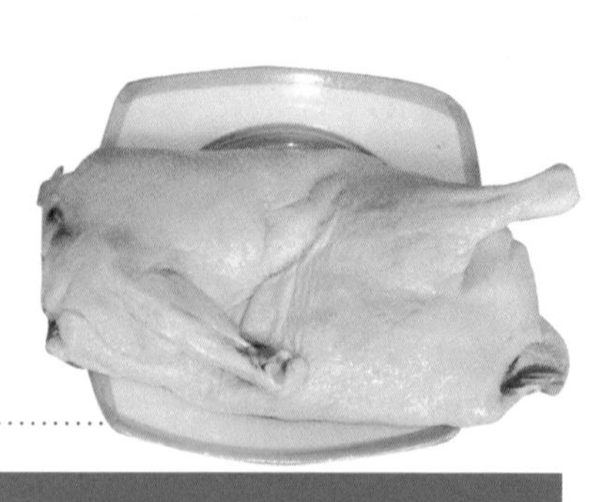

## 有益於防治「三高」的營養成分

鴨肉的蛋白質比畜肉含量高得多，而脂肪又比畜肉低，且脂肪酸主要是不飽和脂肪酸，類似於橄欖油，幾乎不增加人體的膽固醇含量，對防治心臟病、高血壓病、高脂血症有較好的輔助作用。

## 食法要略

- 烹飪鴨肉時加點鹽，能有效地溶出含氮浸出物，味道更鮮美。
- 煲老鴨湯時，在鍋裡放一些木瓜皮，其中的酵素會加速鴨肉變黏，使湯更加美味黏稠。
- 鴨肉營養豐富，特別適宜夏秋季節食用，既能補充過度消耗的營養，又可祛除夏天暑熱給人體帶來的不適。
- 將鴨肉與芡實一起搭配著吃，對糖尿病有一定的防治作用。

## 食療功效

中醫認為鴨肉具有滋陰養胃、健脾利尿、清肺解熱、定驚解毒等功效，適宜於高血壓病、高脂血症患者食用。

### 鴨肉海帶湯

**食量提示**
每天60克為宜

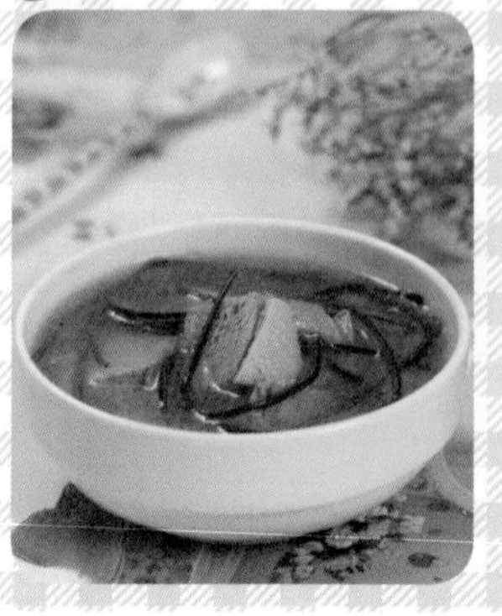

**原料**

鴨肉100克，水發海帶絲100克，鹽3克，胡椒粉、薑片適量。

**做法**

1.鴨肉洗淨切塊、焯水。

2.鍋裡加入鴨塊、海帶絲、胡椒粉、薑片、鹽、水，先大火燒沸，改為小火將鴨肉燉煮至熟即可。

**功效**

滋陰補虛，利水消腫，益氣養胃，行滯散結。

# 雞肉

防治「三高」併發症

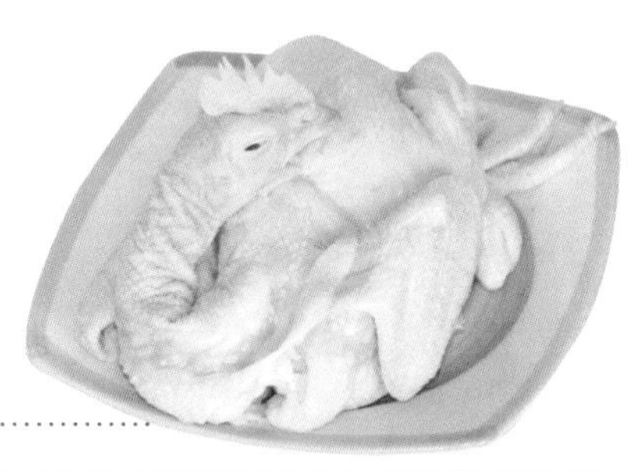

## 有益於防治「三高」的營養成分

雞肉中含有豐富的蛋白質、鉀及磷脂類物質，與紅肉類相比具有低脂肪、低熱量、高鉀的特點，能有效降低體內膽固醇，排出多餘的鈉鹽，維持正常的血壓，預防動脈粥樣硬化。「三高」患者經常食用雞肉，可增強人體抵抗疾病的能力，對防治「三高」及併發症大有益處。

## 食法要略

- 雞肉的營養要高於雞湯。
- 雞肉較容易變質，所以購買之後要馬上放進冰箱。雞肉不要生著長期保存，應該煮熟之後保存。
- 冷凍的雞肉有股腥味，要想去腥，先將雞肉解凍，撒上薑末，放進生抽中醃製20分鐘就可去除腥味。
- 雞屁股不可食用，因為雞屁股是淋巴最為集中的地方，病菌、病毒和致癌物一般都藏在這裡。

## 食療功效

中醫認為，雞肉具有溫中益氣、補精添髓、益五臟、補虛損、活血脈等功效。

食量提示
每天100克為宜

### 芹菜炒雞肉

**原料**

雞肉200克，西芹200克，雞蛋1個，植物油6克，鹽5克，蔥絲、薑絲、生抽、料酒各適量。

**功效**

平肝清熱，降壓降脂。

**做法**

1. 芹菜切段，雞蛋清磕入碗中。
2. 雞肉切片用料酒、蛋清醃製20分鐘。
3. 油鍋燒熱，滑散雞肉片，放蔥、薑絲，芹菜、生抽煸炒片刻，放鹽調味即可。

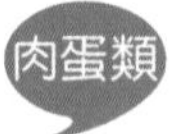


# 牛肉

健體補虛，
控制血糖

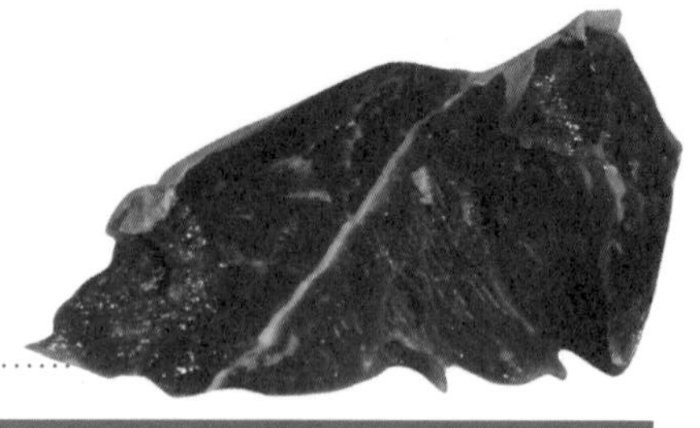

## 有益於防治「三高」的營養成分

牛肉的含鋅量在肉類中是比較高的，鋅不僅能提高胰島素合成代謝的效率，鋅還支援蛋白質合成，增強肌肉的力量，有控制血糖的作用，所以牛肉對防治糖尿病有一定的輔助療效。

### 食法要略

- 牛肉清燉時，營養成分被保存得較為完好。清燉牛肉時最好把水一次性加好，即使中間需要添水也要添加開水，如果加入涼水，肉質就會僵硬，既不容易燉熟，又會影響口感和味道。
- 煮牛肉時放點酒、醋，可讓牛肉容易煮爛，且肉質變嫩，色佳味美，香氣撲鼻。
- 牛肉不適宜與馬鈴薯一起紅燒，因為這兩種食物所需的胃酸濃度不同，易造成胃腸負擔，所以這種吃法是不科學的。

### 食療功效

中醫認為，牛肉具有補中益氣、滋養脾胃、祛風化痰、止咳等功效，冠心病、高血壓病、肥胖症、血管硬化、糖尿病等患者食用可對病症有所幫助。

### 番茄牛肉湯

食量提示
每天80克為宜

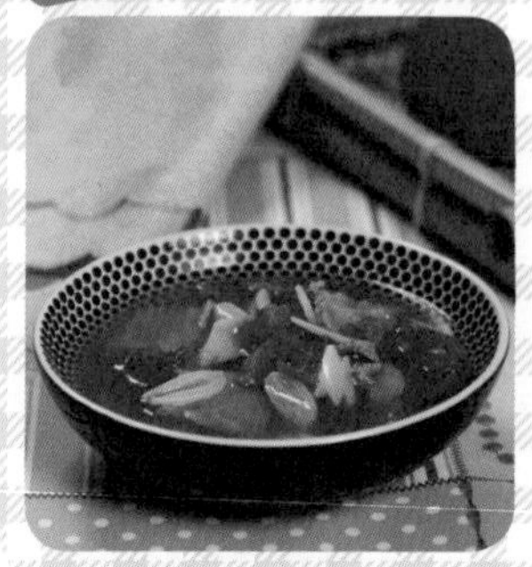

**原料**

番茄200克，牛肉100克，鹽5克，薑片、蒜片適量。

**做法**

1.將番茄洗淨、切塊，嫩牛肉切片。

2.將牛肉放入沙鍋中加水適量，燒開，撇去浮沫。

3.放入番茄、薑片、蒜片，燉煮至熟，放鹽調味即可。

**功效**

補脾胃，益氣血，強筋骨，除濕氣。

# 羊肉

益氣養血，
增強體質

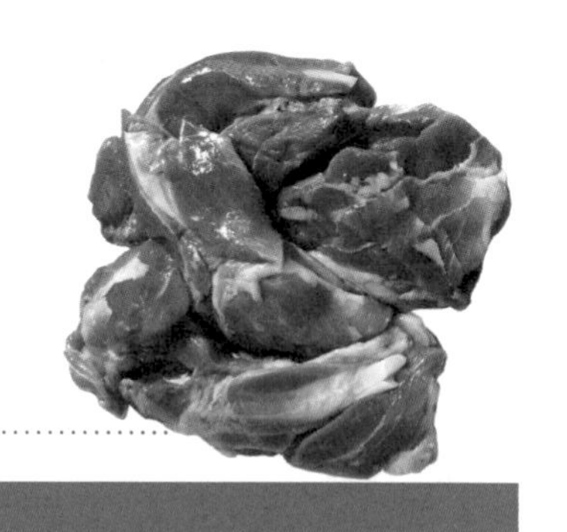

## 有益於防治「三高」的營養成分

羊肉含有豐富的蛋白質和磷、鉀，能增強體質，加快人體新陳代謝，有益於「三高」患者食用。

### 食法要略

- 羊肉食用方法很多，蒸、煮、烤、涮、煲、炒等。
- 夏秋季不宜作為進補食品，多吃易上火。
- 羊肉要趁熱吃，冷了會變硬，而且更腥。
- 羊肉有膻味，特別是山羊肉，烹飪時加一些蔥、薑、孜然、蘿蔔、山楂等佐料就可去除膻味。
- 肝病、高血壓病患者慎用。

### 食療功效

中醫認為，羊肉具有益氣養血、補腎壯陽、溫中暖下等功效，對肺部疾病，如肺結核、支氣管炎、哮喘，以及貧血、久病體弱、產後氣血兩虛、營養不良、腰膝酸軟等虛寒病症，均有一定的輔助療效。

### 蔥爆羊肉

**食量提示**
每天100克為宜

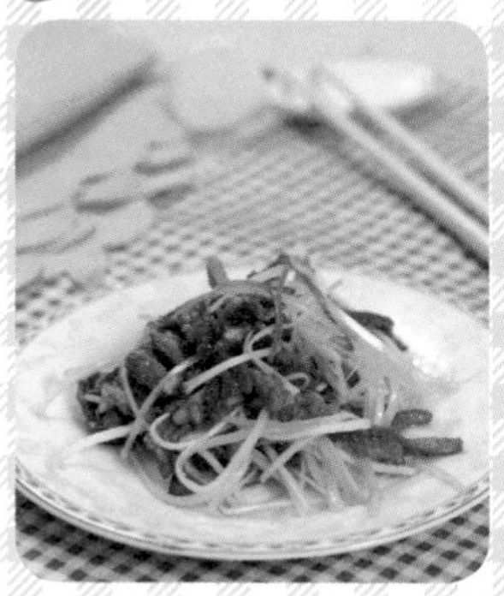

**原料**

鮮嫩羊肉100克，鹽3克，植物油6克，大蔥、生抽、雞精各適量。

**做法**

1.將蔥、羊肉切絲。

2.鍋中放油燒熱，放入羊肉絲快速煸炒至肉色發白。

3.放入大蔥絲、鹽、生抽、雞精，翻炒幾下即可出鍋。

**功效**

補腎壯陽，益精固髓，發汗解表，通乳止血。

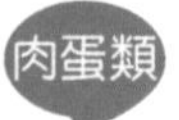


# 雞蛋

保護肝臟，
防治動脈硬化

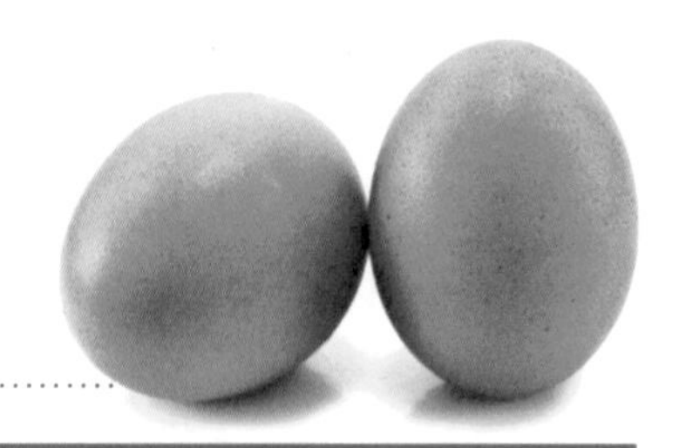

## 有益於防治「三高」的營養成分

雞蛋中含有能清除血管壁上膽固醇的低密度脂蛋白，蛋黃中的卵磷脂能促使血液中的膽固醇和脂肪顆粒變得極細小，並保持懸浮狀態，阻止膽固醇在血管壁上沉積，防止動脈粥樣硬化，對防治高血壓病、高脂血症、冠心病均有較好的作用。

## 食法要略

- 雞蛋吃法很多，如炒、煮、煎、蒸或作糕點。
- 無論炒、煮、煎、蒸都不要做得太老，以免損失營養成分，影響口感。

## 食療功效

中醫認為，蛋黃具有滋陰養血、潤燥熄風、健脾和胃等功效；蛋清具有清肺利咽、清熱解毒等功效。

## 牛奶雞蛋羹

**食量提示**
每天1個為宜

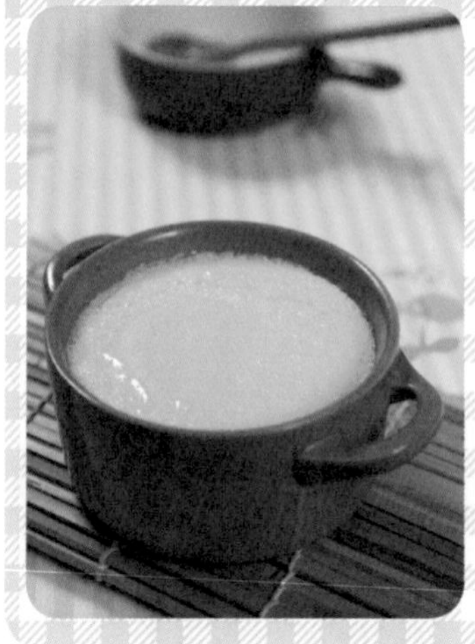

### 原料

雞蛋2個，牛奶500毫升。

### 做法

1.將雞蛋磕入碗中，再倒入牛奶充分攪打。
2.放入蒸鍋內蒸7分鐘即可。

### 功效

滋陰養血，增強眼內肌力，加強調節功能，改善眼疲勞症狀。

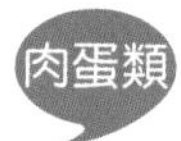


# 鴨蛋

滋陰養血，
潤肺止咳

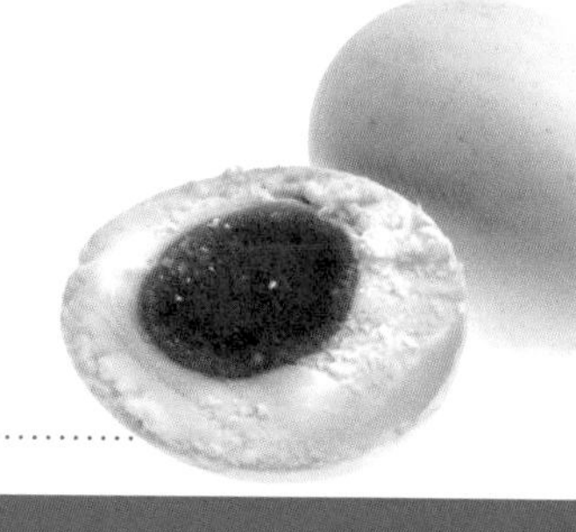

## 有益於防治「三高」的營養成分

鴨蛋中的蛋白質含量和雞蛋相當，而礦物質總量遠勝雞蛋，尤其鐵、鈣含量極為豐富，能減少人體對膽固醇的吸收，還有助於胰島素的分泌，可以輔助治療「三高」疾病。

## 食法要略

- 鴨蛋主要是醃製成鹹蛋或製成皮蛋，因為鴨蛋有腥味，不適宜直接吃，炒、煎、蒸後的味道不如雞蛋好。
- 吃皮蛋應搭配些薑末、醋。
- 鴨蛋最適宜陰虛火旺者做食療補品，可煎、煮或沸水沖泡加白糖即可食用。
- 肝腎及心腦血管疾病者慎食。
- 鴨蛋性涼，脾陽不足者不宜食用。

## 食療功效

中醫認為，鴨蛋具有滋陰養血、大補虛勞、潤肺止咳、美容養顏等功效，能增進食欲、促進消化和吸收，對骨骼發育、貧血有益，適用於咽喉乾痛、燥熱咳嗽、皮膚乾燥等症的輔助治療。

### 鹹鴨蛋

**食量提示**
每天1個為宜

**原料**

鴨蛋2個，鹽8克，花椒、八角各適量。

**功效**

滋陰養血，增強人體免疫力。

**做法**

1.鴨蛋洗淨、擦乾水分放入罈子中。
2.將花椒、八角、水、鹽（鴨蛋重量的一半）入鍋，熬製成調味湯。
3.充分晾涼後倒入罈中（水要漫過鴨蛋），罈蓋密封，醃製30天即成鹹鴨蛋。

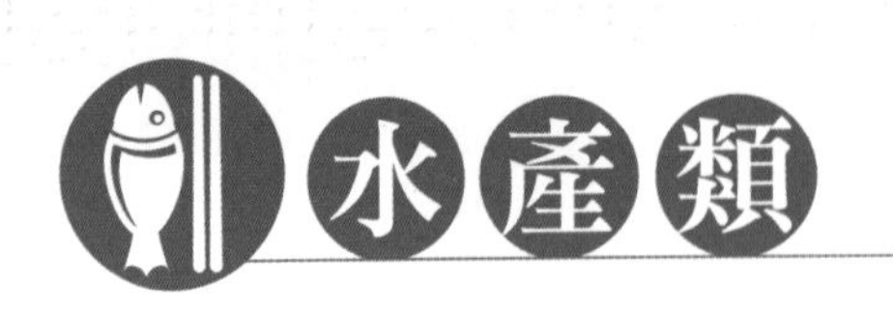


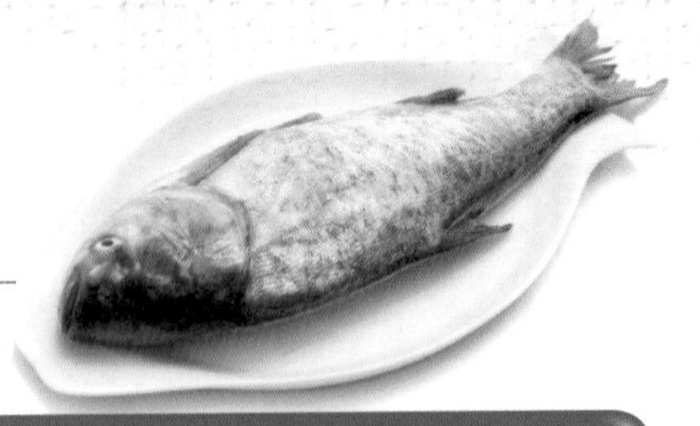

## 水產類食品對控制「三高」有什麼益處

水產類食品，特別是海產品，如海魚、蝦蟹、海藻、貝類等具有較高的營養價值，能為人體提供大量的優質蛋白、脂肪和豐富的膳食纖維。此外，還含有大量人體所必需的微量元素，特別是碘。每週吃2～3次魚，可改善血管彈性和通透性，增加尿鈉排出，從而降低血壓。水產類食品中所含有的脂肪，大多是不飽和脂肪酸，對降低膽固醇十分有利。

## 水產類食品吃多少為宜

吃水產品，如魚，最好一次不要超過300克，吃蝦蟹之類的海鮮更要少吃，因為此類食品所含脂肪量特別是膽固醇超標，如每克蝦皮所含的膽固醇量甚至比豬肝、羊腰還要高，因此，「三高」患者一定要節制食用。

## 哪些水產類儘量不吃，哪些水產類可以適量少吃

不吃無鱗魚、不新鮮的魚。

儘量少吃烤製、醃製或罐頭類水產品，因為這類食品一是太鹹，二是內含各種防腐成分和添加劑，食用後對身體不利。

## 水產類食品怎樣與其他食物合理搭配

一般來說，一個星期最好吃2～3次水產品，如果想吃魚和蝦，最好分開吃，不要同時吃。

## 吃水產類食品應該注意什麼問題

吃魚或蝦時，應在保證總熱量不超標的情況下搭配蔬菜和主食，這樣既有蛋白質，又有碳水化合物和各種維生素，可達到營養均衡、滿足身體的需要。

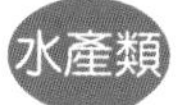


# 鯉魚

增強血管壁彈性，降膽固醇

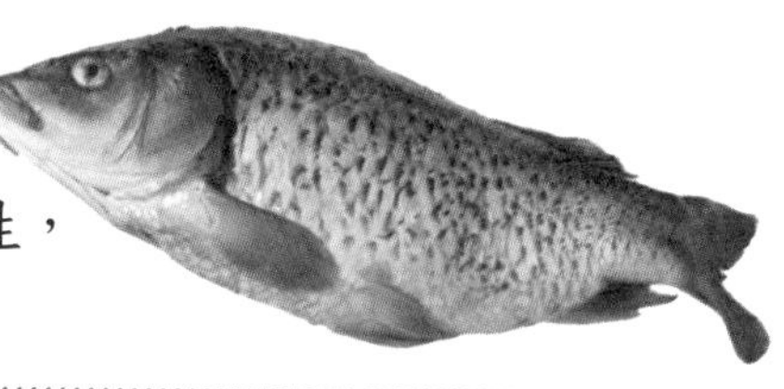

## 有益於防治「三高」的營養成分

鯉魚含有豐富的維生素D，可降低血液中膽固醇的含量，還有利於增強血管壁的彈性和抗病能力，對高脂血症、高血壓病及腦出血有一定的防治作用。鯉魚還含有豐富的蛋白質及各種營養素，對內分泌代謝能有調節作用，有輔助降低血脂的食療效果。

### 食法要略

- 鯉魚紅燒、清燉均可，烹製鯉魚時不用放味精。
- 製作鯉魚時應把魚身兩側的白筋去掉，以免做出的魚有腥味。具體抽筋方法在靠近魚頭的地方橫切一刀（深約0.5公分，從切口處可看見白色的筋頭），再在魚尾橫切一刀。然後一隻手捏住筋頭往外抽，另一隻手把菜刀放平輕拍魚身，就可順利抽出白筋。
- 鯉魚與醋搭配，有利濕效果。

### 食療功效

中醫認為，鯉魚具有健脾開胃、清熱解毒、利水消腫、止咳下氣等功效，對水腫、腹脹、少尿、黃疸、煩渴等有一定的輔助療效。

### 銀耳燉鯉魚

**食量提示**
每天150克為宜

**原料**

鯉魚300克，銀耳20克（水發），植物油10克，鹽4克，蔥、薑、蒜、醋、老抽、料酒各適量。

**功效**

健脾開胃，清熱解毒，利水消腫，對腹脹、少尿、黃疸、煩渴均有輔助療效

**做法**

1. 將鯉魚洗淨，入油鍋，兩面煎成黃色，盛出備用。
2. 鍋留底油，放蔥、薑、蒜、醋、老抽、料酒、鯉魚、銀耳、鹽及適量開水，小火燉煮至熟即可。

水產類

# 草魚

預防心血管疾病，降血壓

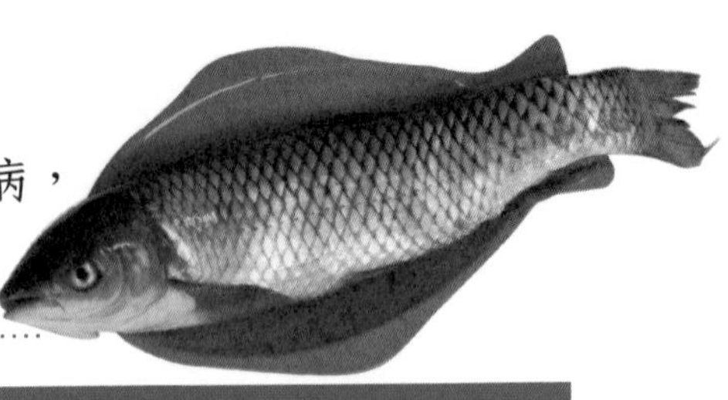

## 有益於防治「三高」的營養成分

草魚含有豐富的維生素D及不飽和脂肪酸，可改善血液循環，降低血清中膽固醇，防止動脈粥樣硬化，預防心腦血管等疾病。草魚降血脂的作用是植物油的2～5倍。

### 食法要略

- 草魚吃法很多，清蒸、清燉、紅燒、油炸及糖醋，「水煮草魚」這道菜至今仍得到人們的熱烈推崇。
- 草魚宜與冬瓜搭配，平肝祛風。
- 草魚性溫，過量食用草魚有可能誘發瘡癤。
- 草魚膽有毒，忌食。

### 食療功效

中醫認為，草魚味甘、性溫、無毒，入肝、胃經，具有暖胃和中、平降肝陽、祛風、治痹、截瘧、明目之功效，主治虛勞、風虛頭痛、肝陽上亢、高血壓病、頭痛、久瘧。

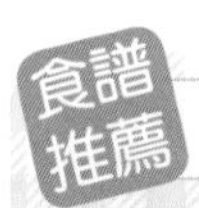

### 食譜推薦 紅燒草魚

**食量提示**
每天100克為宜

**原料**

草魚200克，植物油8克，鹽4克，蔥段、薑片、蒜片、乾辣椒、八角、花椒、醋、料酒、老抽、白砂糖各適量。

**功效**

健脾開胃，抗衰老，養顏，促進血液循環。

**做法**

1. 將草魚洗淨，去除魚身兩側的白筋後，魚身兩側切斜紋，炸成金黃色。
2. 鍋留底油，放蔥段、薑片、蒜片、乾辣椒、八角、花椒爆香，放入煎好的草魚，加醋、料酒、老抽、白砂糖、鹽，加蓋燜5分鐘。
3. 然後加開水（淹過魚身）燉煮至熟，即可食用。

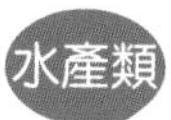


# 鯽魚

促進血液循環

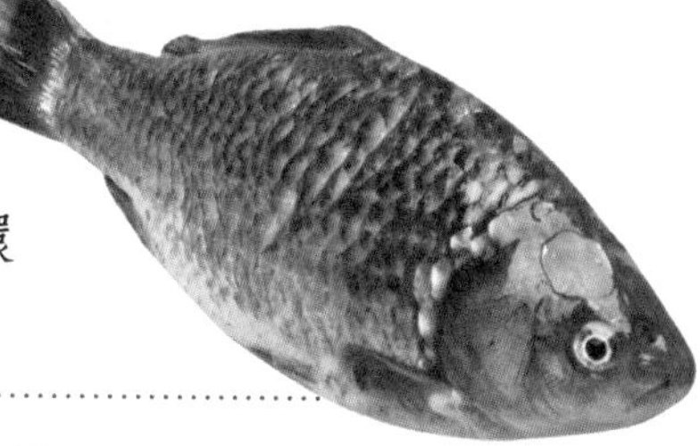

## 有益於防治「三高」的營養成分

鯽魚含有鈣、磷、鉀、鎂、卵磷脂等豐富的營養素，特別是含有豐富的優質蛋白質和不飽和脂肪，對心腦血管及肝腎疾病均有較好的療效，能夠降低血液黏稠度，促進血液循環，降低罹患冠心病、高血壓病、糖尿病、高脂血症的發病率，對防治「三高」及併發症有一定的作用。

## 食法要略

- 鯽魚適宜清蒸和做湯。
- 鯽魚最適宜冬季吃。
- 鯽魚子含有較高的膽固醇，高脂血症、高膽固醇者不宜食用。

## 食療功效

中醫認為，鯽魚具有健脾利濕、和中開胃、溫中下氣、活血通絡、養肝明目、健腦益智等功效。鯽魚對慢性腎小球腎炎水腫和營養不良性水腫有較好的調補和輔助治療作用。

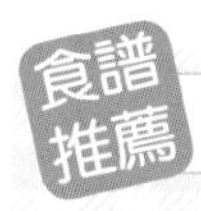


### 鯽魚豆腐湯

**食量提示**
每天80克為宜

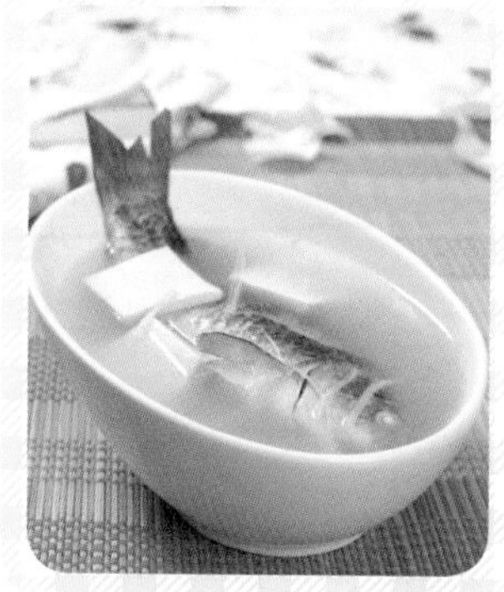

**原料**

鯽魚150克、豆腐100克，植物油6克，鹽3克，蔥段、薑片、蒜片、醋、生抽、料酒各適量。

**做法**

1. 將鯽魚洗淨，用油煎香，然後放薑片、蒜片、蔥段，調入料酒、生抽，加入清水燒開。
2. 放入豆腐、鹽，用小火燉煮至熟。

**功效**

清熱解毒，益氣健脾，利水消腫，和胃助消化。

水產類

# 鱔魚

調節血糖，
降血壓

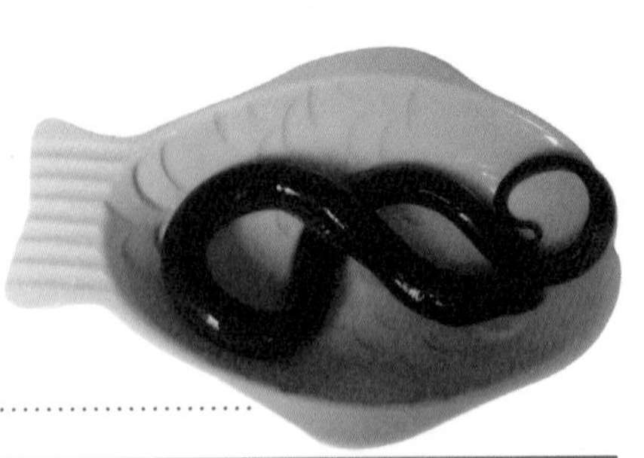

## 有益於防治「三高」的營養成分

鱔魚體內含有其他魚類所沒有的物質——鱔魚素A、鱔魚素B，這是兩種防治糖尿病的高效物質，可降低血糖、調節糖代謝。

### 食法要略

- 吃鱔魚應現殺現烹，死鱔魚不能吃，因為鱔魚死後會產生有毒物質。
- 烹製鱔魚時一定要保證鱔魚熟透，因為鱔魚體內含有一種寄生蟲，只有高溫烹製一定時間才能將其殺滅。

### 食療功效

中醫認為，鱔魚具有補氣養血、溫陽健脾、益智健腦、滋補肝腎、祛風、除濕、通絡等功效。對體弱久病、呼吸系統感染、肝硬化、脂肪肝均有一定的輔助療效。

**食量提示**
每天150克為宜

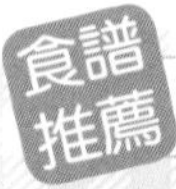

### 食譜推薦　綠豆芽炒鱔絲

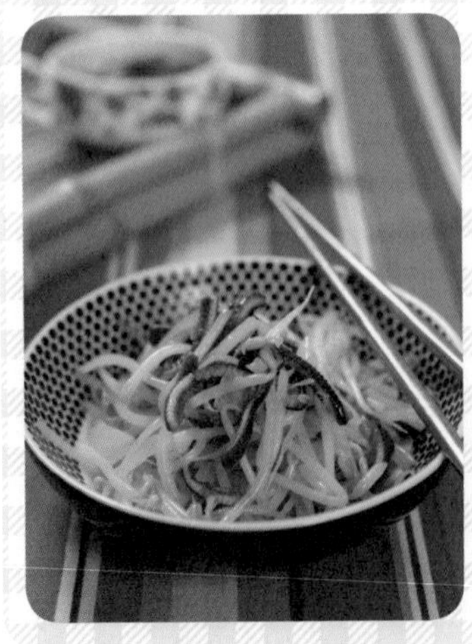

**原料**

綠豆芽60克，鱔魚300克，植物油8克，鹽3克，薑絲、蒜片、澱粉各適量。

**做法**

1. 將活鱔魚宰殺、沸水焯過、切絲，綠豆芽焯水。
2. 起油鍋，熗薑絲、蒜片，放入鱔魚絲、綠豆芽、鹽煸炒，勾薄芡，即可。

**功效**

生津解暑、利尿消腫、補中益氣，對肥胖者及便秘者有較好的療效。

# 鱸魚

防治「三高」

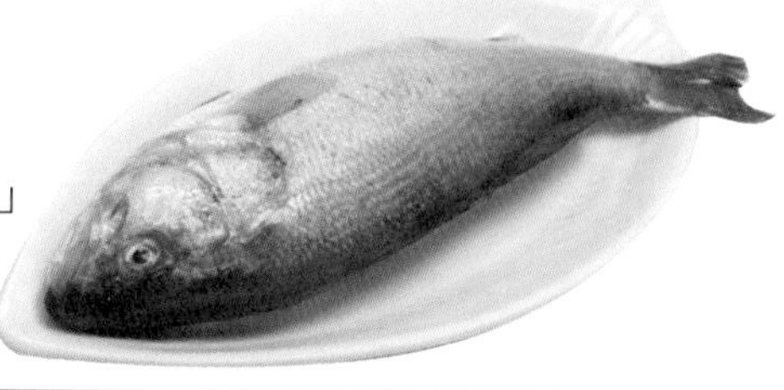

## 有益於防治「三高」的營養成分

鱸魚富含蛋白質、鉀及多種營養成分，對肝、腎有較好的補益作用，能促鈉鹽的排出，有助於降血壓。鱸魚血中還有較多的銅，能促進鐵的吸收和利用，保護血管，防治「三高」病。

## 食法要略

- 鱸魚肉質白嫩、清香，一般用於紅燒、清蒸或做成魚羹食用。
- 鮮魚剖開洗淨，在牛奶中泡一會兒既可除腥，又能增加鮮味。
- 尤其是秋末冬初，成熟的鱸魚特別肥美，魚體內積累的營養物質也最豐富，所以是吃鱸魚的最好時令。
- 鱸魚食用過多易引起腹脹。

## 食療功效

中醫認為，鱸魚具有補肝腎、益脾胃、化痰止咳、補血益氣等功效，對貧血頭暈、腰腿酸軟等有輔助治療作用。

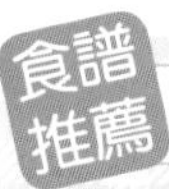


### 紅燒鱸魚豆腐

**食量提示**
每天100克為宜

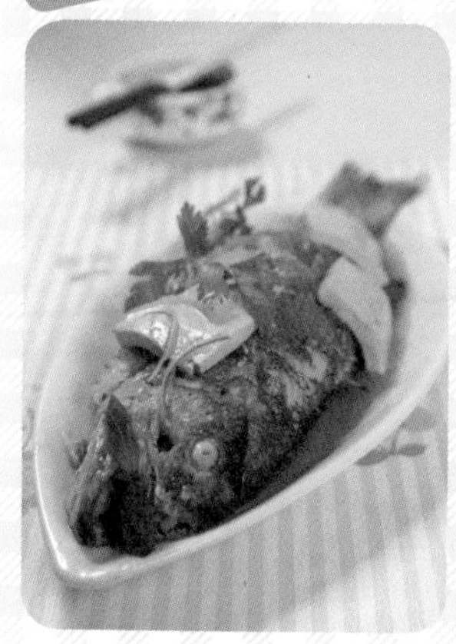

**原料**

鱸魚200克，豆腐100克，植物油8克，鹽3克，料酒、生抽、醋、白糖、薑片、蔥絲、蒜片各適量。

**做法**

1.鱸魚洗淨後，放入油鍋中煎一下，然後放入薑片、蔥絲、蒜片爆香，調入料酒、生抽、醋、白糖、鹽，稍燉幾分鐘。

2.加入清水、豆腐燉煮半小時盛出，灑蔥絲即可。

**功效**

健脾益氣，健身補血，低脂肪，低熱量，有益於減肥。

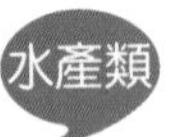


# 甲魚

淨化血液，
降低血壓、
膽固醇

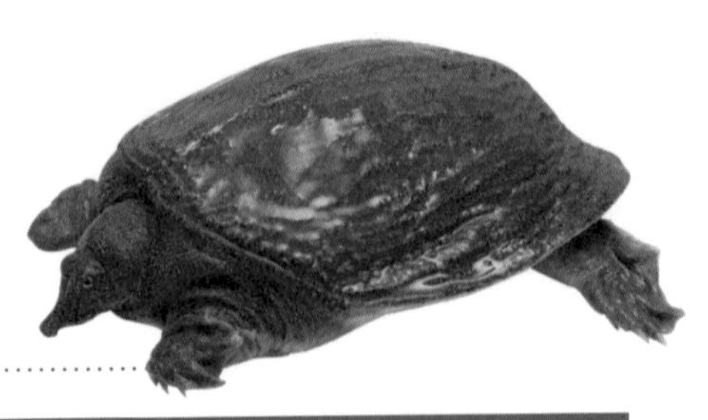

## 有益於防治「三高」的營養成分

甲魚有淨血作用，能降低血清中的膽固醇，預防動脈粥樣硬化。甲魚中還富含維生素D，且甲魚對防治高脂血症、高血壓病、心腦血管疾病有一定輔助療效。

## 食法要略

- 甲魚一般煲湯食用。吃甲魚要活宰放血，不能吃已死的甲魚，否則會中毒。
- 甲魚不能與雞、雞蛋、兔肉、鴨肉、豬肉、莧菜同時食用，對身體不利。
- 產後泄瀉者、孕婦、消化不良者、失眠者、脾胃陽虛者等忌食。

## 食療功效

中醫認為，甲魚具有滋陰補虛、益腎健骨、涼血散結、止瀉截瘧的功效。對陰虛、癆熱、子宮下垂，肺結核低熱者有較好的輔助療效。

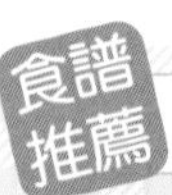


## 豆棗甲魚湯

**食量提示**
每天30克為宜

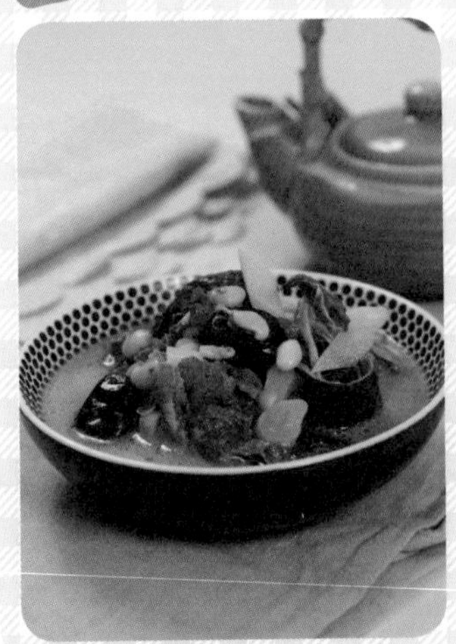

### 原料

甲魚60克，乾扁豆60克，蜜棗6顆，鹽4克，薑片、蔥段各適量。

### 做法

1.將甲魚斬塊，焯水。
2.取一個燉盅，放入甲魚、乾扁豆、蜜棗、薑片、蔥段、鹽，倒入適量清水，加蓋燉3小時即可。

### 功效

提高人體免疫力，促進血液循環。

水產類

# 鰻魚

增強身體抵抗力，調節血糖

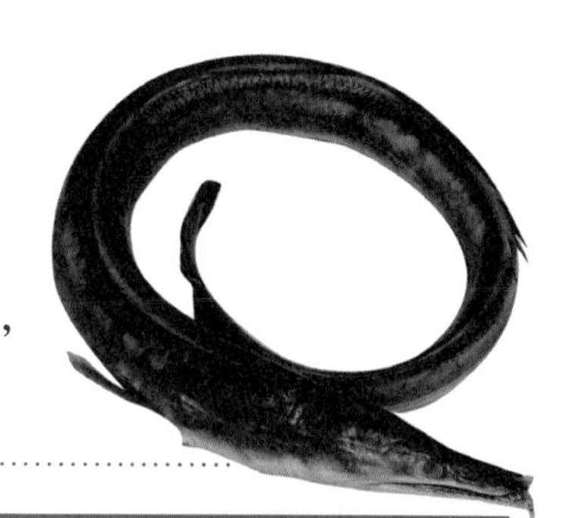

## 有益於防治「三高」的營養成分

鰻魚含有豐富的維生素A及維生素E，這兩種物質可防治夜盲症、促進骨骼發育、增強身體抵抗力。鰻魚還含有豐富的鈣，可調節心臟搏動，保持心臟連續交替地收縮和舒張。且鰻魚的皮、肉都含有豐富的膠原蛋白，可以養顏美容、延緩衰老，故被稱之為「可吃的化妝品」。

## 食法要略

- 鰻魚分河鰻和海鰻，糖尿病患者適宜吃海鰻，因其脂肪、膽固醇含量較河鰻少。
- 鰻魚搭配金針菇一起食用，具有滋補保健作用。
- 對水產食品有過敏史者忌食海鰻，因為鰻魚是發物。
- 防止傷口與鰻魚黏液接觸，因為有毒。
- 病後體虛，脾腎虛弱、痰多泄瀉者忌食鰻魚。

## 食療功效

中醫認為，鰻魚具有補虛養血、祛濕等功效，能促進骨骼發育，維持性功能正常，增強老年人體力。

### 豉汁鰻魚

**食量提示**
每天40克為宜

**原料**

海鰻80克，豆豉15克，植物油5克，薑絲、蒜末、老抽、料酒、陳皮末適量。

**功效**

補虛養血，祛濕消腫。

**做法**

1.海鰻宰殺洗淨、斬成小塊，豆豉切碎。
2.炒鍋中倒入油，燒熱後放入薑絲、蒜末爆出香味，加入豆豉同炒片刻。
3.放入老抽、料酒、陳皮末、少許水，將海鰻放入後慢火燉煮20分鐘即可。

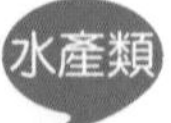


# 鮭魚

降血脂，
保護心血管系統

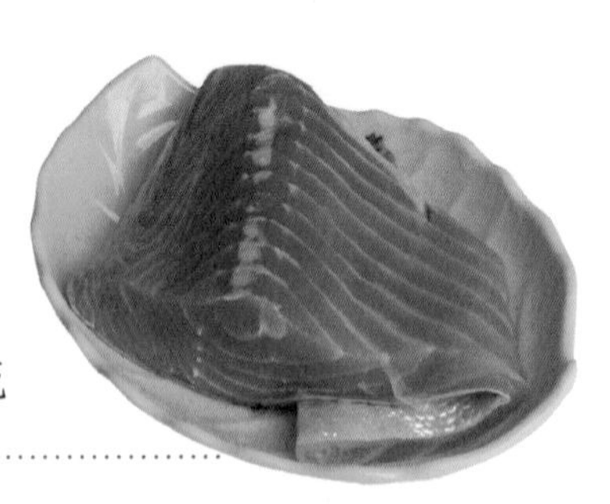

## 有益於防治「三高」的營養成分

鮭魚具有高蛋白、低脂肪的特點，它所含的不飽和脂肪酸，有降低血脂和膽固醇的功效。其中ω-3不飽和脂肪酸，是維持人體大腦、視網膜及神經系統健康運轉不可缺少的一種物質，不但能防治老年癡呆和近視，還具有改善人體胰島的功能，減少患2型糖尿病的作用。

### 食法要略

- 鮭魚既可生吃、又可烹製菜肴，還可製作成保健藥品——魚肝油。
- 到超市購買的鮭魚一般都已切成塊，肉色橙紅、紋理清晰的為新鮮鮭魚。
- 將新鮮鮭魚切成小塊，用保鮮膜封好，再放冰箱冷藏，但應儘快食用。
- 烹製鮭魚時，勿把鮭魚燒得熟爛，只需八成熟即可，這時的鮭魚最鮮嫩。

### 食療功效

中醫認為，鮭魚有補虛勞、健脾胃、暖胃和中的功能，可治消瘦、水腫、消化不良等；還有降低血脂和膽固醇的作用，有助於防止心血管疾病。

### 清蒸鮭魚

**食量提示**
每天50克為宜

**原料**

鮭魚100克，鹽3克，植物油5克，蔥、薑、蒜、生抽各適量。

**功效**

補充營養，降低血脂，保護心血管。

**做法**

1. 將鮭魚肉均勻撒少許鹽，醃製30分鐘，瀝乾。
2. 薑、蒜切絲，鋪到魚肉上面。
3. 水煮開後，把魚放進鍋裡大火蒸3分半鐘，取出。
4. 將蔥絲鋪到魚上，均勻滴上適量生抽。
5. 炒熱鍋，倒入少量油，等油冒煙後，迅速倒鋪蔥上面即可。

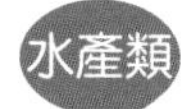


# 鮪魚

降低血脂、膽固醇

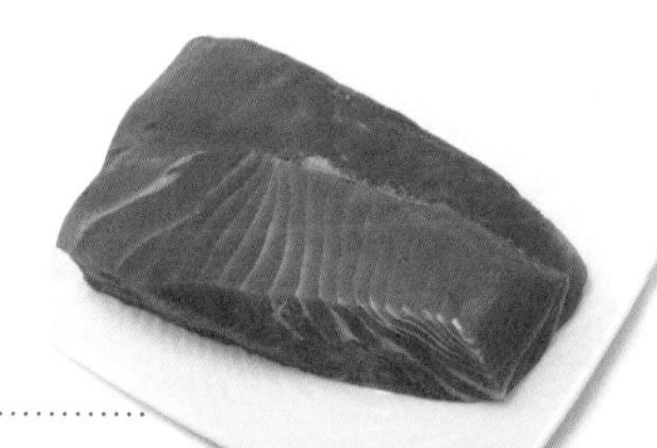

## 有益於防治「三高」的營養成分

鮪魚中的脂肪酸大多為不飽和脂肪酸，含有人體所需8種氨基酸。鮪魚中的ω-3脂肪酸對糖尿病患者十分有益，這種脂肪酸可改善胰島功能，增強人體對糖的分解，有降低血糖的作用，對防治糖尿病十分有利。鮪魚還含有大量EPA、DHA、牛磺酸，可抑制膽固醇增加、降低血脂、防止動脈硬化，對預防和治療心腦血管疾病均有特殊作用。

## 食法要略

- 品質好的鮪魚肉色暗紅，肉質堅實，無小刺。
- 鮪魚可用於煎、炸、炒、烤做成菜肴，又可製成罐頭、魚乾、冷菜。

## 食療功效

中醫認為，鮪魚有益智安神、降壓、降脂等功效。鮪魚還能啟動腦細胞，促進大腦內部活動。

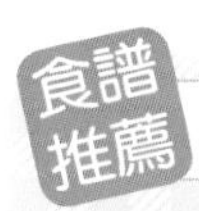


### 鮪魚排

**食量提示**

每天50克為宜

#### 原料

刺身用鮪魚塊100克，小番茄2個，豌豆苗40克，植物油6克，蒜片、麵粉、胡椒粉、調味汁各適量。

#### 功效

益智安神，降低膽固醇，保護肝臟。

#### 做法

1. 鮪魚兩面撒上鹽和胡椒，兩面均勻拍上一層薄麵粉。
2. 平底鍋倒入油，炒香蒜片後，取出蒜片。
3. 把鮪魚塊放入，兩面煎至上色；放不鏽鋼網上靜置一小會，切片。
4. 豌豆苗鋪下，放入魚片，澆調味汁，小番茄裝飾即可。

水產類

# 銀鯧

調節糖代謝，
降膽固醇

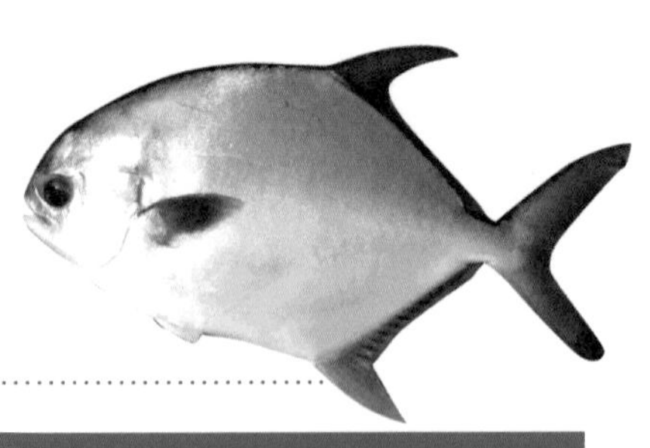

## 有益於防治「三高」的營養成分

銀鯧含有豐富的硒和鎂，這兩種物質能促進細胞對糖的攝取，尤其硒具有與胰島素相同的調節糖代謝的生理活性，可降低血糖。銀鯧還含有豐富的不飽和脂肪酸，能有效降低血液中膽固醇的含量。糖尿病患者經常食用銀鯧，對防治糖尿病性心臟病、高脂血症有較好的作用。

## 食法要略

- 銀鯧本身有鮮味，烹飪時不要放味精。
- 新鮮銀鯧色澤銀白、閃亮，魚眼清亮，如色澤灰暗、魚眼混濁則為不新鮮，不宜購買。
- 銀鯧屬於發物，有慢性疾病或皮膚過敏者不宜食用。

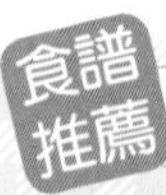

## 食療功效

中醫認為，銀鯧具有降脂、降糖、抗癌、延緩人體衰老等功效。

## 食譜推薦 豆豉蒸銀鯧

**食量提示**
每天60克為宜

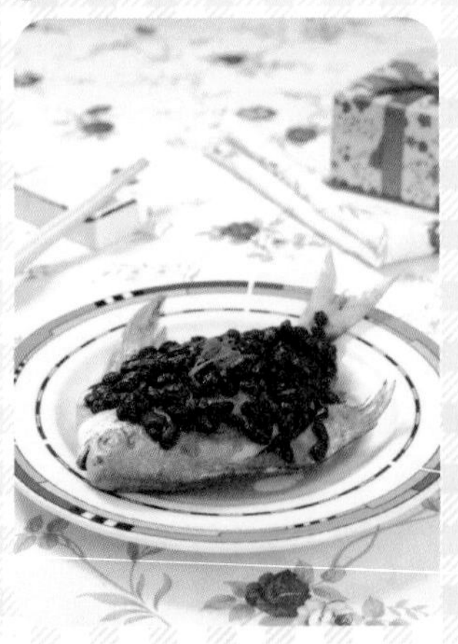

### 原料

銀鯧120克，豆豉15克，植物油6克，鹽3克，料酒、薑片、蔥段、香菜末各適量。

### 做法

1. 將銀鯧洗淨，用油煎一下，盛入盤中。
2. 豆豉用油炒一下放在銀鯧上，再放蔥段、薑片、料酒、鹽，用蒸鍋蒸熟。
3. 揀出蔥薑，放香菜末即可。

### 功效

降脂降糖，抗癌，延緩衰老。

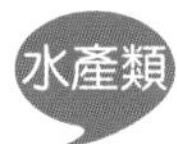


# 牡蠣

調節血糖，
治療糖尿病

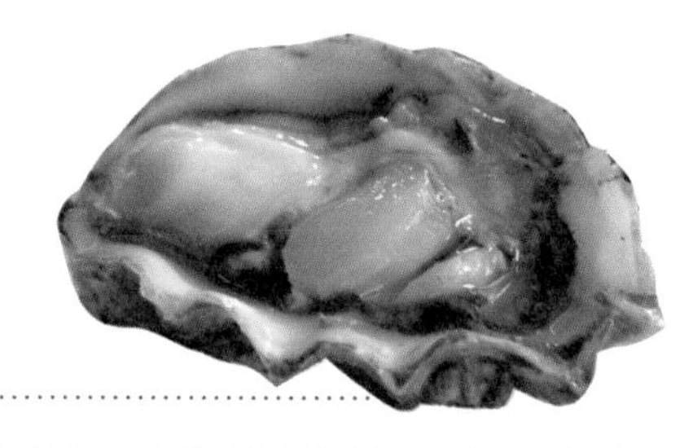

## 有益於防治「三高」的營養成分

牡蠣中含有豐富的銅、鐵、鋅、錳、鍶、鉻等元素及多種氨基酸，具有降血脂、抗凝血、抗血栓、增加胰島素的敏感性等功效。其中富含的牛磺酸可促進膽固醇分解，避免膽固醇沉積在血清中，有降低血膽固醇濃度的作用。牡蠣中的鋅與銅在體內的相互作用對脂質代謝具有重要影響，鋅還可與胰島素結合成複合物，增加胰島素的敏感性，有降低血糖的作用。

## 食法要略

- 製作牡蠣時應少放鹽，不放味精，以免喪失其特有的鮮味。
- 有甲狀腺功能亢進、痛風、過敏體質者忌吃牡蠣，以免引發舊疾。

## 食療功效

中醫認為，牡蠣具有益智安神、降壓、降脂、延緩衰老等功效，還可調節神經、穩定情緒，延緩皮膚衰老，減少皺紋形成。高血壓病、高脂血症、糖尿病、神經衰弱、癌症等患者食用牡蠣有輔助療效。

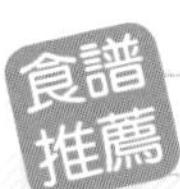


### 牡蠣蘿蔔絲湯

**食量提示**
每天2～3個為宜

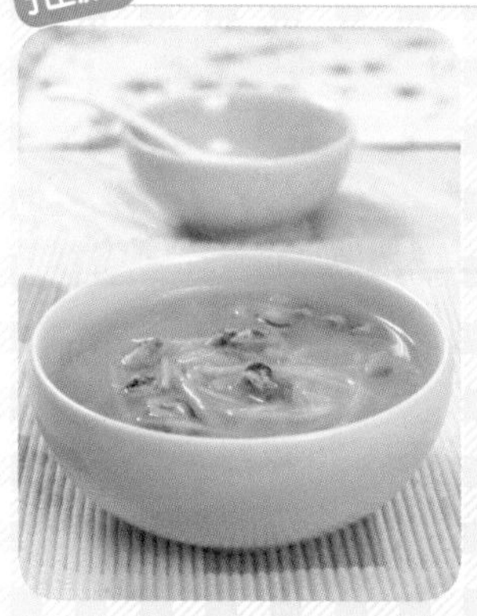

**原料**

牡蠣6個，白蘿蔔200克，鹽5克，芝麻油3克，蔥絲、薑絲各適量。

**做法**

1.將白蘿蔔切絲，放入開水鍋中，煮至將熟。

2.放入牡蠣肉、蔥絲、薑絲，煮至白蘿蔔熟透；放鹽、芝麻油調味即可。

**功效**

消食化滯，促進膽汁分泌，代謝堆積在肝臟中的中性脂肪，提高肝臟的解毒作用。

水產類

# 蛤

降膽固醇，
控制血糖

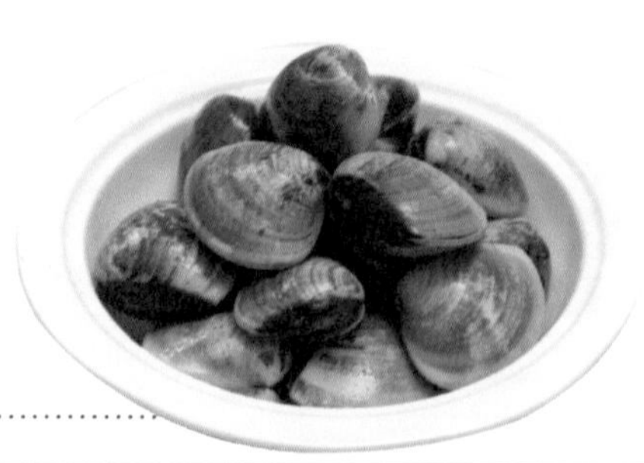

## 有益於防治「三高」的營養成分

蛤含有非常豐富的硒，硒能明顯促進細胞對糖的攝取，具有胰島素樣功效，能夠調節糖代謝的生理活性，達到控制血糖的作用。蛤含有一種具有降低血清膽固醇的作用，它們兼有抑制膽固醇在肝臟合成和加速排泄膽固醇的獨特作用，從而使體內膽固醇下降。

## 食法要略

- 烹製蛤時要少放鹽，不要放味精，因為蛤本身極具鮮味，放味精會影響其鮮味。
- 烹飪蛤時一定要熟透，否則易染上寄生蟲病或肝病。
- 蛤中的泥腸要除去，千萬不要食用。
- 蛤性寒涼，脾胃虛寒、大便溏稀者不宜多食。
- 蛤屬於發物，有過敏體質或宿疾者忌食。

## 食療功效

中醫認為，蛤具有滋陰明目、益精潤臟、軟堅散結、化痰等功效，可降低膽固醇、降低血壓、軟化血管、增強人體免疫力。此外，蛤還對胃病、支氣管炎、甲狀腺腫大均有輔助療效。

**食量提示**
每天2～8個為宜

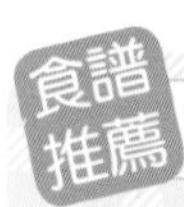


### 蛤炒綠花椰

**原料**

蛤10個，綠花椰150克，植物油6克，鹽3克，蒜片適量。

**功效**

降低膽固醇，降低血壓，軟化血管，增強人體免疫力。

**做法**

1. 將綠花椰水洗，用沸水焯一下，撈出。
2. 蛤過水，去沙。
3. 炒鍋中倒入油燒熱，放入蒜片爆香，放蛤、綠花椰、鹽煸炒。
4. 加少許水燜一會兒即可。

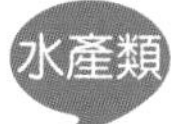


# 海參

預防心腦血管疾病、糖尿病

## 有益於防治「三高」的營養成分

海參含有豐富的硒和鎂，能夠調節糖代謝的生理活性，控制血糖，且海參是典型的高蛋白、低脂肪、低膽固醇食物，對防治高血壓病、高脂血症、糖尿病及併發症有較好的輔助療效。

## 食法要略

- 海參泡發方法，先用熱水將海參泡24小時，從腹下開口取出內臟，水洗後，入鍋，加水煮50分鐘左右，再用原湯泡起來，24小時後即可食用。
- 買回漲發好的海參，一定要反復清洗乾淨，以免殘留化學成分危害健康。
- 海參性滑利，脾胃虛弱、大便溏稀、痰多者忌食。

## 食療功效

中醫認為，海參具有養血潤燥、補腎益精、除濕壯陽、止血消炎、和胃止渴、通便利尿等功效，海參可參與人體脂肪代謝，降低血脂、軟化血管，有顯著提高人體免疫力、抑制癌細胞生長等功效。

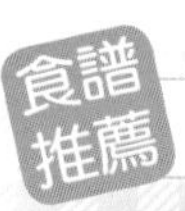


## 海參木耳排骨湯

**食量提示**
每天80克為宜（漲發）

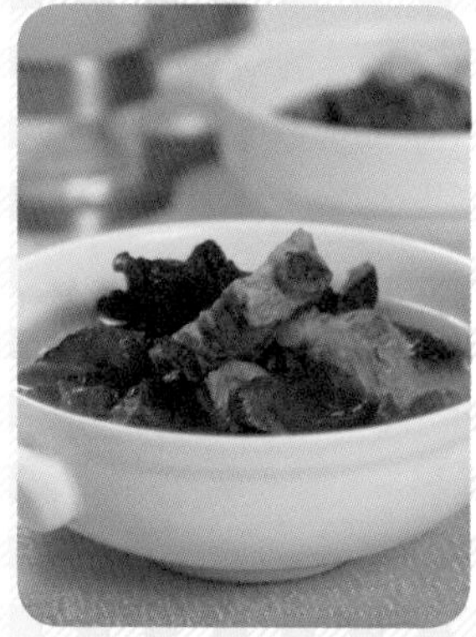

### 原料

海參150克（水發），木耳30克（水發），排骨200克，鹽4克，蔥段、薑片、料酒各適量。

### 做法

1.將木耳、海參洗淨，海參切成薄片，排骨斬段。
2.將所有食物放入沙鍋中，加水燉煮50分鐘左右。
3.放鹽、料酒、薑片、蔥段，再煮10分鐘即可食用。

### 功效

增強人體免疫力，除濕壯陽、補腎益精、清胃滌腸、養血潤燥、通便利尿。

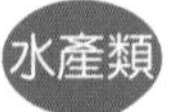


# 蝦仁

防治動脈硬化，
保護心腦血管

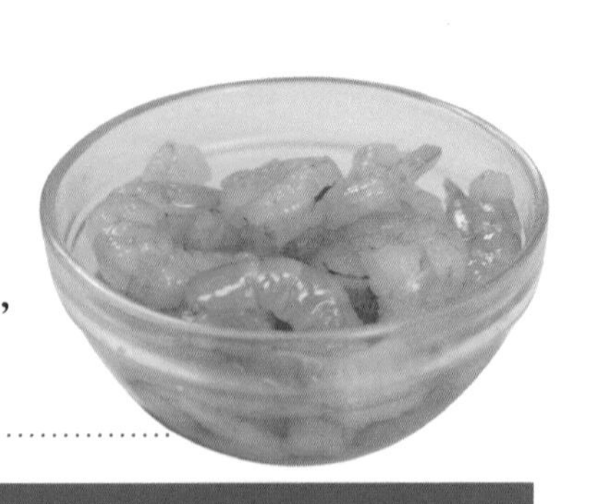

## 有益於防治「三高」的營養成分

蝦含有豐富的鎂，能減少血液中膽固醇含量，擴張冠狀動脈，防止動脈硬化。蝦所含的鉀也非常豐富，鉀能夠促使鈉鹽隨尿排出，對心血管有保護作用。經常食用蝦，對防治高血壓病、冠心病均有較好的輔助作用。

### 食法要略

- 蝦可炒、蒸和製餡。
- 吃蝦時，蝦背上的蝦線應挑去不吃。
- 蝦性溫，多食易發瘡癤。
- 蝦為發物，過敏體質者慎食。
- 腐爛變質的蝦不能食用。
- 蝦不可生吃，因蝦常生有肺吸蟲。

### 食療功效

中醫認為，蝦具有開胃化痰、補氣壯陽、益氣通乳等功效。對於患有高血壓病、高脂血症狀的人具有食療作用。

**食量提示**
每天20克為宜

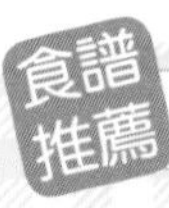


### 韭菜蝦仁炒雞蛋

**原料**

韭菜200克、蝦仁30克（乾蝦仁）、雞蛋1個，植物油6克，鹽3克。

**功效**

滋陰潤燥、溫中行氣、殺菌消炎、解毒，還能促進胃腸蠕動，加速大便排出，可預防便秘。

**做法**

1.韭菜洗淨、切段。
2.雞蛋磕入碗中，攪散後入油鍋炒熟，盛出。
3.另起油鍋，將蝦仁、韭菜、雞蛋放入煸炒，加鹽調味即可。

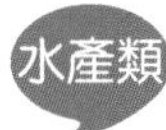


# 海蜇

降血壓，
防治動脈粥樣硬化

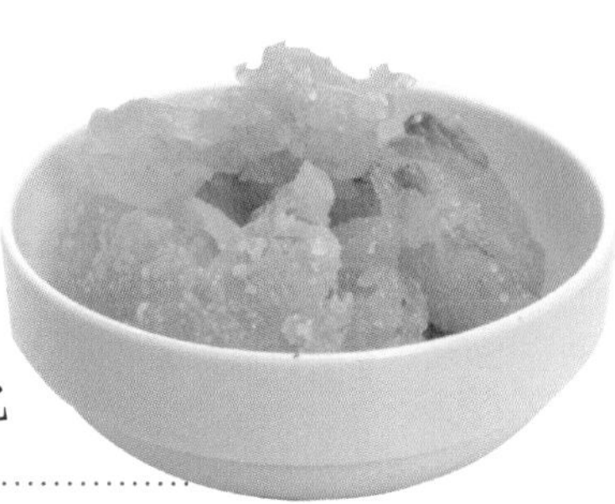

## 有益於防治「三高」的營養成分

海蜇中含有類似於乙醯膽鹼的物質，有擴張血管、降低血壓的作用。海蜇還含有甘露多糖的物質，對防治動脈硬化有一定的輔助療效，經常適量食用海蜇對防治高血壓病、心腦血管疾病有一定的食療作用。

### 食法要略

- 海蜇皮適宜涼拌食用，吃時適當放些醋，這樣味道更純正。
- 新鮮海蜇皮有毒，必須用食鹽、明礬醃漬3次方可食用。
- 海蜇忌與白糖同醃，否則會變味。
- 海蜇適宜與蘆根搭配，舒悶解氣。
- 海蜇適宜與荸薺搭配，緩解便秘。

### 食療功效

中醫認為，海蜇具有軟堅散結、清熱化痰、行瘀化積等功效，適用於咳嗽痰多、痰黃黏稠、哮喘、高血壓病、糖尿病、胃潰瘍等病症的輔助治療。

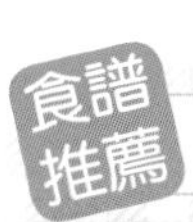


## 蘿蔔絲拌海蜇

**食量提示**
每天40克為宜

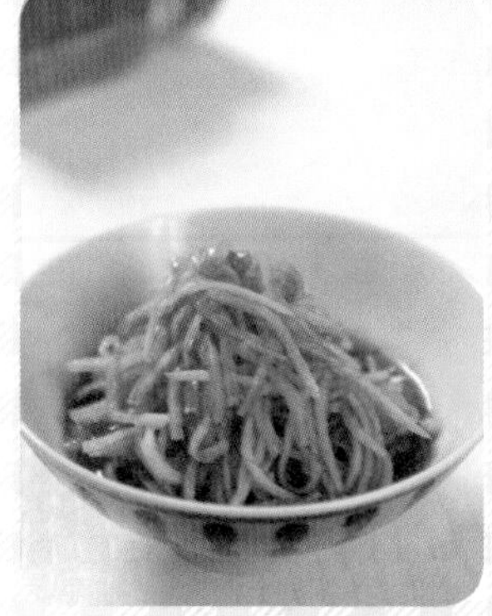

**原料**

海蜇80克，白蘿蔔200克，鹽3克，蒜末、蔥絲、生抽、醋、雞精、辣椒油各適量。

**做法**

1. 白蘿蔔切絲，海蜇浸泡、焯水、切絲。
2. 將白蘿蔔絲、海蜇絲放入盤中，加蒜末、蔥絲、鹽、生抽、醋、雞精、辣椒油拌勻即可。

**功效**

降糖降脂，減肥，促進腸蠕動，防止便秘。

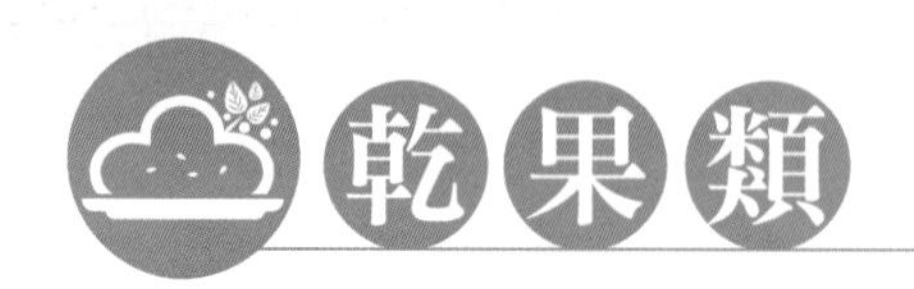

# 乾果類

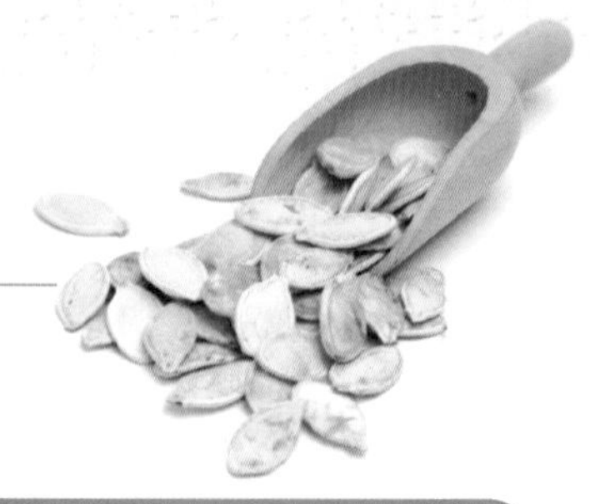

## 乾果類食品對控制「三高」有什麼益處

乾果，如花生米、葵瓜子、南瓜子、核桃仁、杏仁、果仁、榛子、松子、板栗等，營養價值非常高。乾果類脂肪含量高，屬於高脂肪食品，但其中所含多屬不飽和脂肪酸，而這些不飽和脂肪酸，具有降低血清總膽固醇、低密度脂蛋白及甘油三酯的水準，並有提升高密度脂蛋白的作用，同時還可增強人體對胰島素的敏感性，有防治的作用。乾果類中富含的纖維素和蛋白質，還能促進人體胰島素和葡萄糖的平衡。

## 乾果類食品吃多少為宜

關於堅果類食物的推薦量，把堅果和大豆歸為一類，合併計算，每天推薦攝入30～50克。在「平衡膳食金字塔」的說明中又指出「有條件者每天可吃5～10克堅果替代相應量的大豆」。由於乾果所含油脂較多，水分含量相對較少，吃多了不容易消化，而且還會上火。「三高」患者應該根據自己的病情，參考以上建議靈活掌握，不可生搬硬套。

## 哪些乾果儘量不吃，哪些乾果可以適量少吃

儘量不吃：銀杏、芡實、蜜棗。

儘量少吃：核桃、腰果、松子、花生、葵瓜子、西瓜子。

## 乾果類食品什麼時候吃合適

乾果可以作為一種零食在餐前或餐後吃，由於乾果吃後容易產生飽腹感，因此有減少其他熱量攝入和抵禦饑餓的作用。

## 吃乾果類食品應該注意什麼問題

如果用乾果製作菜肴，如腰果、板栗、松仁、杏仁、核桃仁、花生米等，就要相應減少每天擬定的食物攝入量，以免一次攝入過多。

吃乾果類食品時，應注意隨時監測血糖，血糖不穩定時應適量少吃或暫時不吃。

儲存不當或儲藏過久的堅果，可能產生油味及不利人體健康的物質，尤其是變質的乾果會受到黃麴毒素污染，食用後會增加癌變機率。所以，發了黴的乾果不要吃。

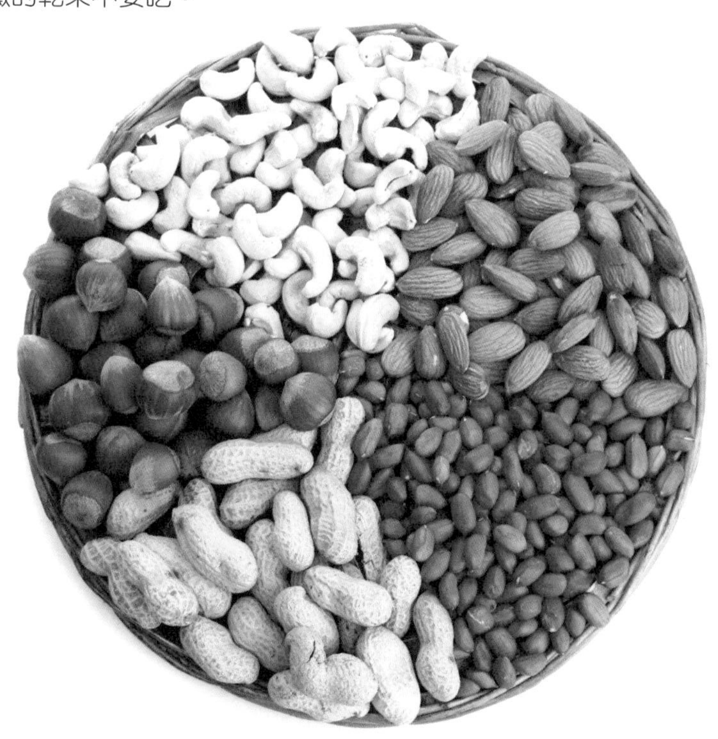

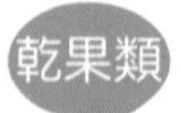


# 板栗

防治高血壓病，
穩定血糖

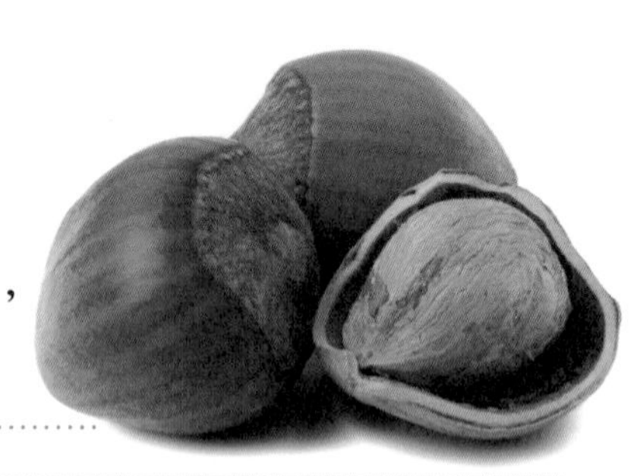

## 有益於防治「三高」的營養成分

板栗含有較多的膳食纖維，能夠有效控制餐後血糖上升。板栗的升糖指數比米飯低，用於烹飪時最好不要加糖，糖尿病患者可適量食用。板栗含有豐富的不飽和脂肪酸及維生素，可降低血液中甘油三酯和膽固醇的含量，對高血壓病、心臟病、動脈硬化、骨質疏鬆等症有一定的輔助療效。

### 食法要略

- 板栗吃法很多，如炒、做菜、做包子或西點的餡料，還可做成羹。
- 吃板栗應細嚼慢嚥，否則容易滯氣，而且難消化。
- 板栗不宜與牛肉搭配，會削弱板栗的營養價值。
- 脾胃虛弱、消化能力弱的人不宜吃板栗。

### 食療功效

中醫認為，板栗具有補腎強筋、益脾健胃、活血止血、消腫強心等功效，還有增強人體免疫力的功效，是抗衰老、益壽延年的滋補佳品，常食有較好的補益作用。

### 板栗枸杞乳鴿湯

**食量提示**
每天5個為宜

**原料**

板栗10個，乳鴿肉150克，枸杞15克，鹽5克，蔥、薑、料酒、胡椒粉、雞精各適量。

**功效**

滋肝潤肺，健脾養胃，祛風解毒，益氣補腎，養血。

**做法**

1. 將乳鴿洗淨，剁成塊，入水中汆燙，去盡血水待用；板栗去皮。
2. 將所有食物放入沙鍋中，加入薑、蔥、料酒、少許鹽，用小火煲2小時，再放入雞精、胡椒粉調味即可。

乾果類

# 花生

降低血壓、
膽固醇，
保護心臟

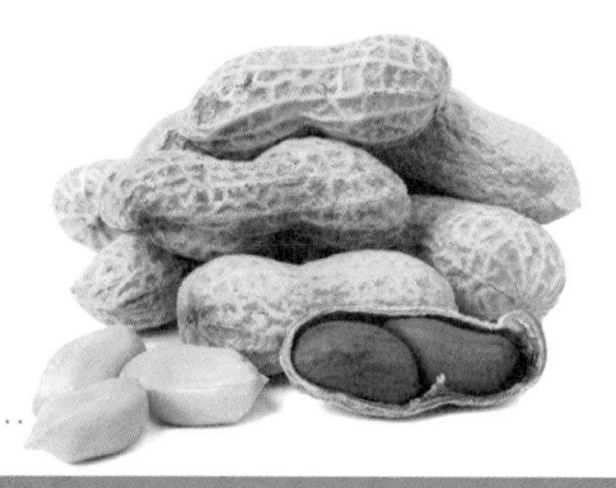

## 有益於防治「三高」的營養成分

花生中含有豐富的鉀，鉀可排出體內多餘的鈉鹽，維持正常的血壓，鉀對心肌細胞還有保護作用。花生中的白藜蘆醇是一種生物活性很強的天然多酚類物質，能降低血小板聚集，防治動脈粥樣硬化及心腦血管疾病。經常食用花生對防治高血壓病、糖尿病、動脈硬化、心臟病等有很好的輔助作用。

### 食法要略

- 花生吃法很多，可生吃、炒或油炸、加工成花生醬或花生油、烹飪成菜肴或熬粥等。
- 吃花生時應連紅衣一塊食用，因為花生的紅衣更具營養，且藥效作用更強。

### 食療功效

中醫認為，花生具有健脾和胃、滋養調氣、潤肺化痰、利水消腫、清咽止瘧等功效，花生能營養神經纖維、增加血小板含量並改善其功能、加強毛細血管的收縮機能、改善凝血因數缺陷等。花生還可用於內外各種出血症，包括血友病、血小板減少性紫癜、功能性子宮出血等。

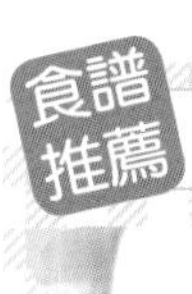

食量提示
每天20～30克為宜

### 食譜推薦　醋泡花生

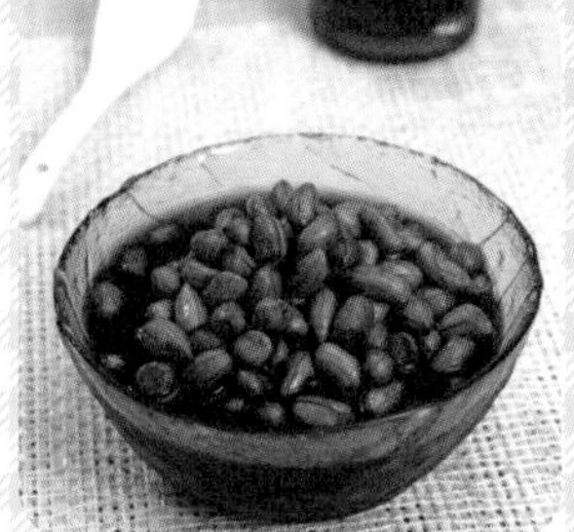

**原料**

米醋200克，紅衣花生60克。

**做法**

1.將花生洗淨瀝乾，備用。

2.將花生浸泡在食醋裡，半個月後即可食用。

**功效**

降糖降壓，健脾利濕，潤肺止咳。

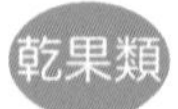


# 白瓜子

增強人體對胰島素的敏感性

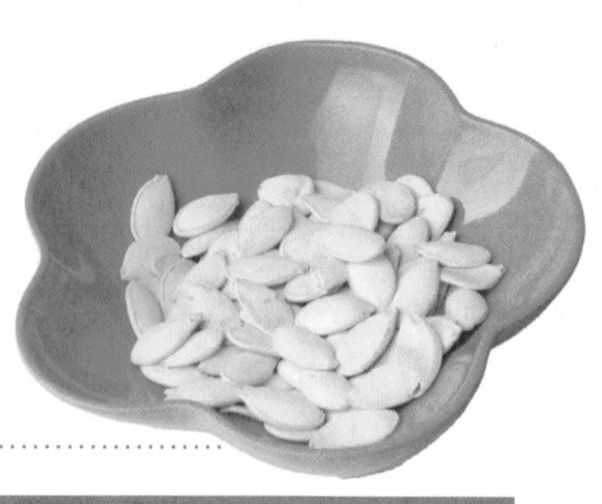

## 有益於防治「三高」的營養成分

白瓜子含有豐富的鋅，鋅參與胰島素的合成與分泌，能穩定胰島素的結構和功能，增加人體對胰島素的敏感性，達到降糖效果。所含的食物纖維和不飽和脂肪酸可增加飽腹感，有助於減肥、降低血壓，從而達到減輕或延緩「三高」併發症的發生。

### 食法要略

- 炒熟後可直接食用，也可加料製成多味瓜子，味道香美。
- 白瓜子有很好的殺滅人體內寄生蟲（如蟯蟲、鉤蟲等）的作用，特別是對血吸蟲幼蟲的殺滅作用更為明顯。
- 胃熱患者宜少食，以免引起腹脹。
- 腎功能不全者忌吃白瓜子，以免加重病情。

### 食療功效

中醫認為，白瓜子具有殺蟲、消炎抗菌、降壓等功效，對寄生蟲、心絞痛、高血壓病有一定的輔助療效。值得一提的是，經常食用白瓜子對預防前列腺增生、前列腺癌有顯著療效。

**食量提示**
每天50克為宜

### 金銀糕

**原料**

玉米麵100克，麵粉100克，白瓜子仁5克，葡萄乾5克，食用鹼適量。

**功效**

消炎殺菌，降壓、降血脂、降膽固醇。

**做法**

1. 將玉米麵、麵粉混勻，加水和好，蓋上籠布，放置於溫處，發好待用。
2. 麵發好後，將洗好的葡萄乾、瓜子仁撒入發麵中，並將食用鹼調成液狀，對入發麵，攪成均勻的稠粥狀。
3. 待鍋裡的水燒開後，將麵糊倒在蒸鍋的屜布上鋪平，蓋上蓋蒸30分鐘即成。

# 榛子

降血脂，預防心腦血管疾病

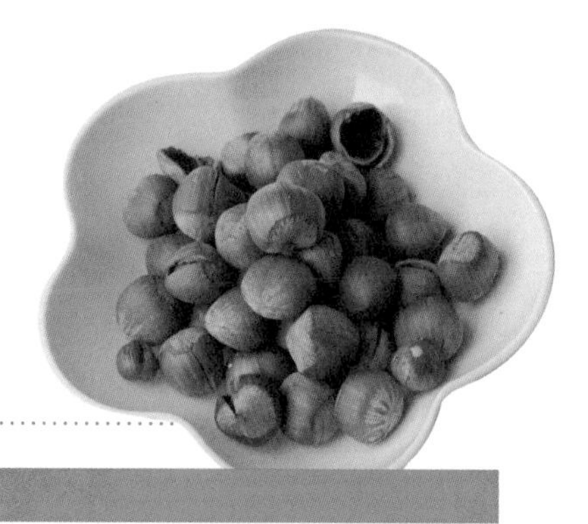

## 有益於防治「三高」的營養成分

榛子含有人體所需的8種氨基酸及鎂，具有促進膽固醇代謝，改善心腦血管功能的作用。常吃榛子對防治高脂血症、動脈粥樣硬化、糖尿病有一定的輔助療效。

## 食法要略

- 榛子既可直接吃，也可與其他食物或藥材搭配食用。
- 榛子最好炒熟食用。
- 榛子與枸杞搭配，養腎明目。
- 蟲蛀或黴變的榛子不能吃。
- 榛子含有豐富的油脂，膽功能不良者慎食。

## 食療功效

中醫認為，榛子具有補脾胃、益氣力、明目等功效。榛子能使人皮膚、骨骼、肌腱、韌帶等組織堅固。對積食、便秘、心腦血管病、卵巢癌、乳腺癌、高脂血症、眼病、肺腎不足等病症有一定的輔助療效。

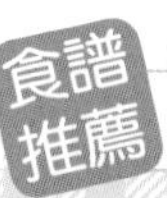


### 榛子杞子粥

**食量提示**
每天10克為宜

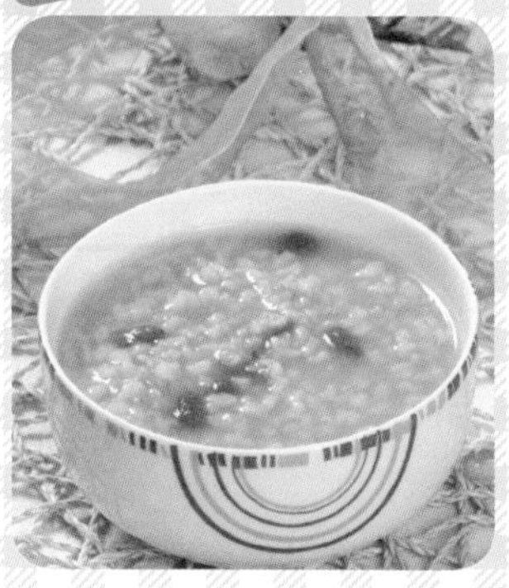

**原料**

榛子30克，粳米60克、枸杞10克。

**做法**

1.將榛子仁搗碎，備用。

2.將搗好的榛子與枸杞一同加水煎汁，去渣後與粳米一同用文火熬成粥即成。

**功效**

滋陰，補益。

乾果類

# 杏仁

增強血管彈性，
降血脂

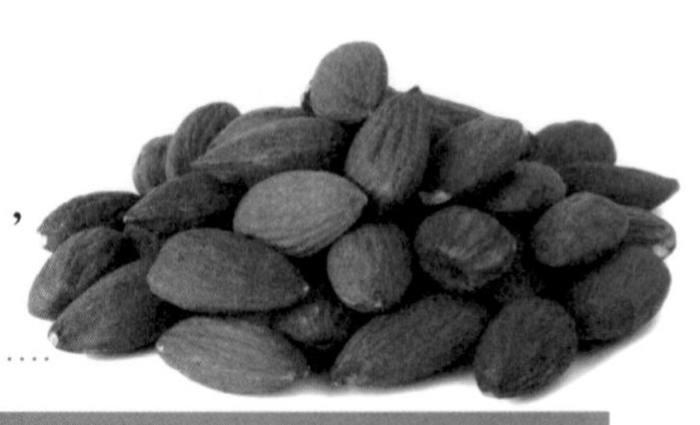

## 有益於防治「三高」的營養成分

杏仁含有豐富的維生素P，能降低膽固醇，增強微細血管彈性，使血液暢通無阻，有明顯降脂、活血和通脈的作用。杏仁還含有杏仁油、維生素E、蛋白質、鈣、不飽和脂肪酸及黃酮類和多酚類成分，均具有降低血清膽固醇的作用。有專家指出，常食杏仁的冠心病患者，心絞痛發生的機率要比不食者減少50%。

### 食法要略

- 杏仁有甜杏仁、苦杏仁之分。甜杏仁一般可作為休閒小吃，苦杏仁一般用來入藥，有毒，不能多吃。
- 苦杏仁含3%的有毒成分，吃時需用水浸泡後再煮熟才能食用，而且不能多吃。

### 食療功效

中醫認為，杏仁具有潤肺生津、健脾開胃、止咳平喘等功效，適宜於氣管炎、傷風咳嗽、便秘、粉刺、外陰瘙癢、癌症等疾病的輔助治療。常食用杏仁對防治高脂血症、高血壓病、糖尿病、心腦血管疾病、肥胖症等有較好的輔助作用。

### 杏仁蓮子粥

**食量提示**
每天5個為宜

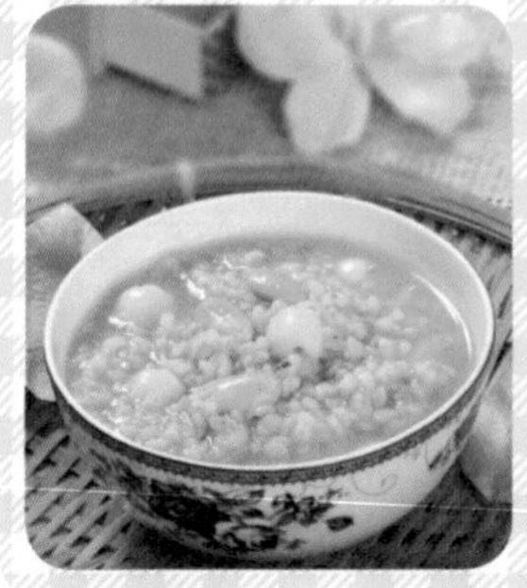

**原料**

杏仁20克（炒熟後去皮），蓮子10克，粳米60克。

**做法**

1.將粳米、蓮子均淘洗乾淨入鍋，再放入杏仁。

2.加適量水，旺火燒開後改用小火熬煮至熟，即可食用。

**功效**

潤肺生津、健脾開胃，降血脂。

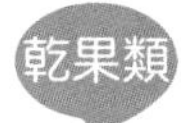


# 核桃

減少膽固醇，
防治動脈硬化

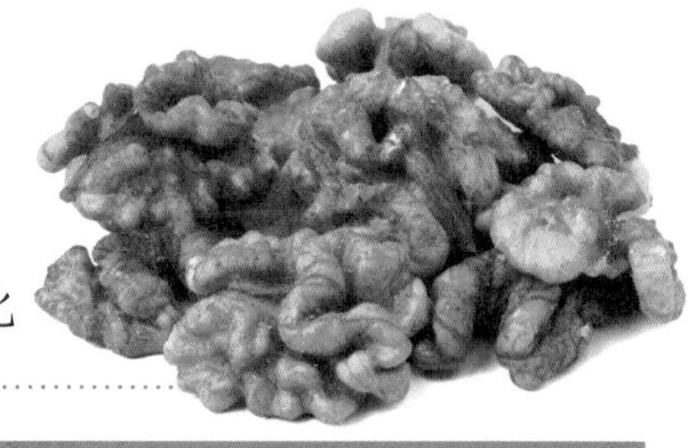

## 有益於防治「三高」的營養成分

核桃仁除含有豐富的蛋白質、磷、鈣和多種維生素之外，最重要的是含有63%的亞油酸、16.4%的亞麻酸，這些脂肪酸都是不飽和脂肪酸，可抑制對人體不好的膽固醇在血液中升高，還有防治動脈硬化和心腦血管疾病的功效。

### 食法要略

- 吃核桃仁時不要剝去表面的褐皮，因為這層皮裡含有豐富的營養成分。
- 完整的核桃仁不易取出，如果將核桃放在蒸籠裡蒸3～5分鐘，取出後立即放在冷水裡浸泡3分鐘，然後撈出來，用錘子在核桃四周輕輕敲打幾下，破殼後就能取出完整的核桃仁了。

### 食療功效

中醫認為，核桃具有溫肺定喘、補腎固精、潤腸通便、利尿消石、強筋健骨、通潤血脈、補虛勞等功效。適宜高血壓病、高脂血症、動脈硬化、冠心病、神經衰弱、尿頻、咳嗽、腎虛、便秘等病症的輔助治療。

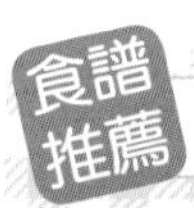


### 核桃芝麻粥

**食量提示**
每天20克為宜

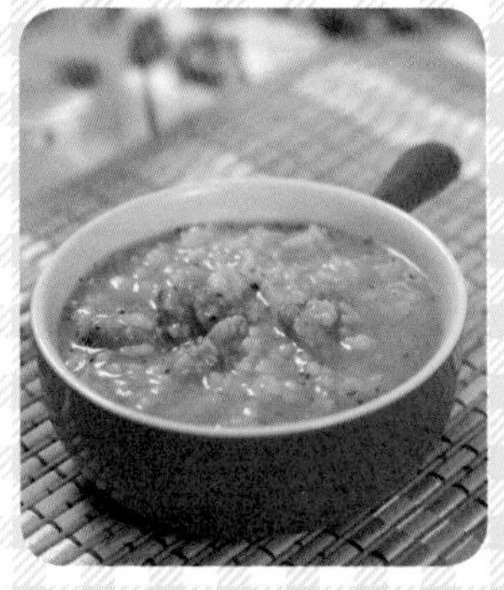

**原料**

核桃30克，黑芝麻20克，粳米80克，白糖適量。

**做法**

1. 將核桃仁、黑芝麻均用小火炒一下。
2. 將粳米煮成粥，放入核桃、芝麻、白糖攪勻即可食用。

**功效**

補腎固精，溫肺定喘，潤腸通便，養陰生津，降壓降脂，烏髮養顏。

乾果類

# 芝麻

降低血糖、膽固醇

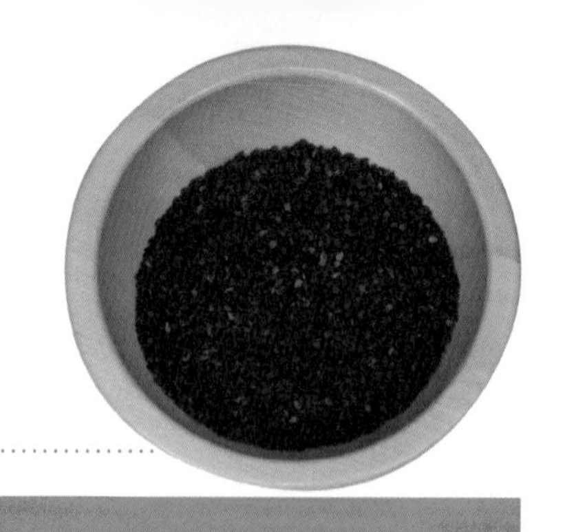

## 有益於防治「三高」的營養成分

芝麻中所含的不飽和脂肪酸是一種對人體極為有利的物質，它容易被人體吸收和利用，能夠促進膽固醇和糖代謝，消除動脈血管壁上的沉積物，使血管有彈性，具有保護血管、降低血壓、降低膽固醇和血糖的作用。

### 食法要略

- 芝麻有黑白兩種，食用以白芝麻為好，補益藥用則以黑芝麻為佳。
- 芝麻可榨成芝麻油、做糕點，做成芝麻糊、芝麻醬，與其他蔬菜搭配做冷盤等。
- 芝麻仁外面有一層稍硬的膜，把它碾碎才能使人體吸收到營養，所以整粒的芝麻最好經加工後食用。

### 食療功效

中醫認為，芝麻有潤腸通便、養心、護肝、抗癌等功效，芝麻能加速人體代謝功能，具有預防貧血、活化腦細胞、清除血管堆積物，防止血栓的功能。適用於偏食、厭食、貧血、藥物性脫髮、糖尿病、高血壓病、冠心病、肥胖症、習慣性便秘等病症的輔助治療。

### 芝麻大棗粥

食量提示
每天40克為宜

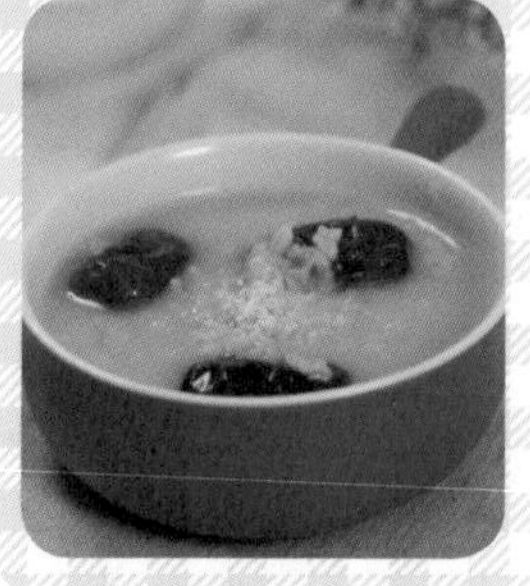

**原料**

紅棗10顆，大米60克，芝麻20克。

**做法**

1.將芝麻炒熟，研成末。

2.將大米洗淨入鍋，加水燒沸，煮至將熟時放入紅棗熬熟。食用時加入芝麻，調勻即可。

**功效**

潤肺止咳、益氣補血，對肺燥咳嗽、便秘有一定療效。

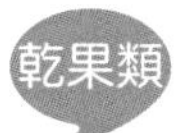


# 蓮子

降低血糖，
減少血栓

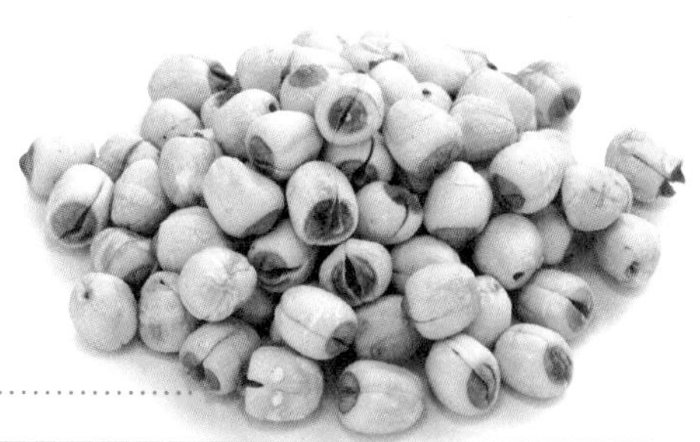

## 有益於防治「三高」的營養成分

蓮子營養豐富，特別是含有蓮子鹼、蓮子糖，蛋白酶、黃酮類化合物及多種營養元素，這些物質可幫助人體進行代謝和維持酸鹼平衡，對糖尿病的多尿症狀有一定的輔助療效。經常食用蓮子，對防治糖尿病及其併發症的發生有輔助作用。

### 食法要略

- 蓮子一般做湯羹食用，也可做成甜點、蜜餞。
- 新鮮蓮子外皮細滑，色白如玉、蓮心翠綠鮮嫩、上有白色膜衣；而陳蓮子皮色較暗淡，肉色泛黃、蓮心墨綠萎癟、膜衣乾枯。
- 蓮子宜與木瓜搭配，有健脾胃、安心神、助消化、降血壓之效。
- 蓮子具有收斂作用，脘腹悶脹、便秘者不宜食用蓮子。

### 食療功效

中醫認為，蓮子具有健脾止瀉、養心補腎、固精安神、補中益氣等功效，對失眠多夢、大便溏瀉、食欲減退、心煩易怒、更年期綜合症、心臟病、高血壓病、老年性癡呆等症均有一定的輔助療效。蓮子芯有降壓、祛火，可治療口舌生瘡，有助於睡眠等功效。

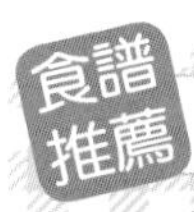


### 大米蓮子粥

**食量提示**
每天30克為宜

**原料**
大米60克，蓮子30克。

**功效**
健脾補腎。適用於脾虛食少，便溏、乏力，腎虛帶下、頻尿、遺精、心虛失眠、健忘、心悸等症。

**做法**
1. 將嫩蓮子泡水待其發脹後，在水中用刷子擦去表層，抽去蓮心，沖洗乾淨後放入鍋中，加清水煮得爛熟，備用。
2. 將粳米淘洗乾淨，放入鍋中加水煮成薄粥，粥熱後摻入蓮子，攪勻，趁熱食用。

# 食用類

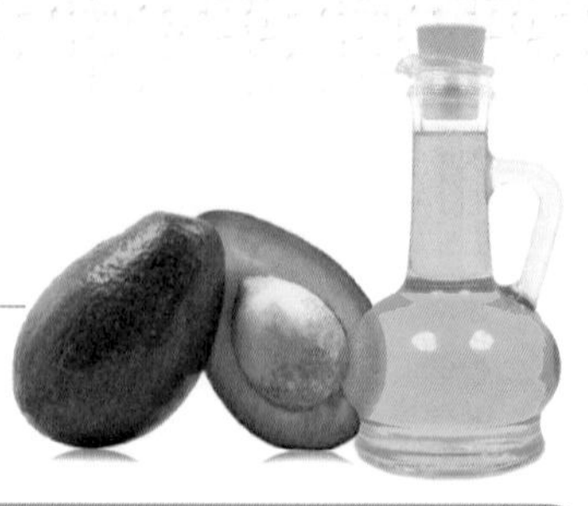

## 食用油對控制「三高」有什麼益處

食用油屬於脂肪食物，又可分為動物性脂肪和植物性脂肪兩種。動物性脂肪包括烹飪用的牛油、羊油、豬油等，這類食用油均含較多的飽和脂肪酸，可升高血清膽固醇，因此不主張「三高」患者食用。而植物油，如花生油、橄欖油、芝麻油、菜子油、玉米油、豆油等，多富含不飽和脂肪酸，還含有大量油酸、亞油酸、維生素E等成分，有降低血清膽固醇、軟化血管、預防心腦血管疾病等功效。

## 食用油吃多少為宜

雖然植物油具有降低血清膽固醇的作用，但脂肪所產生的熱量要比蛋白質、碳水化合物高2倍多，50克油所產生的熱量相當於125克糧食所產生的熱量，植物油吃得過多也會引發肥胖症，所以，「三高」患者要有節制地食用植物油，否則不利於血糖、血壓的穩定。「三高」患者的飲食宜清淡，每天食用油的總攝入量以不超過30克為好。

## 哪些食用油儘量不吃，哪些食用油可以適量少吃

儘量不吃：牛油、羊油、豬油、奶油。

適量少吃：辣椒油、可可油、棕櫚油、椰子油。

## 食用油什麼時候吃合適

大部分油類都適合烹炒、涼拌，其中花生油由於耐高溫，除炒菜外，

還適合煎炸食物；橄欖油除了烹炒，還適合涼拌；芝麻油亦適合涼拌菜使用。

## 吃食用油應該注意什麼問題

烹飪食物時油溫不宜過高，以七八成熱為宜，當油面波動頻繁，有少量油煙出現時，即可放入需要烹飪的食物，油溫過高會產生有害物質，對身體不利。

食用油一次不要買得過多，過了保質期的食用油不宜食用。

炸過的油應儘快用完，不可反復熬煉使用，以免食用了油中分解出來的有毒氧化物。另外，炒肉類食品時宜用花生油，花生油的香味可去掉肉的腥味。

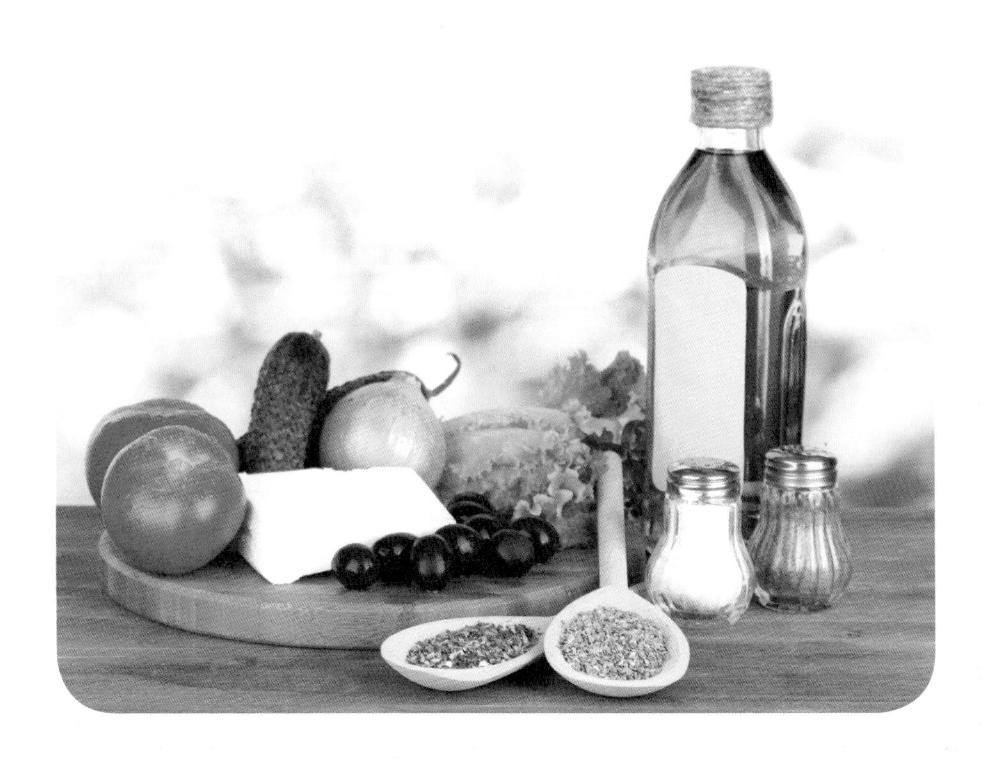

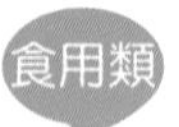


# 橄欖油

降低膽固醇、
甘油三酯

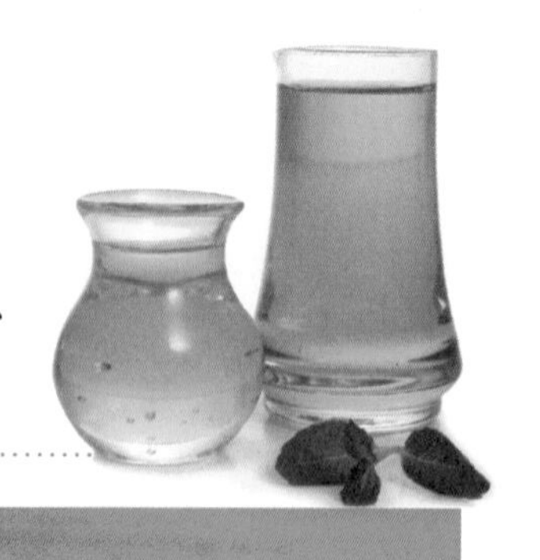

## 有益於防治「三高」的營養成分

橄欖油富含的單元不飽和脂肪酸，能調節和控制血糖水準，改善糖尿病患者的脂質代謝。橄欖油中還含有一種物質——多酚抗氧化劑，能防治心臟病和癌症，有降低血液黏稠度和血壓的作用。橄欖油還具有只降低密度脂蛋白，提升高密度脂蛋白的特殊作用。經常食用富含橄欖油的膳食，可防治「三高」及其併發症。

### 食法要略

- 橄欖油帶有橄欖果的清香，既適合涼拌，亦可燒、煮、煎、炸。
- 用橄欖油做食用油，可以形成健康合理的膳食結構。
- 橄欖油遇熱會膨脹，所以烹製菜肴時，所用的油量要比其他油少一些。
- 購買橄欖油一定要看好商標：最好等級特純，也就是初榨橄欖油，這種油是沒有精煉過的，營養保存最完整。

### 食療功效

中醫認為，橄欖油具有降脂、降壓、降糖、減肥、美容、增進消化系統功能等作用，能清除體內自由基，增強人體抵抗疾病的能力，增強記憶力、抗衰老，對高血壓病、糖尿病、高脂血症、肥胖症、腸道疾病等有輔助治療作用。

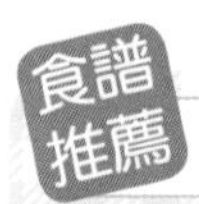


### 七巧丁

**食量提示**
每天20克為宜

**原料**

鱈魚100克，豆腐50克，木耳15克（水發），四季豆、竹筍、薑片、甜紅椒各適量，醬油5克，橙汁10克，橄欖油5克。

**功效**

延緩餐後血糖上升，降脂。

**做法**

1. 鱈魚取魚肉切成細丁；豆腐、木耳、四季豆、竹筍切丁，甜紅椒切末。
2. 鍋熱後加橄欖油、薑片，將鱈魚丁先下鍋拌炒。
3. 鍋裡加水250毫升，將豆腐、木耳、四季豆、竹筍丁放入燜煮5分鐘。
4. 撒上甜紅椒末及醬油，燜1分鐘關火，淋橙汁拌勻即可。

食用類

# 茶油

降低空腹及
餐後血糖

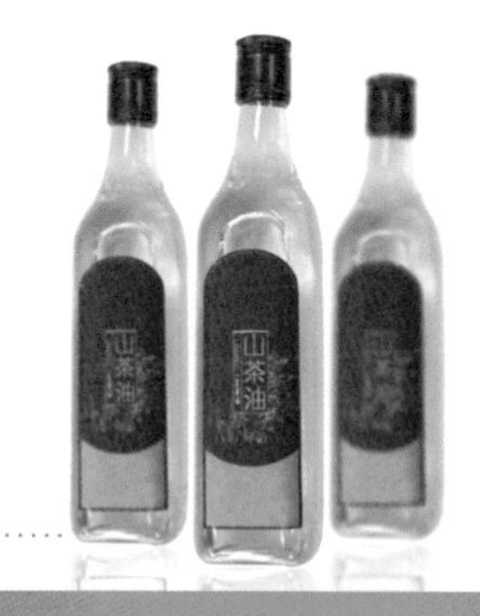


## 有益於防治「三高」的營養成分

茶油中所含較高的單元不飽和脂肪酸，能改善「三高」患者的脂質代謝，可明顯降低空腹血糖和餐後2小時的血糖，有利於「三高」疾病的防治。

### 食法要略

- 茶油適宜煎、炒、炸等。
- 用茶油烹飪時，應熱鍋快炒，以免營養成分流失。
- 每次食用不可過多，並應隨時監控血糖水準的變化。
- 購買茶油要看品名和類別：野生初榨茶油按其等級可分為茶子毛油（原油）、精製級茶油等，其中毛油（原油）不能直接作為食用油。

### 食療功效

中醫認為，茶油具有明目、去火、養顏、烏髮等功效，且對血脂異常有很好的輔助療效，可使總膽固醇和低密度脂蛋白水平下降幅度增大，還可預防冠心病、糖尿病眼底病變，延緩衰老、抗癌等。

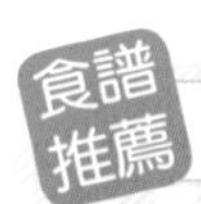


### 茶油雞

**食量提示**
每天30克為宜

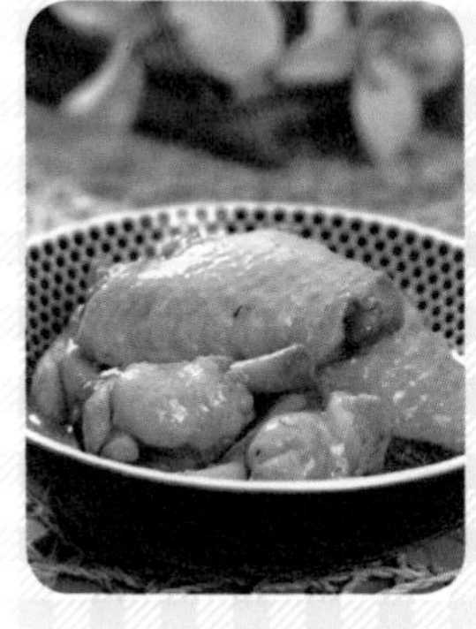

**原料**

雞（腿、翅）200克，米酒15克，茶油10克，鹽4克。

**做法**

1. 將雞腿、雞翅切成大塊，備用。
2. 熱鍋，加入茶油及米酒，將雞肉下鍋翻炒至變色。
3. 加入適量開水，悶煮10分鐘，加入鹽調味，即可起鍋。

**功效**

溫中益氣，調節血糖。

# 玉米油

降低膽固醇、
血脂

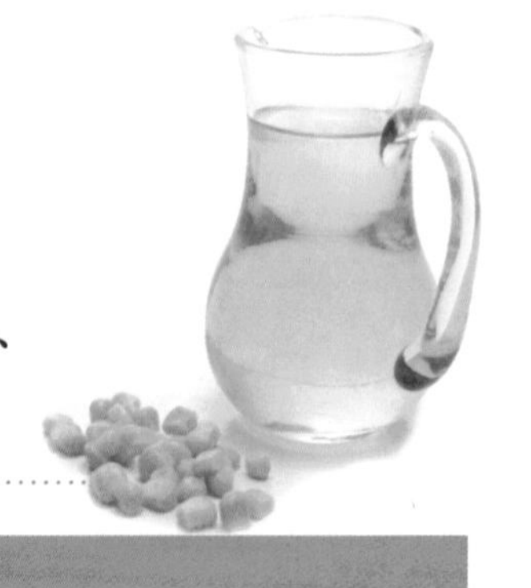

## 有益於防治「三高」的營養成分

玉米油富含多種維生素、礦物質及大量不飽和脂肪酸，主要為油酸和亞油酸，能降低血清中的膽固醇，防止動脈硬化，對防治「三高」及併發症有一定輔助作用。

### 食法要略

- 品質好的玉米油金黃透明、清香純正，無雜質，具有玉米的芳香風味，無其他異味。
- 玉米油適合炒菜和煎炸食品，烹製的菜肴既能保持菜品原有的色香味，又不損失營養價值。用玉米油調拌涼菜香味宜人。
- 玉米油烹調中油煙少、無油膩。
- 玉米油不宜過多食用，否則對身體不利。

### 食療功效

中醫認為，玉米油具有健腦益智、補虛損、益氣力、抗衰老等功效，對防治「三高」及其併發症有一定的輔助療效。

### 雙椒炒南瓜

食量提示
每天10～15克為宜

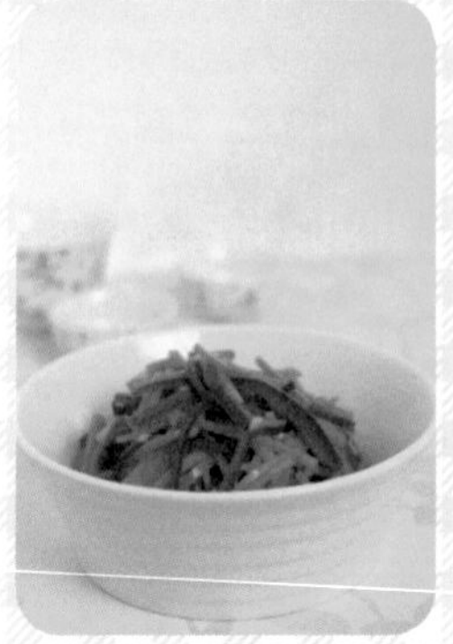

**原料**

青椒80克，南瓜350克，玉米油8克，芝麻油3克，鹽3克，紅辣椒絲、蔥絲、蒜絲、料酒、雞精各適量。

**做法**

1. 紅辣椒絲泡軟，青椒切絲，南瓜去皮、去瓤、切絲。
2. 玉米油入鍋燒熱後煸炒紅辣椒絲，再放入蔥、蒜、青椒絲、南瓜絲、料酒、水、鹽煸炒2分鐘。
3. 放雞精、芝麻油調味即可。

**功效**

溫中益氣，利水消腫，解毒殺蟲，促進食欲。

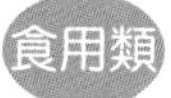


# 芝麻油

促進膽固醇代謝，
防止血栓形成

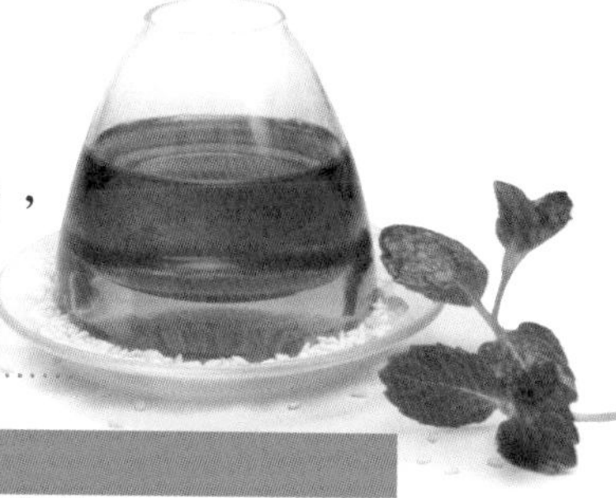



## 有益於防治「三高」的營養成分

芝麻油中所含的不飽和脂肪酸是一種對人體極為有利的物質，它容易被人體吸收和利用，能夠促進膽固醇的代謝，消除動脈血管壁上的沉積物，使血管有彈性，防治血栓形成等功效。芝麻油中還含有芝麻素及豐富的維生素E，可增強人體抵抗力，延緩衰老，對防治糖尿病有一定的輔助作用。

### 食法要略

- 購買芝麻油要點：一看，純正的芝麻油呈紅銅色，色澤清澈，香味撲鼻；二聞，純正的芝麻油香味獨特、醇厚濃郁，如摻進了花生油、豆油、菜子油等則不但香味差，而且還會有花生、豆腥等其他氣味。
- 無論是烹炒、還是涼拌菜肴，放幾滴芝麻油都可提升菜肴口味。
- 烹調菜肴時，芝麻油應在菜熟後添加。

### 食療功效

中醫認為，芝麻油有潤腸通便、養心護肝、抗癌等功效。芝麻油能加速人體代謝功能，具有預防貧血、活化腦細胞、清除血管堆積物，防止血栓的功能。適用於偏食厭食、貧血、藥物性脫髮、糖尿病、高血壓病、冠心病、肥胖症、習慣性便秘等病症的輔助治療，更適合腦力工作者食用。

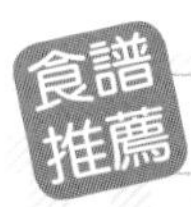


### 小黃瓜拌金針菇

**食量提示**
每天10～20克為宜

#### 原料

小黃瓜300克，金針菇40克，芝麻油3克，薑末、蒜末、生抽、醋、鹽、辣椒油各適量。

#### 功效

對糖尿病性高血壓病、高脂血症、心臟病等均有一定的防治作用。

#### 做法

1. 小黃瓜洗乾淨擦成絲，放在盤中。
2. 金針菇摘洗乾淨，用水焯熟後撈出控淨水分，放在小黃瓜絲上面。
3. 往盤內放入薑末、蒜末、生抽、醋、鹽、辣椒油、芝麻油，拌勻即可。

食用類

# 葵花子油

預防高血壓病、糖尿病

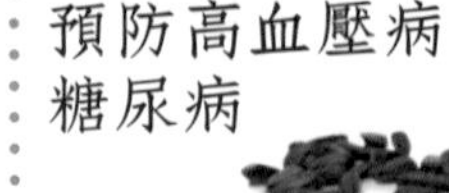

## 有益於防治「三高」的營養成分

葵花子油富含人體所必需的不飽和脂肪酸——亞油酸及維生素E等，還含有生理活性最強的α-生育酚，這些物質能清除人體內的垃圾，延緩衰老，增強人體抵抗力，對防治「三高」疾病及併發症有一定的輔助作用。

### 食法要略

- 葵花子油適宜煎、炸、烹、炒。
- 烹飪時不要放得過多，少油、少鹽才是健康的膳食要求。

### 食療功效

中醫認為，葵花子油具有開胃、潤肺、補虛、美容等功效，還具有降壓降脂，預防心腦血管病、糖尿病等作用。適用於消化不良、咳嗽、氣短、體虛乏力、腰膝酸軟、皮膚色素沉著等病的輔助治療。

**食量提示**
每天20克為宜

### 苦瓜炒雞肉

**原料**

苦瓜200克，雞肉200克，紅椒20克，葵花子油5克，蔥末、蒜末、薑末各5克，鹽、料酒、胡椒粉、水澱粉各適量。

**功效**

降糖、降脂，預防糖尿病合併心腦血管疾病。

**做法**

1. 苦瓜切開邊，去掉瓜瓤，切小片，焯水，迅速過涼。
2. 雞肉切片，以鹽、料酒、胡椒粉醃幾分鐘。
3. 鍋中放入油，油熱放入蔥末、薑末、蒜末爆香。
4. 將雞肉下鍋翻炒至變色後，放入苦瓜和紅椒繼續翻炒一會兒。
5. 放入鹽調味，再加水澱粉勾芡即可出鍋。

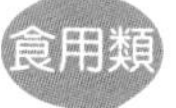


# 花生油

防治動脈硬化及
心腦血管疾病

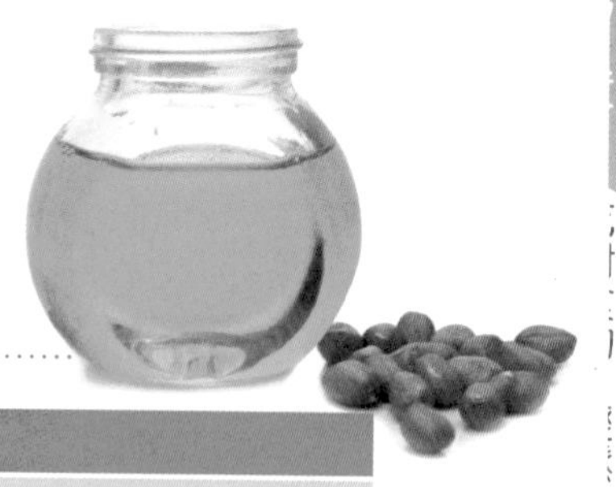



## 有益於防治「三高」的營養成分

花生油富含單元不飽和脂肪酸、白藜蘆醇、油酸、亞油酸及鋅等成分，可降低血清膽固醇、軟化血管及預防動脈粥樣硬化，適宜「三高」及併發症患者經常食用。

### 食法要略

- 食用花生油最好加熱，不宜用於涼拌。
- 花生油耐高溫，除炒菜外，還能煎炸食物。
- 炒菜時，油溫應控制在七八成熱，不要等油冒煙時才投入食物，否則做出的菜肴既不好吃，又對身體不利。
- 煎炸食物時，最好把握住量，用過的油最好丟棄，不宜再用。因為花生油經過反復加熱後，容易產生許多對人體有害的物質，對健康很不利。
- 花生油含有大量脂肪和熱量，食用過多對心腦血管不利，還會導致肥胖。

### 食療功效

中醫認為，花生油具有健腦益智、益氣抗衰老等功效，能夠降低血小板聚集、預防腫瘤類病症，對老年癡呆症、高血壓病、高脂血症、糖尿病均有輔助療效。

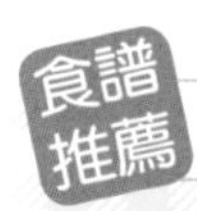


### 番茄絲瓜

**食量提示**
每天20克為宜

**原料**

番茄200克，絲瓜200克，鹽3克，花生油8克，蔥花、雞精適量。

**功效**

祛風化痰，清暑涼血，解毒通便，通經絡，行血脈。

**做法**

1. 番茄去皮、切塊，絲瓜切片。
2. 油鍋燒熱，放入蔥花、絲瓜、番茄煸炒片刻。
3. 加適量開水、鹽、雞精，煮沸即可。

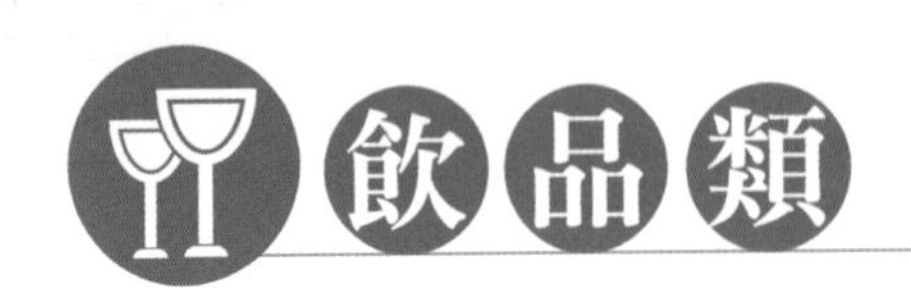

# 飲品類

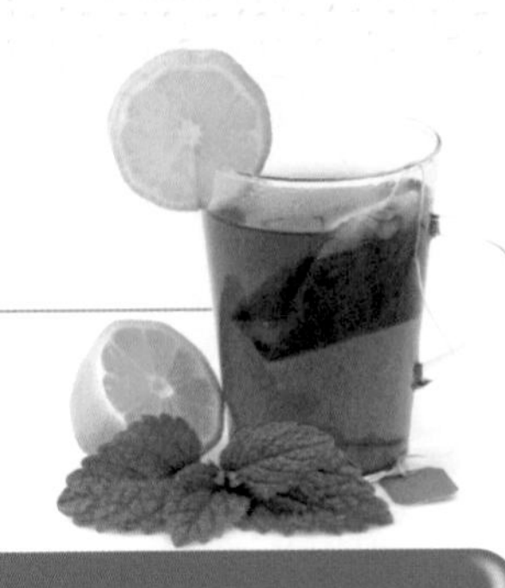

## 飲品對控制「三高」有什麼益處

飲品種類很多，有水、茶類、飲料類、酒類等。從健康角度講，水是人的生命得以延續和健康的保證，補充體內水分，可調節體內電解質平衡的作用，這對「三高」患者來說尤為重要。

茶類飲品對「三高」患者有著特殊的作用，因為茶葉中包含多種化合物，如蛋白質、茶多酚、生物鹼、氨基酸、礦物質等。豐富的蛋白質、微量元素及多種維生素，能改善血液的成分，營養心肌，促進心臟和血管功能，具有降低血壓、防治心血管病的作用，還可抑制冠心病、降低膽固醇、預防骨質疏鬆症，且對防治糖尿病引起的心、腦、腎、眼底及皮膚等併發症均有著重要的作用，可迅速改善口乾、口渴、尿頻、肢體腫脹、視物模糊、體乏無力等症狀。

各種茶中含有豐富的揮發油，生物鹼、多種類黃酮等，具有降脂、降壓，預防動脈硬化等功效。所含的鉀可排出體內多餘鈉鹽，維持人體正常血壓，還對心肌細胞有保護作用。

## 飲品喝多少為宜

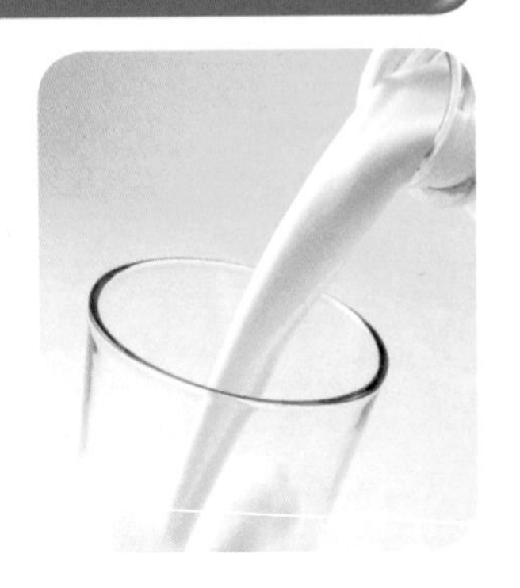

在人體中，水占全部體重的2/3，水參與人體所有的消化、吸收、循環與排泄等活動，同時也是人體必不可少的營養素之一。每人每天至少要喝8杯水（1600毫升），特別是在運動過後又出了大量的汗，一定要及時喝水，以補充體內流失的水分，這對穩定血壓至關重要。

如果喝茶，綠茶每日5克左右為宜；紅茶每

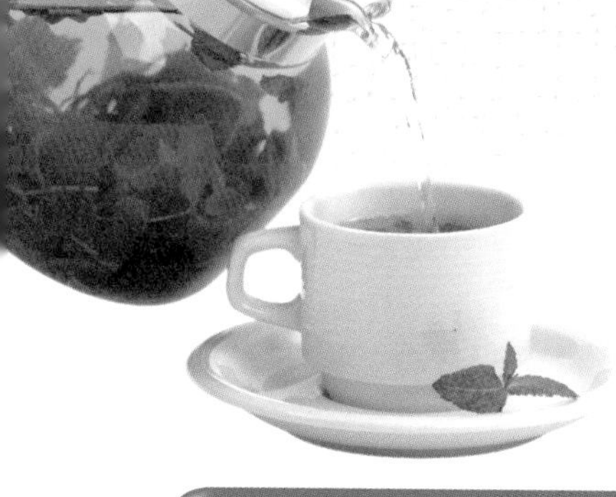

日10克左右為宜；牛奶每天200克左右為宜，優酪乳150～200克為宜；葡萄酒每天50～100毫升為宜。

## 哪些飲品儘量不喝，哪些飲品可以適量少喝

儘量不喝：白酒、啤酒、碳酸飲料。

儘量少喝：花茶、全脂即溶奶粉、黃酒、杏仁露。

高血壓病患者可適當喝些葡萄酒，因為葡萄酒是唯一的鹼性酒精飲品，能中和人體中的酸性物質，降低血液中的膽固醇。

對除水、茶之外的各種飲品，糖尿病患者還是應該少喝或不喝，因為許多人工配置的飲品，如碳酸飲料、果汁，一般都含有相當多的糖分和食品添加劑，這對健康極為不利，尤其對糖尿病患者來說更是如此。糖尿病患者應該杜絕酒類，否則會加重病情。

## 飲品什麼時候喝合適

飲品應該在飯後飲用，可有利尿、助消化、解油膩、開胸順氣的作用。在夏天更要勤飲水，而且要飲足夠的水，補充因出汗造成體液大量流失。水不能等感到口渴時才喝，要隨時補充，特別是在運動後大量出汗時，更要及時喝水，以補充體內丟掉的水分，這對降低血液黏稠度極為有利。

高血壓病患飲水的最佳時間是兩餐之間及晚上和清晨，晚上指的是晚餐後45分鐘至睡覺前這段時間，清晨指的是起床後至早餐前30分鐘。飲保健茶應該根據血壓控制情況隨量飲用。

喝牛奶一般是在早餐，有時也可在晚上睡前半小時喝，還有助於睡眠。

飲品應放在午飯以後喝比較適宜。

## 飲品怎樣與其他食物合理搭配

飲用綠茶時，加入一點蘋果粒，不但味道更清香，而且能產生一種有

效物質，使防病抗衰老的效果發揮得更好。

飲用紅茶時，可加入一點檸檬，長期堅持飲用能預防骨質疏鬆症發生。

## 喝飲品應該注意什麼問題

不要喝生水，也不要喝存放了很多天的桶裝水，桶裝水最好3天內喝完。

自來水與純淨水只能有補充水分作用，調節體內電解質平衡，礦泉水雖含有少量礦物質，但吸收困難，主要作用也是補充水分。

人工配製的飲品，如碳酸飲料、果汁等，因含相當多的糖分和食品添加劑，多喝不利健康。

喝茶沖泡時間不能太長，也不要用保溫杯泡茶；不要喝過濃的茶。

綠茶不要用沸水沖泡，以免破壞裡面的營養成分。正確的方法是，用涼開水浸泡半個小時後飲用，使裡面的茶氨酸充分溶解出來。

紅茶不宜與雞蛋同食，因為雞蛋含有鐵，容易與紅茶中的某些成分結合，對胃黏膜有刺激作用，且不利於消化吸收。

「三高」患者最好喝低脂牛奶。加熱時不要久煮，以免破壞其營養素。早餐時喝牛奶要吃些麵包、糕點等，可延長牛奶在消化道中停留時間，使其充分消化吸收。

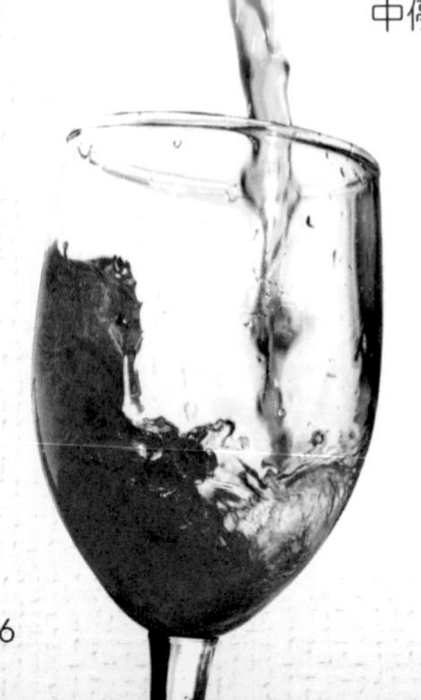

優酪乳不能加熱，也不能用優酪乳代水服藥，喝完優酪乳要漱口，有利牙齒健康。

喝葡萄酒最好喝乾紅，因乾紅中所含醇類化合物等成分可降低血管中低密度脂蛋白，且糖分較少。喝葡萄酒不要兌碳酸飲料，加冰塊的做法也不科學，都會降低葡萄酒的營養保健作用。

飲品類

# 牛奶

降血壓，
預防心血管疾病

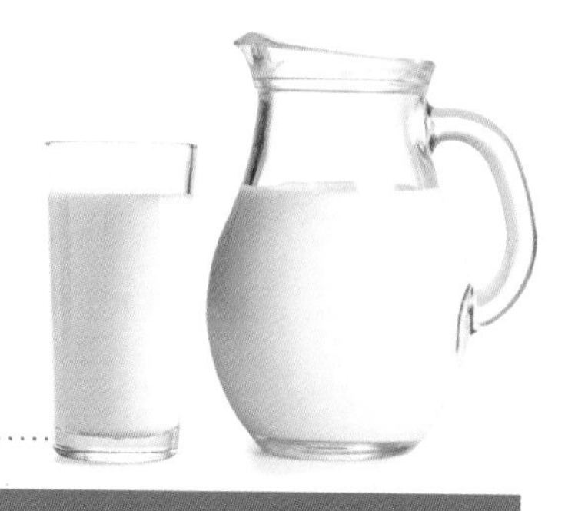

## 有益於防治「三高」的營養成分

牛奶中含有豐富的蛋白質、微量元素及多種維生素，對心腦血管有保護作用，還可抑制冠心病、膽固醇，可降低血壓、預防骨質疏鬆症。

### 食法要略

- 真空包裝的牛奶可直接飲用，不用加熱。如需加熱時也不要煮沸，奶將沸時馬上離火，然後再加熱，如此反復2～3次，既能保存營養，又能殺滅病菌。
- 牛奶離火時再加糖，因為高溫下牛奶與糖會發生化學反應，不利於身體的吸收和利用。
- 牛奶溫熱飲用最好。飲用牛奶的最佳時間是晚上入睡前，空腹不宜喝牛奶。
- 患有腎病、腸胃疾病者不宜飲用牛奶，以免加重病情。

### 食療功效

中醫認為，牛奶具有滋潤肺胃、生津潤腸、生血長骨、補虛安神等功效，牛奶對預防中風、齲齒、貧血、高血壓病等有一定輔助療效。

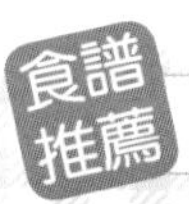


### 奶油菜心

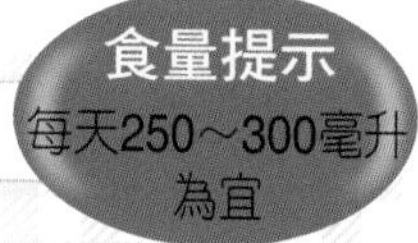


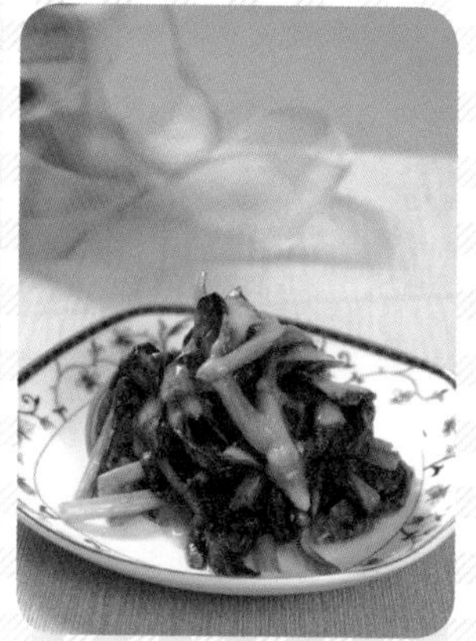

**原料**

鮮奶250克、菜心200克、雞湯250克，植物油10克，鹽4克，雞精2克、麵粉15克。

**做法**

1. 把麵粉倒入牛奶中調成芡汁。
2. 白菜切段，油鍋燒熱後放入白菜、雞湯。
3. 將熟時，放入鹽、雞精調味，倒入牛奶和麵粉調成的芡汁，攪勻燒開即可。

**功效**

下氣消食，清熱解毒，防治糖尿病併發心腦血管疾病、高血壓病等。

# 枸杞

降膽固醇，
預防動脈硬化

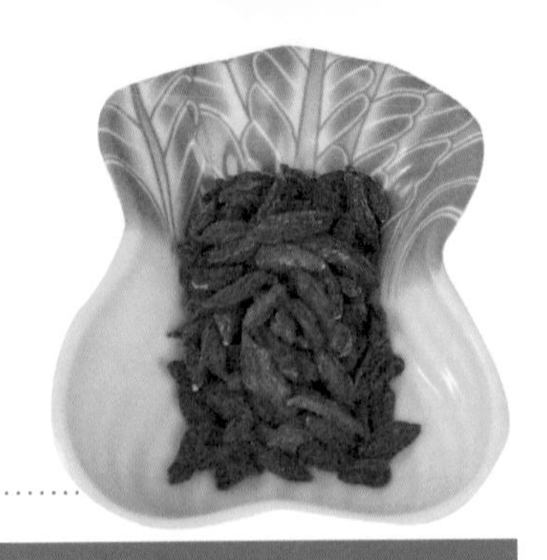

## 有益於防治「三高」的營養成分

枸杞含有枸杞多糖，它能增強人體對胰島素的敏感性，特別是2型糖尿病患者胰島素的敏感性，增加肝糖原的儲備，提高糖耐受量，降低血糖水準，並能預防餐後血糖升高。此外，枸杞中還含有甜菜鹼可抑制脂肪在肝細胞內沉積，保護肝臟。

## 食法要略

- 枸杞一年四季皆可服用，冬季宜煮粥，夏季宜泡茶。
- 枸杞既可作為堅果食用，又是一味功效卓著的傳統中藥材。
- 有酒味的枸杞已經變質，不可食用。
- 枸杞不宜與綠茶一起沖泡飲服。
- 感冒、發熱、腹瀉、有炎症者不要飲用枸杞茶。

## 食療功效

中醫認為，枸杞具有益肝明目、補腎益精、潤肺、健骨固髓等功效。枸杞還可抑制脂肪在肝細胞內沉積，促進肝細胞再生，有保護肝臟的作用。還可興奮大腦神經、興奮呼吸、促進胃腸蠕動等。

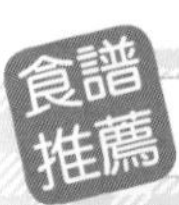


### 杞菊決明子茶

**食量提示**
每天40克為宜

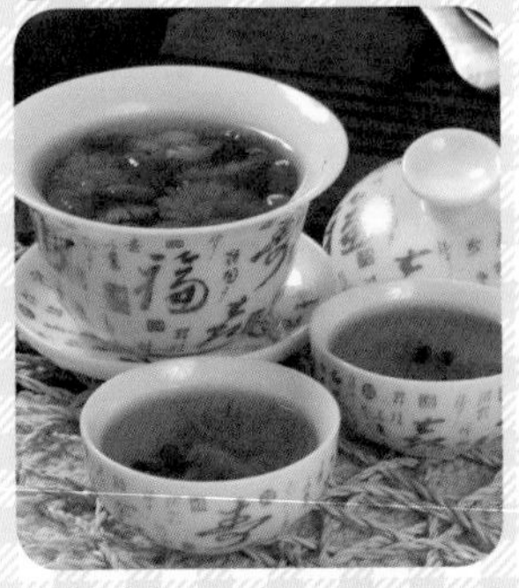

**原料**

炒後的決明子10克、枸杞30克、菊花5朵。

**做法**

1.將決明子、枸杞洗淨控乾水分，備用。

2.將洗淨的炒決明子、枸杞和菊花用開水沖泡，燜15分鐘左右即可飲用。

**功效**

除降低血糖外，還有擴張冠狀動脈、改善微循環、降低血脂、降低血壓的作用。

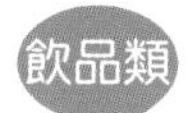


# 蓮子心

強心安神，
治療高血壓病

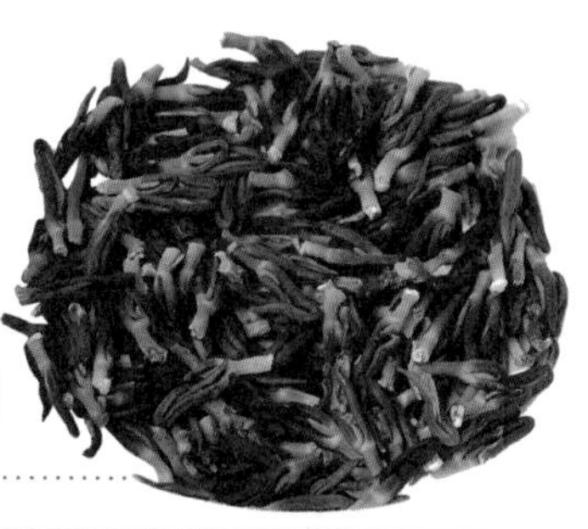

## 有益於防治「三高」的營養成分

蓮子心含有多種生物鹼、多種類黃酮，能夠降壓、降脂。蓮子心還含有豐富的鉀，鉀可排出體內多餘的鈉鹽，維持正常的血壓，而且對心肌細胞還有保護作用。對防治高血壓病、肥胖症、糖尿病、心臟病有較好的輔助療效。

## 食法要略

- 蓮子心味苦、性寒，應根據個人體質選擇飲用。
- 便秘和脘腹脹悶者不宜飲用蓮子心茶。
- 可以買現成蓮子心，選購時挑顏色青綠色的為好；也可以自己剝取蓮子心。

## 食療功效

中醫認為，蓮子心具有清心安神、補腎養陰、解毒等功效。此外，還可幫助人體進行蛋白質、脂肪、糖類的代謝和維持人體酸鹼平衡，對高熱煩躁、心神不寧、夢遺滑精等有一定的輔助療效。蓮子心茶還具有輔助治療貧血、高血壓病、肥胖症的作用。

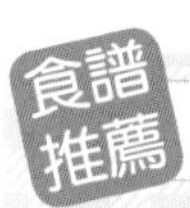


### 蓮子心茶

**食量提示**
每天3克為宜

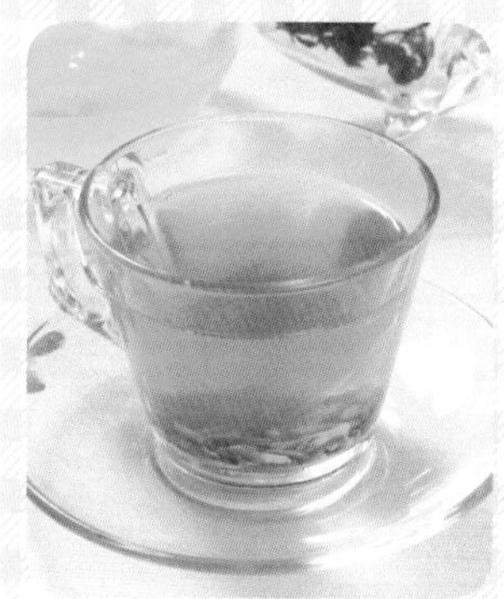

**原料**

蓮子心3克，開水500毫升。

**做法**

1.將蓮子心挑去雜質，洗淨，瀝乾水分，放入茶杯中。

2.倒入開水，蓋上杯蓋燜1～2分鐘即可。

**功效**

控制血糖，防治糖尿病及高脂血症、高血壓病。

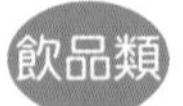


# 西洋參

提高免疫力，
保護心血管

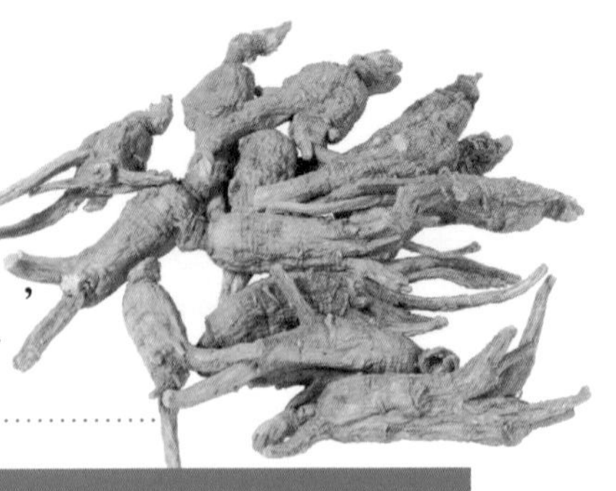

## 有益於防治「三高」的營養成分

西洋參含有2種對糖尿病非常有益的物質——皂苷和多糖，這兩種物質不僅降糖作用非常顯著，而且還具有降血脂的療效，能夠改善糖尿病患者全身症狀，對防治糖尿病及併發症有較好的作用。

### 食法要略

- 西洋參可與菊花沸水沖泡代茶飲。
- 西洋參性寒涼，腹部冷痛、泄瀉者不宜飲用。
- 買西洋參片時，最好到信譽好的店鋪去買。還要注意認真加以鑒別，因為西洋參種類複雜，品質優劣差異極大。

### 食療功效

西洋參茶具有益智安神、滋陰生津、清熱明目、解酒等功效，能夠增強大腦的記憶力、心臟的活力，和人體免疫力，也能防治老年癡呆症、調節血壓、恢復疲勞等。

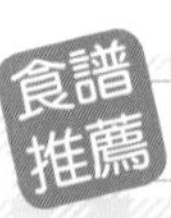


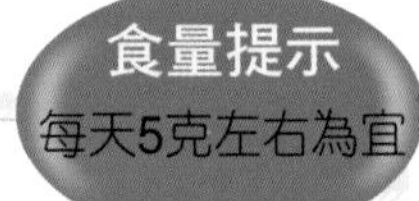


### 西洋參茶

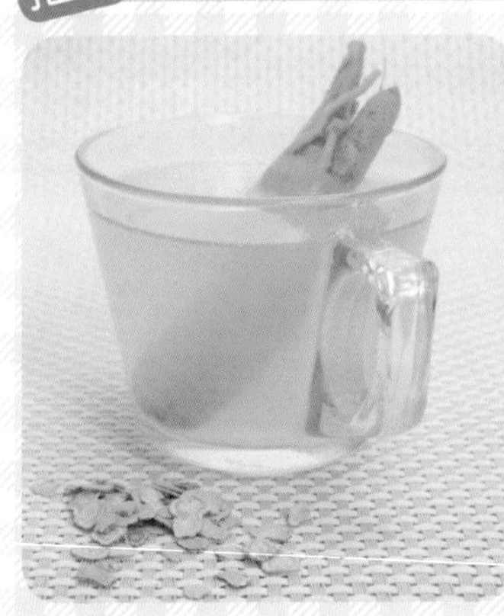

**原料**

乾西洋參3～5片，沸水500毫升。

**做法**

1.西洋參洗淨，放入杯中。

2.往杯中沖入開水，加蓋燜10分鐘即可飲用。

**功效**

對糖尿病及併發症有一定的輔助治療功效。

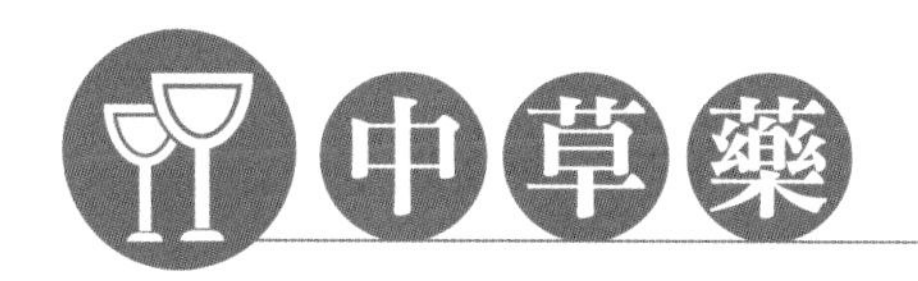

# 中草藥

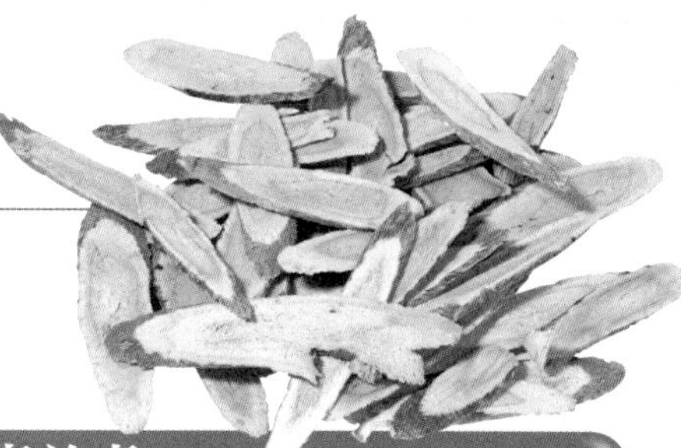

## 中草藥對控制「三高」有什麼益處

中草藥應用在「三高」的治療上，在我國已有數千年的歷史，不少中草藥對防治「三高」都有很好的作用，且不良反應小，特別是對肝腎的損害可降到最低。

## 中草藥服多少為宜

選擇中草藥時，千萬不可盲目，應根據專業醫師的指導選擇，藥劑用量也應由醫師根據「三高」患者的個體差異確定。

## 中草藥什麼時候服合適

一般來說，「三高」患者的中藥湯劑分早晚2次服用，在飯前服用較好，但具體服藥時間還應聽從專業醫師的醫囑，這樣更符合辨證施治和適應個體差異的原則要求。

## 中草藥怎樣與其他食物合理搭配

中草藥所含成分較為複雜，不僅中草藥之間配伍有所禁忌，就是與其他食物搭配也要向專業醫師諮詢，不可盲目與其他食物搭配食用。

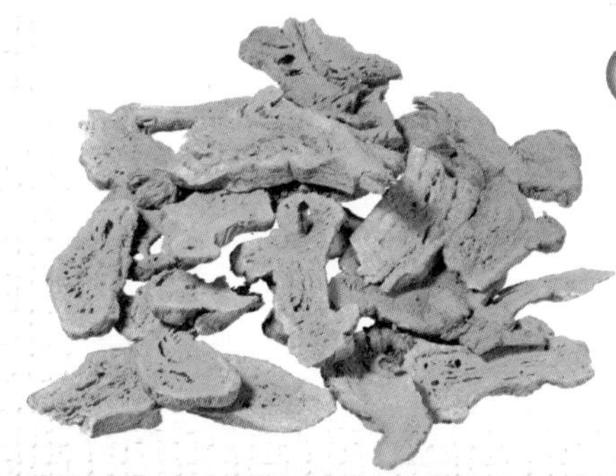

## 服中草藥應該注意什麼問題

不可過量、過久服用中草藥。部分中草藥在一定劑量上對人體是無毒的，但超過安全劑量也會產生不良反應，對人的身體有損

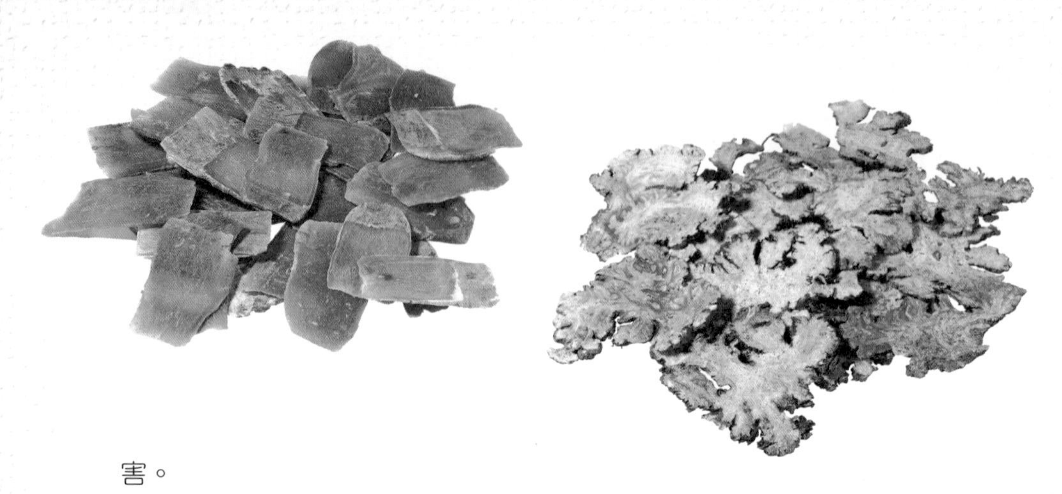

害。

不可亂用偏方、驗方，人與人之間存在個體差異不說，有些偏方出處不詳，甚至可能是誤傳。

缺乏專業知識者，不可私自配伍中藥方劑。

煎藥容器以沙鍋為宜，嚴禁用鐵器。

為減少腸胃負擔，中藥採取濃汁少量飲服為好。

煎中藥前應先用冷水浸泡藥材20分鐘左右。煎藥用水量一般以浸過藥面1～3公分為宜，大劑量和易吸水的藥物可適當增加用水量。

煎藥時間應根據藥性而定，一般煎30分鐘。每劑中藥一般煎2次，第2次煎藥時間可略短。

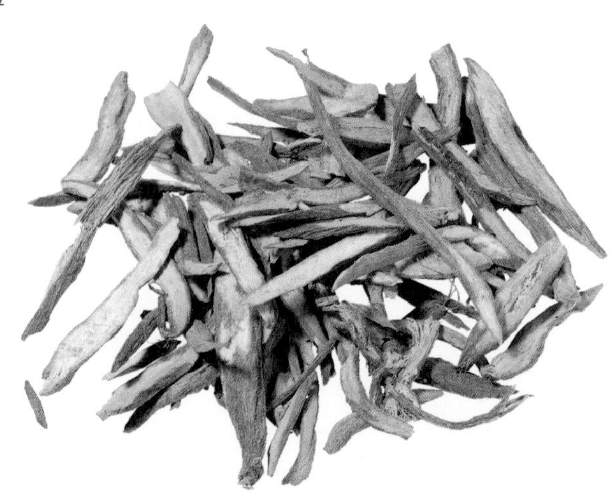

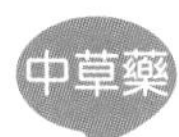


# 茯苓

降血糖，
保護肝臟

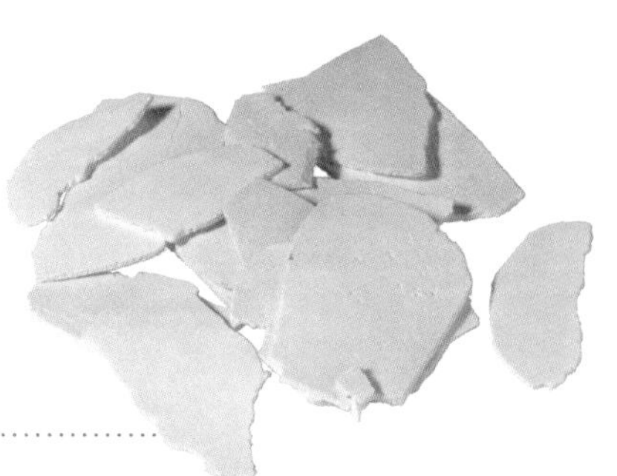

## 有益於防治「三高」的營養成分

茯苓含茯苓多糖，有抗腫瘤、利尿作用，能增加尿中鉀、鈉、氯等元素的排出；有鎮靜及保護肝臟、抑制潰瘍的發生、降血糖、抗輻射等作用。

### 食法要略

- 茯苓既可水煎，代茶飲；又可與其他藥材、食物搭配，製作成藥膳服用。
- 購買時應到正規、信譽好的藥店，品質好的茯苓體重堅實、外皮呈褐色而略帶光澤、皺紋深、斷面白色細膩、黏牙力強。白茯苓均已切成薄片或方塊，色白細膩而有粉滑感。質鬆脆，易折斷破碎，有時邊緣呈黃棕色。
- 虛寒精滑或氣虛下陷者忌服。
- 服用茯苓要聽取醫生的建議。

### 食療功效

中醫認為，茯苓具有滲濕利水、益脾和胃、寧心安神、化濕祛痰等功效。適用於水腫脹滿、咳喘痰多、氣逆、噁心嘔吐、泄瀉、遺精、淋濁、心神不安、失眠多夢等病症的治療。對婦女及老年人的滋補效果最佳。

## 茯苓餅

**食量提示**
具體用量需聽從醫生指導

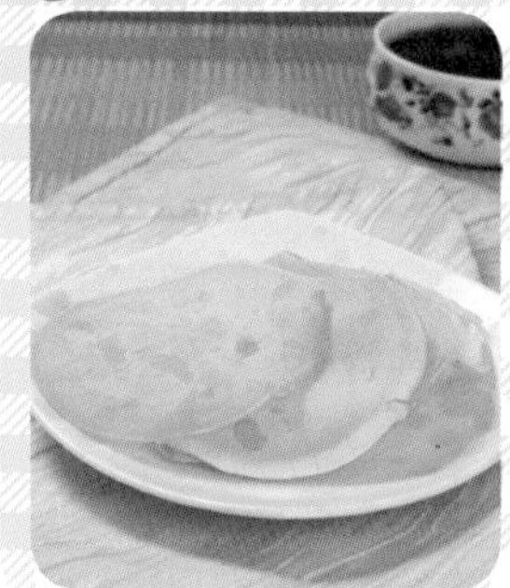

**原料**

茯苓粉100克，雞蛋1個，米粉200克。

**做法**

1. 將茯苓粉和米粉加水調成糊狀，將蛋液緩緩倒入，攪勻。
2. 煎鍋放油燒熱，用小勺把麵糊舀到上面，烙成薄餅。

**功效**

滲濕利水，益脾和胃，寧心安神，化濕祛痰。

中草藥

# 黃芪

降血壓，
治療糖尿病

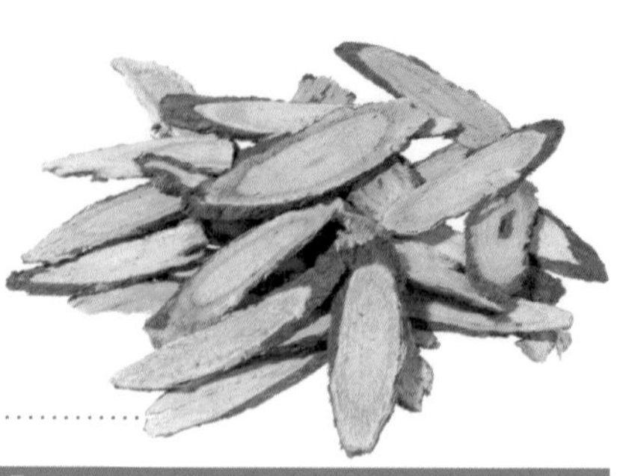

## 有益於防治「三高」的營養成分

黃芪可增加人體對胰島素敏感性，雙向調節血糖的功效。黃芪所含有的黃芪多糖能夠增加人體免疫力，對預防動脈硬化、預防心肌缺血、改善肺功能、改善血液流變和血小板凝集有較好的作用。長期服用黃芪，對防治糖尿病併發心腦血管疾病、高血壓病、腎臟病有較好的作用。

## 食法要略

- 黃芪要遵照醫囑服用。
- 黃芪食用方法很多，比如每天取30克黃芪，水煎後代茶飲；也可與雞、鴨等肉搭配做成菜肴食用，均具有很強的滋補作用。
- 熱毒亢盛、陰虛陽亢、食積便溏者不宜服用。
- 中藥店出售的黃芪有生黃芪、炙黃芪，藥效相同都可以用。
- 宜到正規、信譽好的藥店購買。

## 食療功效

中醫認為，黃芪具有利水消腫、補肺健脾、托毒生肌等功效。能夠降低血液黏稠度、降低血壓、減少血栓形成、保護心臟、雙向調節血糖、抗自由基損傷、抗缺氧、抗衰老、抗腫瘤、增強人體免疫力等。適宜於糖尿病、高血壓病、心臟病等的治療。

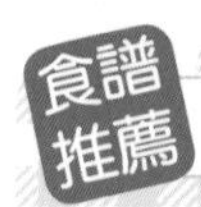


### 黃芪排骨湯

**食量提示**
具體用量需聽從醫生指導

**原料**

黃芪15克，排骨200克，鹽3克。

**功效**

補氣解乏，利水消腫，脱毒生肌。可緩解「春困」。

**做法**

1. 黃芪洗淨用紗布包好，排骨剁成小塊與黃芪放入沙鍋中。
2. 小火煨1個多小時，熟時放少許鹽即可食用。

# 黃連

增加人體對胰島素敏感性，調節血脂

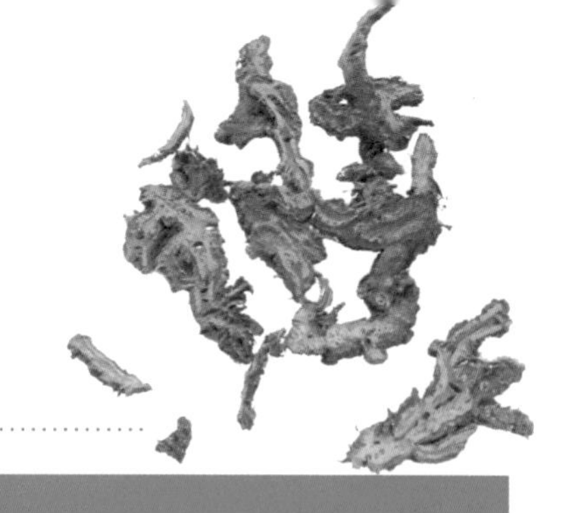

## 有益於防治「三高」的營養成分

黃連含有黃連素，可穩定心肌電活動，抗氧化，能抑制肝糖原異生，促進外周組織的葡萄糖酵解，促進2型糖尿病患者的胰島B細胞再生，恢復正常功能，可有效降低血糖水準。黃連中的小檗鹼，有抗血小板聚集、調節血脂、降血糖等作用。

### 食法要略

- 黃連味極苦，可與其他藥物配伍服用。
- 服用黃連要謹遵醫囑。
- 脾胃虛寒、腹脹胃寒、大便溏稀者忌服。
- 購買時應到正規、信譽好的藥店。

### 食療功效

中醫認為，黃連具有清熱燥濕、瀉火解毒等功效，適用於情緒不穩、失眠、黃疸、嘔吐、牙痛、疔瘡、癰腫等病症的治療。

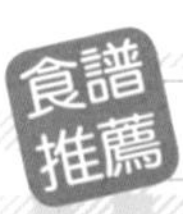


### 黃連山藥飲

**食量提示**
具體用量需聽從醫生指導

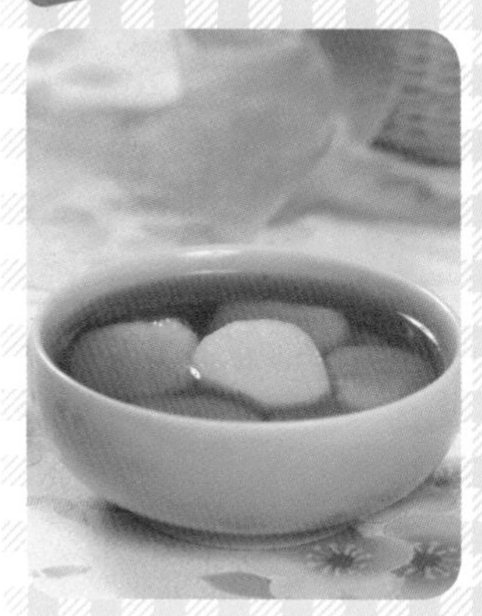

**原料**

山藥30克，黃連3克。

**做法**

1.黃連切片，裝入紗布袋紮好。

2.山藥洗淨除去根鬚，連皮切成厚片。

3.沙鍋中加水，放入黃連藥袋和山藥片，大火煮沸。

4.用小火煨煮半小時，取出藥袋即可。

**功效**

補虛益脾，燥濕瀉火。

中草藥

# 當歸

降低血液黏稠度

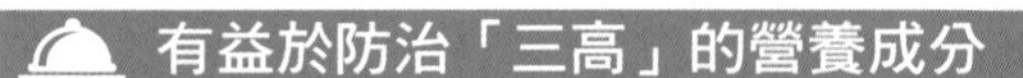

## 有益於防治「三高」的營養成分

當歸含有揮發油、水溶性生物鹼等營養物質，能增加肝組織的耗氧量，防治肝糖原降低，且對血壓具有雙向調節作用，還可降低血液黏稠度和降低血脂。

## 食法要略

- 當歸主要以輔料形式添加到粥、湯中。
- 當歸可與其他藥材搭配煎服。
- 脾濕中滿、脘腹脹悶、大便稀薄或腹瀉者慎服；裡熱出血者忌服。
- 當歸全株有特異香氣，以其乾燥根入藥。當歸通常可分為歸頭、歸身和歸尾三部分，各部分因所含化學成分而各有不同藥理作用。當歸頭能止血，當歸身能養血，當歸尾能活血。當歸既可各部分單獨使用，也可以全當歸食用。

## 食療功效

中醫認為，當歸具有補血活血、調經止痛、潤腸通便等功效，能改善腎小球過濾功能及腎小管吸收功能，減輕腎損害，對腎臟有很好的保護作用。當歸還能降低血液黏稠度，抑制血栓形成，特別是對婦女的經、帶、胎、產等疾病，均有治療和保護作用。

### 當歸大棗羊心湯

食量提示
具體用量需聽從醫生指導

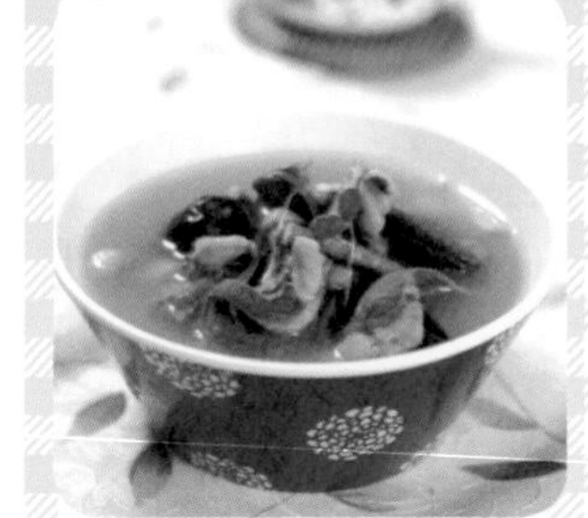

**原料**

大棗10顆，當歸15克，羊心150克。

**做法**

1. 將羊心用清水煮熟、切片。
2. 取一沙鍋，放入羊心、當歸、大棗、水，燉煮1小時即可。

**功效**

補心解憂，理氣疏鬱，止痛。

# 葛根

降血糖，預防糖尿病併發症

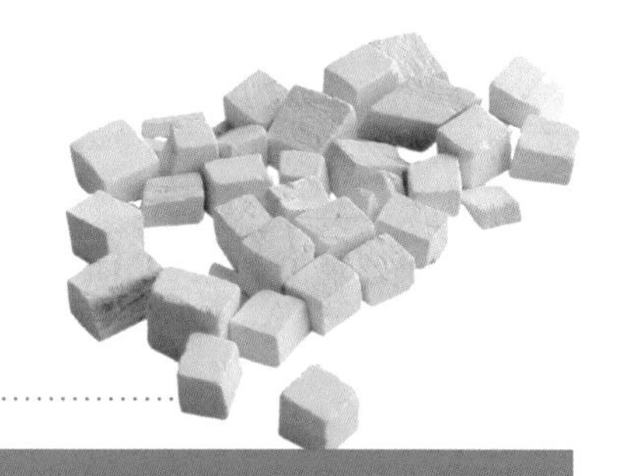

## 有益於防治「三高」的營養成分

葛根中所含的葛酮和葛根素能使血漿腎素活性和血管緊張素顯著降低，有助血糖下降。葛根素對微循環障礙有明顯的改善作用，主要表現為增加微血管運動的振幅和提高局部微血流量；葛根總黃酮具有明顯擴張腦血管的作用，改善腦微循環和外周循環。葛根素還能改善視網膜血管末梢單位的阻滯狀態，從而有利於保護視覺功能。

### 食法要略

- 葛根既可以與其他藥物配伍，也可以與食物搭配服用。
- 服用葛根要謹遵醫囑。
- 胃寒、陰虛火旺者慎用。

### 食療功效

葛根具有解表退熱、生津止渴、滋潤筋脈、透疹、升陽、止瀉等功效，常食葛根能增強體質、提高人體抗病能力，延緩衰老。

### 葛根小米粥

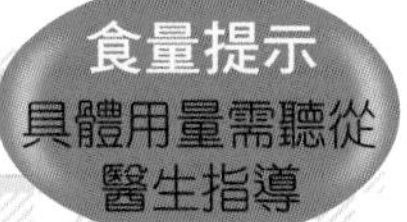


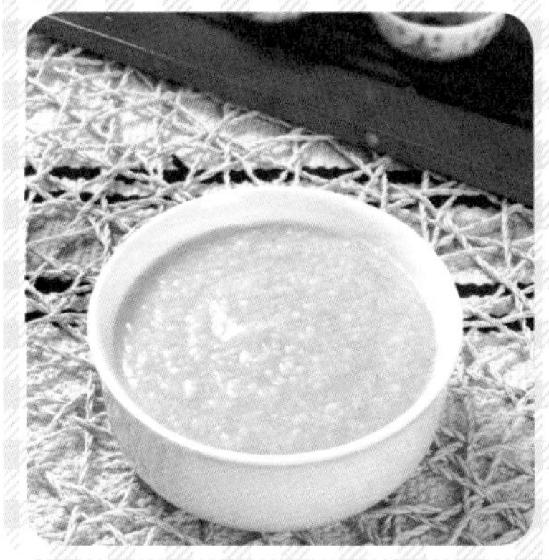

**原料**

葛根粉50克，小米80克。

**做法**

1. 小米入鍋，加水燒沸。
2. 將葛根粉加水攪拌均勻倒入鍋中，小火熬煮至熟即可。

**功效**

降糖降壓，生津止渴，滋陰養血，健脾和中。

# 黃精

降壓降糖，
預防動脈硬化

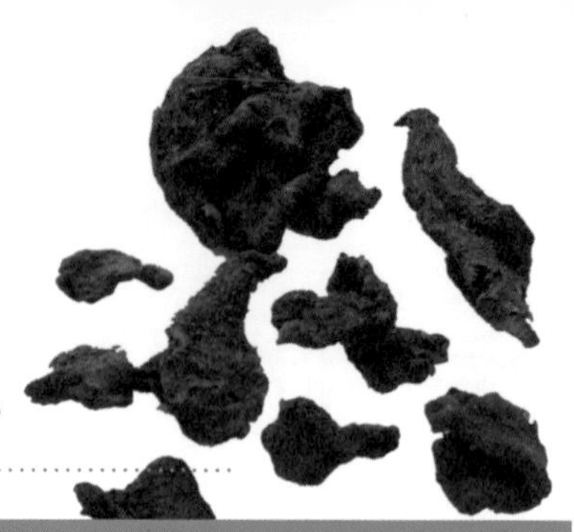

## 有益於防治「三高」的營養成分

黃精含有的黃精多糖，可抑制腎上腺素引起的血糖過高，有降低血糖的作用。黃精還有顯著的降低血脂功效，並能改善動脈粥樣硬化狀況，有防治糖尿病及心腦血管疾病的輔助作用。

## 食法要略

- 黃精可用水煎服，也可與藥物、食物搭配做成藥膳食用。
- 黃精宜與陳皮搭配。
- 脾虛氣滯、胸悶者不宜服用。

## 食療功效

黃精具有補中益氣、養胃陰、潤心肺、強筋骨、補脾氣等功效。

食量提示
具體用量需聽從醫生指導

### 黃精脊骨湯

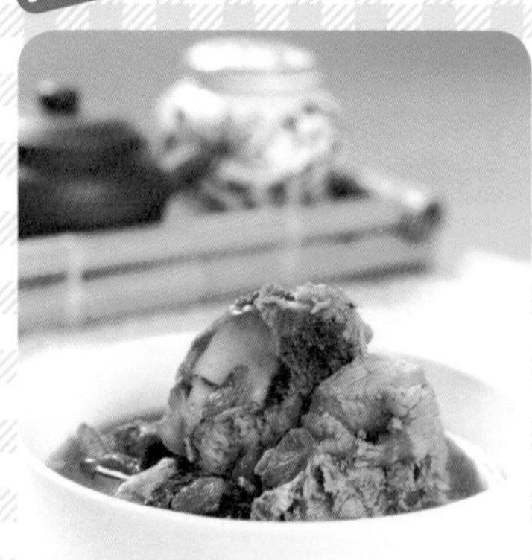

**原料**

黃精20克、豬脊骨200克、枸杞10克，鹽5克。

**做法**

1.將豬脊骨、黃精和枸杞洗淨，豬脊骨切塊，黃精切段。

2.將豬脊骨、黃精和枸杞入鍋，旺火燒沸後改小火燉煮1小時，放鹽調味即可。

**功效**

養陰潤肺，滋潤骨骼，用於腎精不足之眩暈。

中草藥

# 玉竹

降血壓，
治療糖尿病

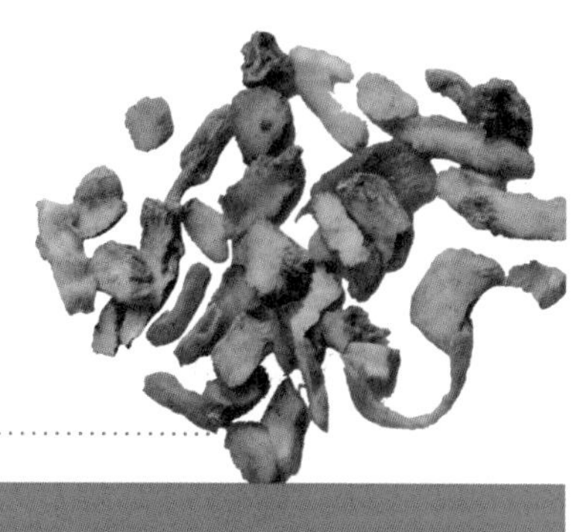

## 有益於防治「三高」的營養成分

玉竹中的生物鹼、強心苷（為鈴蘭苷、鈴蘭苦苷）、黏液質等，能增加人體對胰島素的敏感性，降糖效果顯著。對防治糖尿病合併高血壓病、心臟病有較好的輔助療效。

### 食法要略

- 要根據醫生的建議服食。
- 脾胃虛寒、大便不實，或胃有痰飲、濕濁、食少脘脹、舌苔厚膩者忌服。
- 玉竹既可用水煎代茶飲，也可和其他藥材或食物配伍，做成藥膳食用。
- 應到正規、信譽好的藥店去購買。購買時要注意，玉竹以條長、肉肥、黃白色，光澤柔潤者為佳。

### 食療功效

中醫認為，玉竹具有養陰、潤燥、除煩等功效。玉竹一般用來治療小便頻數，乾咳少痰，津少口渴，食欲不振，胃部不適，心悸，心絞痛等病症。玉竹還具有潤澤皮膚，消散皮膚慢性炎症和治療跌傷扭傷的功效。

### 食譜推薦 玉竹粳米粥

**食量提示**
具體用量需聽從醫生指導

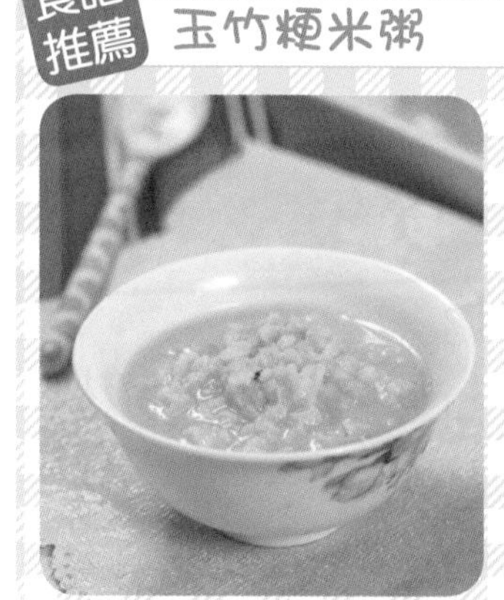

**原料**

玉竹15克，粳米60克。

**做法**

1. 粳米淘洗淨放入鍋中，加入清水燒沸。
2. 放入玉竹，熬煮成粥。食用時，去渣，加入冰糖調勻即可。

**功效**

滋陰潤肺，養胃生津，除煩止渴，補中益氣，助消化。

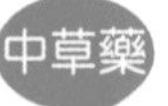


# 麥冬

調節胰島素水準

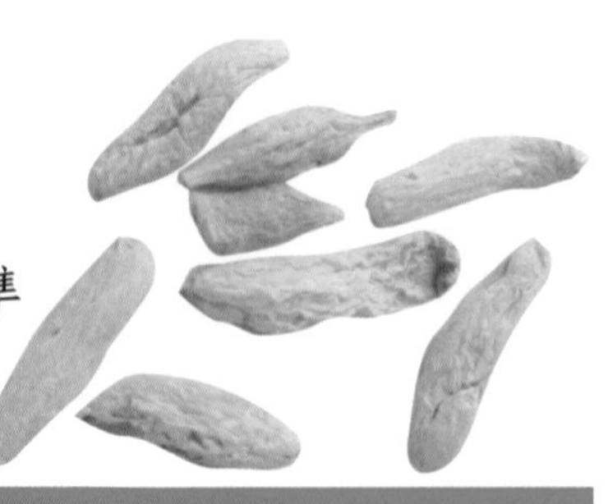

## 有益於防治「三高」的營養成分

麥冬含有的多糖物質，能夠增加人體胰島素的分泌量，具有降低血糖，並有促使胰島細胞恢復，肝糖原增加的作用。同時，還有治療心律失常，增加冠狀動脈流量等功效，對糖尿病及其併發症具有良好的防治作用。

### 食法要略

- 麥冬可與其他藥材、食物搭配製成藥膳食用。
- 風寒感冒、脾胃虛寒、大便溏稀者忌服麥冬。
- 有過敏史或過敏體質的人，慎服麥冬。

### 食療功效

中醫認為，麥冬具有養胃生津、清心潤肺、養陰潤燥等功效。麥冬能提高免疫功能，對多種細菌有抑制作用，且有抗心律失常和擴張外周血管的作用。

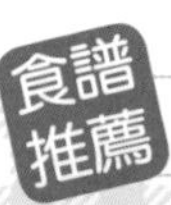


### 麥冬瘦肉丁

食量提示
具體用量需聽從醫生指導

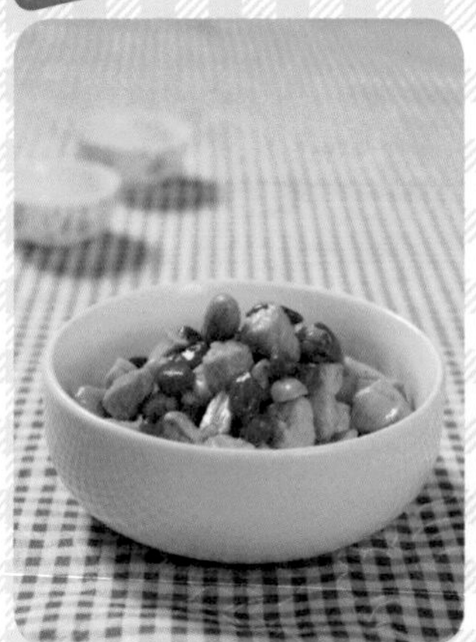

**原料**

枸杞20克，花生米60克，瘦豬肉100克，麥冬15克，植物油6克，鹽3克，雞精適量。

**做法**

1.先將花生米煎熟，枸杞、麥冬洗淨，入沸水中煮熟，切成碎末，瘦豬肉切丁。
2.鍋置旺火上，放油，把肉丁炒熟。
3.倒進枸杞、麥冬碎末，炒勻，放雞精調味，鋪上花生米即成。

**功效**

養陰清熱。

中草藥

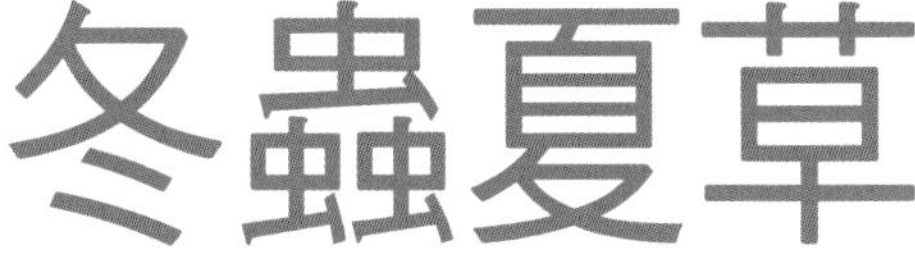


降低血壓、膽固醇

## 有益於防治「三高」的營養成分

冬蟲夏草中的蟲草酸和冬蟲夏草素可水解為多種氨基酸的粗蛋白，是最具有藥用價值的部分，它們有擴張支氣管、降血壓、抗腫瘤的作用，還可降低膽固醇及甘油三酯，提高對人體有利的高密度脂蛋白水準，減輕動脈粥樣硬化程度。

### 食法要略

- 冬蟲夏草宜用水煮當茶喝，而不是用開水泡著喝。
- 冬蟲夏草可用來泡藥酒喝。
- 冬蟲夏草不適宜兒童、孕婦及哺乳期婦女、感冒發熱、腦出血、有實熱或邪勝者，風濕性關節炎患者應減量服用。

### 食療功效

中醫認為，冬蟲夏草味甘，性平。能補腎壯陽，補肺平喘，止血化痰。具有補虛損、益精氣、止咳化痰等功效，還具有抗癌、滋補、提高人體免疫力、抗菌、鎮靜催眠等功效，還能降低血液中的膽固醇和甘油三酯。

### 蟲草鴨湯

食量提示
具體用量需聽從醫生指導

**原料**

冬蟲夏草25克，鴨肉100克，淮山藥50克，去核紅棗、薑少許。

**功效**

養肺陰，清虛熱，止癆嗽。

**做法**

1. 鴨肉洗淨，去其肥脂。
2. 冬蟲夏草、淮山藥、薑、紅棗洗淨，將以上原料及鴨放於鍋內，加適量水，猛火煮滾後，慢火煮至鴨肉軟熟為止，調好味即成。

中草藥

# 川芎

抗血栓，
防治動脈硬化

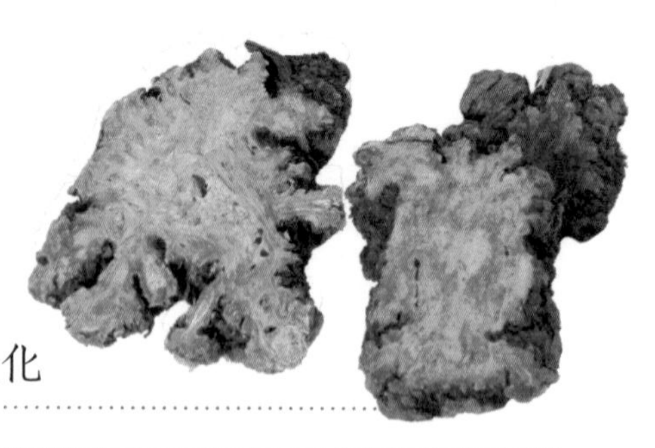

## 有益於防治「三高」的營養成分

川芎所含的川芎嗪能夠明顯地改善人體微循環，尤以改善動脈循環最為顯著，此外還能抗血栓，防止動脈硬化等，對單純型糖尿病視網膜病變有較好的療效。

## 食法要略

- 品質好的川芎個大，飽滿，質堅實，斷面顏色為黃白色，油性大、香氣濃。
- 川芎可與其他藥物、食物配伍，製成藥膳食用。
- 要根據醫生的建議服用川芎。
- 婦女月經期間不宜服用川芎。
- 服用川芎藥膳後不要馬上飲綠茶，因綠茶性涼，會減弱川芎功效。

## 食療功效

中醫認為，川芎具有活血行氣，祛風止痛等功效。適用於月經不調，經閉痛經，癥瘕腹痛，胸脅刺痛，跌僕腫痛，頭痛，風濕痹痛等病症的治療。川芎還具有改善微循環、抑制血小板聚集、抗血栓、利尿等作用。

### 川芎薏苡仁粥

**食量提示**
具體用量需聽從醫生指導

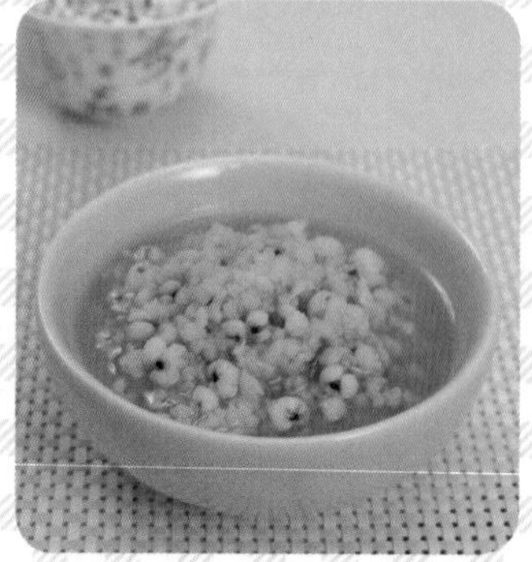

**原料**

川芎10克，薏苡仁50克，粳米60克。

**做法**

1.川芎用水熬煮半個小時，去渣留汁。

2.放入薏苡仁、粳米，共煮成粥即可。

**功效**

活血行氣，祛風止痛。川芎對因糖尿病視網膜病變有較好的療效。

第3章

# 營養食譜，有效控制「三高」

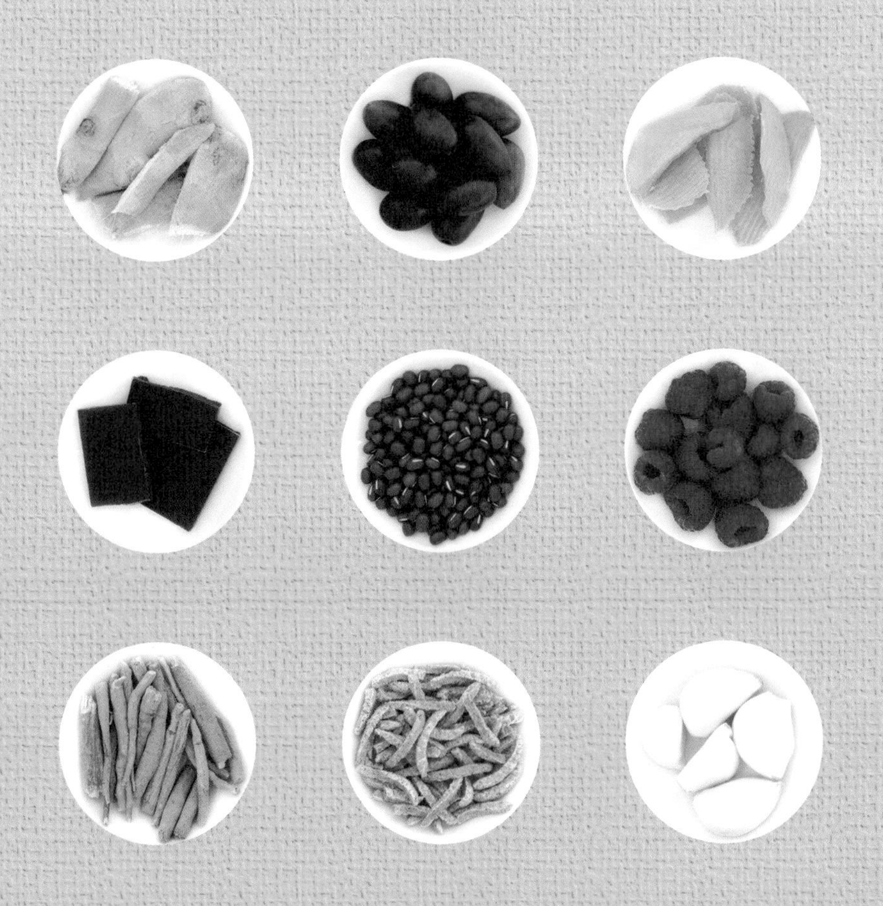

# 1.高血壓病的黃金食譜參考

## 全日食譜1

| | 早餐 | 午餐 | 晚餐 |
|---|---|---|---|
| 主食 | 小米粥（小米50克）素包子（麵粉50克，雞蛋30克，白菜適量） | 米飯（大米100克） | 窩頭（玉米麵30克，白麵20克）綠豆粥（綠豆25克，大米25克） |
| 副食 | 涼拌小黃瓜（小黃瓜100克） | 清炒肉片茭白（瘦肉50克，茭白100克，薑、蒜少許）蕃茄花菜（蕃茄100克，花菜80克，青椒少許） | 蒜炒絲瓜（青椒50克，絲瓜150克，薑、蒜少許） |
| 植物油＜20克，食鹽＜3克 | | | |

## 全日食譜2

| | 早餐 | 午餐 | 晚餐 |
|---|---|---|---|
| 主食 | 全麥麵包50克 | 米飯（大米100克） | 紫米粥（紫米25克，大米25克） |
| 副食 | 豆漿（300毫升） | 清蒸銀鯧（銀鯧100克，香菜少許） | 熗炒青江菜（青江菜200克，薑、蒜少許） |
| | 鵪鶉蛋1個（帶殼30克） | 涼拌小黃瓜（小黃瓜100克） | 清炒雞絲（雞肉100克，青椒50克） |
| 植物油＜20克，食鹽＜3克 | | | |

# 2.高脂血症的黃金食譜參考

全日食譜1

| | 早餐 | 午餐 | 晚餐 |
|---|---|---|---|
| 主食 | 玉米麵發糕（玉米麵100克） | 米飯（大米100克） | 饅頭（麵粉75克） |
| 副食 | 脫脂牛奶（250毫升）<br>拌萵筍絲（萵筍100克，綠豆芽30克） | 燉豆腐（蝦米15克，水發香菇25克，豆腐100克，蔥、薑、蒜少許）<br>炒茄絲（茄子100克，青椒50克，番茄100克） | 番茄炒高麗菜（番茄50克，高麗菜100克，青椒少許）<br>清燉雞塊（雞塊100克，香菜少許） |
| 植物油<20克，食鹽<3克 | | | |

全日食譜2

| | 早餐 | 午餐 | 晚餐 |
|---|---|---|---|
| 主食 | 饅頭（麵粉25克） | 什錦炒飯（大米50克，火腿10克，小黃瓜50克，胡蘿蔔20克） | 饅頭（麵粉75克）<br>燕麥片粥（燕麥片25克） |
| 副食 | 豆漿（300毫升）<br>涼拌苦瓜（苦瓜50克）<br>鵪鶉蛋1個（帶殼30克） | | 肉片炒芥藍（芥藍80克，瘦肉50克，青椒、蔥、薑、蒜少許）<br>紅燒馬鈴薯（馬鈴薯100克，青椒少許） |
| 植物油<20克，食鹽<3克 | | | |

# 3.糖尿病的黃金食譜參考

## 全日食譜1

| | 早餐 | 午餐 | 晚餐 |
|---|---|---|---|
| 主食 | 花卷（麵粉70克） | 米飯（大米75克） | 雜麵饅頭（麵粉25克，小米麵25克） |
| 副食 | 豆漿（200毫升）<br>拌白菜心（大白菜100克）<br>煮雞蛋1個（帶殼60克） | 番茄燉牛肉（牛肉30克，番茄100克，青椒50克）<br>拍小黃瓜（小黃瓜100克，青椒50克） | 清蒸魚（草魚100克，香菜末少許）<br>炒花椰菜（花椰菜100克，蔥、薑、蒜少許） |
| 加餐 | 9點～10點加餐，蘋果1個（150～200克） | | 睡前半小時加餐，燕麥片粥（無糖燕麥片25克） |
| 植物油＜20克，食鹽＜5克 | | | |

## 全日食譜2

| | 早餐 | 午餐 | 晚餐 |
|---|---|---|---|
| 主食 | 饅頭（麵粉50克）<br>玉米渣粥（玉米渣25克） | 米飯（大米50克） | 海鮮麵（麵粉50克，蝦仁30克） |
| 副食 | 煮雞蛋1個<br>蝦米青江菜（青江菜100克，水發蝦米10克，豆腐乾30克，蔥少許） | 鯽魚燉豆腐（鯽魚100克，豆腐100克，蒜、香菜少許）<br>白菜炒木耳（白菜100克，水發木耳30克，蔥、蒜少許） | 涼拌菠菜（菠菜200克） |
| 加餐 | 9點～10點加餐，香蕉1根（150～200克） | | 睡前半小時加餐，蘇打餅乾35克 |
| 植物油＜20克，食鹽＜5克 | | | |

# 4.常用表參考

## 常用食物血糖生成指數表

為使糖尿病患者瞭解食物的升糖指數（Glycemic Index，簡稱GI），現將常用食物的升糖指數摘錄如下，食物血糖生成指數可分為3個等級，詳見下表。

### 食物血糖生成指數數值表（%）

| 食物血糖生成指數等級 | 食物血糖生成指數數值 |
| --- | --- |
| 低等 | GI≦55 |
| 中等 | 56＜GI＜70 |
| 高等 | GI≧70 |

### 常用食物升糖指數一覽表

| 類別 | 食物名稱 | 升糖指數 | 類別 | 食物名稱 | 升糖指數 |
| --- | --- | --- | --- | --- | --- |
| 糧豆類 | 米 | 91 | 果品類 | 乾棗 | 102±1 |
| | 精米 | 87±2 | | 西瓜 | 72±13 |
| | 糙米 | 56±2 | | 鳳梨 | 66 |
| | 麵粉 | 74±2 | | 葡萄乾 | 64 |
| | 小米 | 75 | | 香蕉 | 53±6 |
| | 蕎麥 | 53±1 | | 木瓜 | 58 |
| | 全麥 | 41 | | 芒果 | 55 |
| | 玉米 | 40 | | 奇異果 | 52 |
| | 大麥 | 23±2 | | 橘子 | 43 |
| | 黃豆 | 18±3 | | 葡萄 | 43 |
| | 扁豆 | 29±1 | | 桃 | 42 |
| | 豌豆 | 32±1 | | 蘋果 | 36±2 |
| | 饅頭 | 70 | | 梨 | 36±3 |
| | 大米飯 | 66 | | 草莓 | 32 |
| | 白煮麵條 | 41 | | 李子 | 24 |

## 常用食物交換份表

### 食品交換的4大組（8小類）

| 組別 | 類別 | 熱量（千焦） | 每份質量（克） |
|---|---|---|---|
| 穀薯組 | 穀薯類 | 360 | 25 |
| 肉蛋組 | 肉蛋類 | 360 | 50 |
| | 大豆類 | 360 | 25 |
| | 乳製品 | 360 | 160 |
| 果蔬組 | 水果類 | 360 | 200 |
| | 蔬菜類 | 360 | 500 |
| 油脂組 | 堅果類 | 360 | 15 |
| | 油脂類 | 360 | 10 |

註：質量均指的是生重。

### 等值穀薯類食品交換

每交換份穀薯類提供蛋白質2克，碳水化合物20克，熱量360千焦。

| 食品 | 重量（克） | 食品 | 重量（克） |
|---|---|---|---|
| 大米、小米、糯米、薏苡仁 | 25 | 乾蓮子、乾粉條 | 25 |
| 麵粉、米粉 | 25 | 油條、油餅、蘇打餅乾 | 25 |
| 高粱米、玉米渣 | 25 | 燒餅、烙餅、饅頭 | 35 |
| 玉米麵、蕎麥麵、苦蕎麵 | 25 | 鹹麵包、窩頭 | 35 |
| 燕麥片、莜麥麵 | 25 | 生麵條、蒟蒻生麵條 | 35 |
| 混合麵 | 25 | 馬鈴薯 | 100 |
| 各種掛麵、龍鬚麵、通心粉 | 25 | 濕粉皮 | 150 |
| 綠豆、紅豆、芸豆、乾豌豆 | 25 | 鮮玉米（1個中等大小，帶棒心） | 200 |

## 等值肉蛋類食品交換

每交換份肉蛋類提供蛋白質9克，脂肪6克，熱量360千焦。

| 食品 | 重量（克） | 食品 | 重量（克） |
|---|---|---|---|
| 熟火腿、香腸 | 20 | 雞蛋粉 | 15 |
| 肥瘦豬肉 | 25 | 雞蛋（1大個帶殼） | 60 |
| 熟叉燒肉（無糖） | 35 | 鴨蛋、皮蛋（1大個帶殼） | 60 |
| 熟醬牛肉、熟醬鴨、大肉腸 | 35 | 鵪鶉蛋（6個帶殼） | 60 |
| 瘦豬肉、牛肉、羊肉 | 50 | 雞蛋清 | 150 |
| 帶骨排骨 | 50 | 帶魚 | 80 |
| 鴨肉 | 50 | 草魚、鯉魚、甲魚、比目魚 | 80 |
| 鵝肉 | 50 | 大黃魚、鱔魚、黑鰱魚、鯽魚 | 80 |
| 兔肉 | 100 | 對蝦、青蝦、鮮貝 | 80 |
| 蟹肉、水發魷魚 | 100 | 水發海參 | 3510 |

## 等值大豆類食品交換

每交換份大豆類提供蛋白質9克，脂肪4克，碳水化合物4克，熱量360千焦。

| 食品 | 重量（克） | 食品 | 重量（克） |
|---|---|---|---|
| 腐竹 | 20 | 板豆腐 | 100 |
| 大豆（黃豆） | 25 | 嫩豆腐 | 150 |
| 大豆粉 | 25 | 豆漿（黃豆1份加水8份，磨成漿） | 400 |
| 豆腐皮、豆腐乾 | 50 | | |

## 等值蔬菜類食品交換

每交換份蔬菜類提供蛋白質2克，碳水化合物20克，熱量360千焦。

| 食品 | 重量（克） | 食品 | 重量（克） |
|---|---|---|---|
| 大白菜、高麗菜、菠菜、青江菜 | 500 | 白蘿蔔、青椒、茭白、冬筍 | 400 |
| 韭菜、茴香、茼蒿 | 500 | 南瓜、花菜 | 350 |
| 芹菜、萵筍 | 500 | 鮮豇豆、扁豆、洋蔥、蒜苗 | 250 |
| 番茄、冬瓜、苦瓜、黃瓜、茄子、絲瓜 | 500 | 胡蘿蔔 | 200 |
| 芥藍 | 500 | 山藥、荸薺、藕、涼薯 | 150 |
| 空心菜、莧菜、龍鬚菜 | 500 | 百合、芋頭 | 100 |
| 綠豆芽、鮮蘑菇、水發海帶 | 500 | 毛豆、鮮豌豆 | 70 |

## 等值水果類食品交換

每交換份水果類提供蛋白質1克，碳水化合物21克，熱量360千焦。

| 食品 | 重量（克） | 食品 | 重量（克） |
|---|---|---|---|
| 柿子、香蕉、鮮荔枝（帶皮） | 150 | 李子、杏（帶皮） | 200 |
| 梨、桃、蘋果（帶皮） | 200 | 葡萄（帶皮） | 200 |
| 橘子、柳丁、柚子（帶皮） | 200 | 草莓 | 300 |
| 奇異果（帶皮） | 200 | 西瓜 | 500 |

## 等值油脂類食品交換

每交換份油脂類提供脂肪10克，熱量360千焦。

| 食品 | 重量（克） | 食品 | 重量（克） |
|---|---|---|---|
| 花生油 | 10 | 豬油 | 10 |
| 玉米油、菜子油 | 10 | 牛油 | 10 |
| 豆油 | 10 | 羊油 | 10 |
| 紅花油 | 10 | 奶油 | 10 |
| 核桃、杏仁 | 25 | 葵瓜子（帶殼） | 25 |
| 花生米 | 25 | 西瓜子（帶殼） | 40 |

## 等值奶類食品交換

每交換份奶類提供蛋白質5克，脂肪5克，碳水化合物6克，熱量360千焦。

| 食品 | 重量（克） | 食品 | 重量（克） |
|---|---|---|---|
| 奶粉 | 20 | 牛奶 | 160 |
| 脫脂奶粉 | 25 | 羊奶 | 160 |
| 乳酪 | 25 | 無糖優酪乳 | 130 |

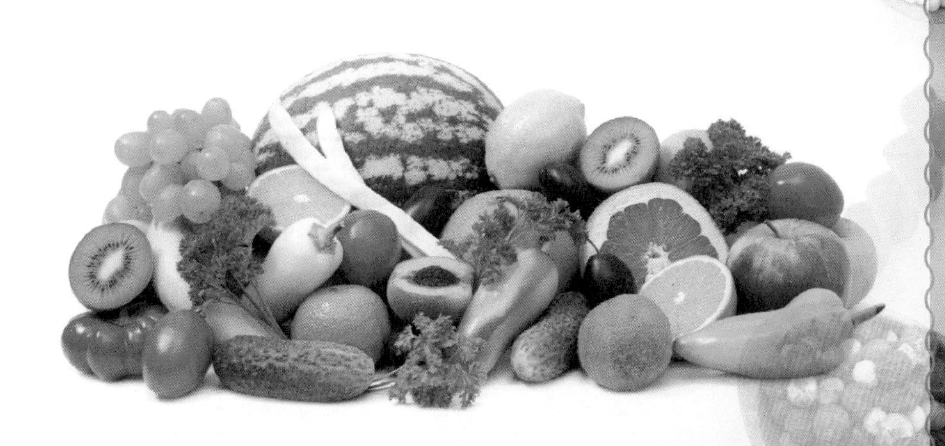

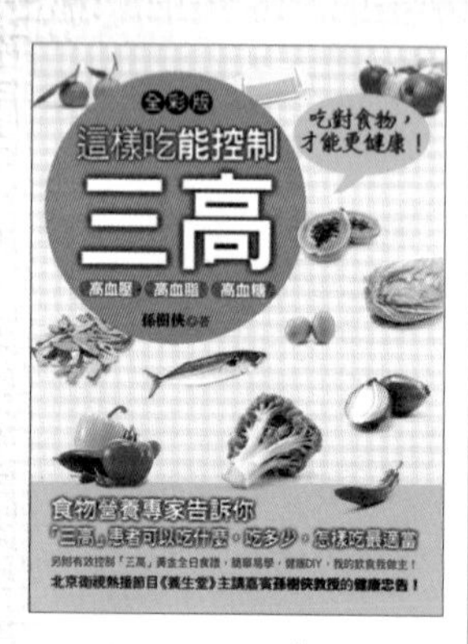


實用生活11

# 這樣吃能控制三高

金塊文化

作　　者：孫樹俠
發 行 人：王志強
總 編 輯：余素珠
美術編輯：JOHN平面設計工作室

出 版 社：金塊文化事業有限公司
地　　址：新北市新莊區立信三街35巷2號12樓
電　　話：02-2276-8940
傳　　真：02-2276-3425
E-mail：nuggetsculture@yahoo.com.tw

匯款銀行：上海商業銀行 新莊分行（總行代號 011）
匯款帳號：25102000028053
戶　　名：金塊文化事業有限公司

總 經 銷：商流文化事業有限公司
電　　話：02-2228-8841
印　　刷：群鋒印刷事業有限公司
初版一刷：2014年6月
定　　價：新台幣290元

ISBN：978-986-90660-1-3（平裝）


本書由安徽科學技術出版社授權出版

國家圖書館出版品預行編目資料

這樣吃能控制三高 / 孫樹俠作. -- 初版.
-- 新北市 : 金塊文化, 2014.06
192面 ; 17 x 22.5 公分. -- (實用生活 ; 11)
ISBN 978-986-90660-1-3(平裝)
1.高血壓 2.高三酸甘油脂血症 3.糖尿病 4.食療
415.382　　103010299